生体医工学の軌跡

―生体材料研究先駆者像―

立石哲也・田中順三・角田方衛 編著

筏 義人
菊池正紀
片岡一則
岡野光夫
宮永 豊
大森健一
藤沢 章

米田出版

刊行に寄せて

何事にも歴史があります。研究分野も、それぞれの歴史をもっています。医工学分野においても然りです。その歴史といっても、世界全体の医工学分野の歴史もあれば、わが国だけの歴史もあります。わが国のみの歴史を編纂するとすれば、その学会が音頭を取ってまとめるでしょう。本書は、そのような学会主導型の歴史ではなく、医工学研究に携わった個々の研究者の研究史あるいは自分の研究中に感じたことを、主として今後を担う若い研究者をエンカレッジする目的でまとめられたものです。このように書くと、本書の執筆者は、すでに研究を終えてしまった研究者であるかのように勘違いされそうですが、実際には、ほとんどが、現役の研究者といってよいほど、現在も自分の研究に大きな情熱を燃やし続けています。

本書の執筆陣は、多かれ少なかれ、何らかのかたちで、(独) 物質・材料研究機構、生体材料センターにかかわっている人たちです。生体材料センターといえば、医工学分野の中の材料研究のみを行うように思われそうですが、生体材料のような学際的研究分野となると、生体のみでなく、電子工学、機械工学、化学工学などにも、ある程度は精通していなくてはなりません。医工学は英語ではBiomedical Engineeringですが、この領域には、電子工学、機械工学、化学工学、材料工学、薬学、医学、生物学などの研究者が参加しています。本書の執筆者も、いろいろなバックグラウンドをもっていますので、本書の内容はバラエティに富んでいます。しかし、バラエティに富んでいるのは、単にそれだけの理由ではなく、各執筆者が、他のことを気にせず、自由に自分の思うまま、感ずるまま、書きたいままに、ペンを走らせているからです。

最後にひとつだけ、気になっていることを付け加えておきます。それは、本書でも、あちこちに示されているように、研究者が精魂込めて研究した、あるいはしているにもかかわらず、多くの患者の治療に実際に役立つレベルまで達した医工学に関する研究があまりにも少ないことです。そこに到達するためには、その研究を企業化する必要がありますが、それが実現していないのです。すなわち、研究が試験管スケールあるいはベンチスケールに留まっていて、パイロットスケールまで達していないのです。パイロットスケールとなると、それは、もはや、大学や研究機関のみでは無理であり、企業の参加が不可欠です。そのための努力を研究者が十分に払わなかったのか、あるいはわが国の企業がしり込みをしてしまったのか、そのいずれかということは、読者の判断にまかせたいと思います。

二〇〇七年六月

筏　義人

まえがき

物質・材料研究機構、生体材料センターは、二〇〇一年十月科学技術庁傘下にあった金属材料技術研究所と無機材質研究所双方の生体材料関連グループが合併してできた組織です。初代センター長は田中順三氏（現東京工業大学教授）、副センター長は堀隆夫氏（現東京医科歯科大学教授）でした。同じ科技庁傘下で、つくばに開設された研究所とはいえ、それぞれ異なる組織、文化の下で研究活動を行ってきたという過去の経緯に加えて、ここ五年ほどの間にポリマー、バイオ関連の研究者を増員して組織の拡大をはかってきた関係上、センター幹部は、組織と構成員の融合に心をくだいてきました。

私がバイオと最初にかかわった三〇数年前は、同じ生命、生体現象を表現するにも、研究者の出身分野によって異なった専門用語が用いられるなど、いろいろな場面で相互理解するのに骨を折った経験があります。最近、そのような状況はかなり改善されたとはいえ、生体材料センターの中でも金属、セラミック、ポリマー、複合材料、細胞工学、遺伝子工学、生化学、内科応用、外科応用、ナノバイオテクノロジー、バイオエレクトロニクスなど研究分野が多岐にわたって、完全に理解しあうことなど至難のわざでした。

田中前センター長時代から研究者の相互理解をはかるために、年数回の合同ゼミを開催し、センター職員、外来研究員、ポスドク、学生などがセンターの研究業務の進捗状況を報告しあい、異分野の融合をはかるべく、熱心に討議が行われるようになりました。当センターでは、生体材料に関係した産、官、学の有識者にリサーチアドバイザーとしていろいろな場面で助言をいただいていますが、合同ゼミにも必ず数名のリサーチアドバイザーが出席し、忌憚のない意見をだしていただき、研究業務の質の向上をはかっています。

各界で医工学に関する貴重な経験をされたアドバイザーの先生方に、ただ単に助言をしてもらうだけではもったいないということになり、それではこれまでの先生方の生き様や今後の展望を合同ゼミの際十分時間を取って、センター構成員に話してもらってはどうかということになったのです。さらに、貴重な話を聞きっぱなしにするのではもっともったいないので、成書として出版してはどうかという意見が出され、本書が誕生することになった次第です。

大学より斯界の権威である筏、岡野、宮永、片岡の諸先生方、民間企業出身で実務派の大森、藤沢の両氏が当センターのアドバイザーとして合同ゼミに参加、講演され、センター側として、田中、立石、角田が返礼の意味を込めて自らの経験を話すという体裁を取りました。講演のテープ起こしによる原稿が本書の中心となっているため、編修は困難を極めた上に、随想でもなく、学術書でもない本書の性格から出版をどこに依頼するかで路頭に迷っていたところ、米田出版の米田社長が快く引き受けてくれることになり、やっと日の目を見ることとなったのです。
本書の内容を一口でいい表すことはむずかしいのですが、文字どおり各執筆者がたどった生体医工学の軌跡が見え、生体材料研究の先駆者像がうかがえます。これからこの分野の研究開発に進もうと考えている方々にとって、本書が何らかの道しるべの役割を果たせれば望外のよろこびです。

二〇〇七年六月

立石哲也

目　次

第一章　医工学との出会い

立石哲也

第一節　スイスへの旅立ち

一九六九年一月十八日から十九日にかけて、二日間の東大全共闘と機動隊との攻防戦の末、東大紛争の象徴的存在であった安田講堂が陥落し、東大紛争は終焉を迎え、ある意味でひとつの時代に区切りがついたわけです。当時工学部の博士課程の学生であった私も一応、ノンポリラディカルの端くれとしてデモや集会に参加していましたが、どう考えてみても工学部にいて打倒、粉砕すべき対象としての国家権力の象徴が東大当局であるとは実感できませんでした。むしろ怠惰な日常性の中で、それほど目立ちもしないが、一応粒ぞろいの学生を教育しつつ、暇を見つけては欧米のジャーナルでみた新しい研究の追試をし、国内に東大の名で解説・普及するという作業を連綿と続けているという実体がそこにあったのではないでしょうか。そのような状況に対し、「文献実証学に堕している」という自嘲的、自己批判的な論評をした造反教官もいましたが、そのほうがはるかに的を射た指摘だと思いました。

それから三〇年後の二〇〇〇年四月に、東大工学部の教授として久しぶりに母校に帰りましたが、表面上複雑な組織改革をやったわりには、本質においてそれほど変わったとはいえないという印象をもちました。

私は材料力学の研究室に在籍していましたが、物質の生々流転を定式化することを第一義とするレオロジーという学問に強くひかれ、研究室のほとんどが金属材料を中心にやっていた中で、唯一高分子材料の変形と破壊を博士論文の課題としたいと指導教官に申し出て、孤立無援の中、文字どおり文献実証学から始めるような有様でした。紛争当時の東大では、通常の講義に対抗できるかどうかはなはだ疑問でしたが、「自主講座」なるものが反抗勢力によって組織されており、私もときどき粘弾性学をにわか勉強で、数人の物好きな学生仲間に話したこともありました。物体内部の微細構造の確率過程的な変化が現象論的には時間遅れを伴う粘弾性として観測されるわけで、高分子物理ではよく知られていましたが、当時の材料力学研究者の中ではごく少数の者しか注目しなかった分野でした。まだ時には催涙弾のガスが漂い目にしみる大学構内を歩きながら、自分の将来像などとても描き切れる状況ではなく、逮捕された仲間の救援活動の手伝いなども細々とやっていたあの当時のことが懐かしく思い出されます。

　そんなとき、図書室の外国雑誌の中にＨ・チーグラーが書いた変形の熱力学という論文を目にし、徹底した現象論的考察により、物体の変形の非可逆過程を記述するという新しい視点に強く心をひかれ、彼の力学教室があるチューリッヒのスイス連邦工科大学（ＥＴＨ）に留学したいという思いが日に日につのっていったような次第です。幸運にも一九七〇年のスイス政府留学生試験に合格することができ、七月に仲間の見送る中、羽田空港（当時唯一の東京国際空港）からジュネーブに向けて飛び立ったのでした。今では考えられませんが、海外渡航がまだ珍しく、親戚や研究室の同僚が飛行場まで見送りに出るような時代でした。もちろん、私にとっても生まれてはじめての海外旅行でした。材料力学の研究室では初の海外留学であり、地球の裏側の実感などとてもてない東洋の田舎者としてサイエンス発祥の地、ヨーロッパに旅立ったわけです。当時、スイス航空の路線はボーイング707を使った南回りで、バンコクやボンベイ（現ムンバイ）など途中数カ所で燃料補給のため着陸しながら、実に二四時間の長旅の後、ジュネーブ空港に着陸したのでした。

この年、日本からスイス政府の留学生試験に合格したのは、ドイツ語の大学講師と経済学の大学院生と私の三人でした。九月からの新学期に備えて、ベルンにほど近いフランス語圏とドイツ語圏の境界のフリブールという小さな町にあった聖ユスチヌス修道院付属寄宿舎に三カ月間缶詰になり、ドイツ語を朝から晩までみっちりと教え込まれました。そこには、世界各国から一〇〇名ほどの留学生がきており、ドイツ語以外にフランス語、まれにはイタリア語圏の大学で学ぶ学生のために、語学の研修を無料サービスで行っており、当時世界で最も恵まれた国費留学生制度であるといわれていました。共産圏やアラブ、イスラエル、中南米諸国など当時一触即発の地域からの留学生も一堂に会していたのですから、いろいろなトラブルをまのあたりにしました。語学研修の後、各地の大学にちらばった留学生が定期的に集まり、スキー合宿や観光地めぐりなどを行う企画が組まれていて、留学生の親睦をはかるきめ細かな配慮がなされていました。当時、チューリッヒに唯一の国立工科大学があり、他は州（カントン）立大学でしたが、その後フランス語圏の要望を入れ、ローザンヌにも国立工科大学が開設されました。

第二節　バイオメカニクスとの出会い

さて、チーグラーの力学研究室は不思議なことに自然哲学分野に属していました。自然の力学現象の定式化、未知の力学現象の理論的推定などを主目的とする理論力学を本務としており、日本でいう材料力学はヨーロッパでは工業力学に属しています。したがって、材料の変形や破壊の数値計算あるいはそれを確かめる実験力学は別の研究室で行っていました。結局チーグラーの研究室にいた二年間に、私は粘弾塑性体（通常粘弾性体として挙動するが、ある応力以上で降伏して塑性を示す材料）の降伏理論と、高分子物質を念頭においた累積損傷体（外部から荷重を受け、微小な亀裂や空孔などの分布欠陥が発生・成長する物体）の非平衡熱力学の二つのテーマを自分で決め、来る日も来る日も、文字どおり紙と鉛筆だけをたよりに理屈をこねくり回すことに時間を費やしていました。

この二年間はヨーロッパスタイルの肉とワインで代表される食生活、適度な交友関係と針葉樹の林の中の散歩などといったごく普通のスイス的生活のほかは、あまり豊かとはいえない知恵をしぼり出すような理論研究に没頭するという、その後二度と到来することはなかった純粋研究生活に終始した毎日を送っていたのです。

一九七〇年は、チーグラーのお弟子さんでその後、渡米してスタンフォード大学に勤務していたアンリカーという教授が里帰りして、バイオメカニクスの講義を始めた年でもありました。日本にいたときにもバイオメカニクスという言葉を聞いたことはあったのですが、それをなりわいとして食べている大学人はおそらくいなかったのではないかと推察します。後で調べてみると、その当時、日本機械学会の中に早稲田大学の土屋喜一先生が中心になって運営していた、バイオメカニクスに関係した生物機械工学研究会があり、いわば同好会として知的サロンのようなものを形成していたようですが、生体力学の職業人がいたかどうかは不明です。

アンリカー教授はスタンフォード大学からポスドクをたくさん連れてきて、ＥＴＨに即席のバイオメカニクス研究室をいちはやくつくり上げて、アメリカンスタイルのバイオメカニクスを定着させることに奮闘していました。もちろん、いわゆるビオメハニーク（ドイツ語）はスイス・ドイツ語圏でも十九世紀以来定着し、ヨーロッパスタイルの生体力学としての地位は確固たるものがありました。ドイツ人のウォルフ（一八七〇）の骨の内部構造に関する有名な観察「大腿骨の縦断面に見られる網状組織は、大腿骨頭から骨幹部へ美しい曲線を描いていて、それを構成する骨梁群は互いにほとんど直交している」はそれより先、一八六六年スイスの構造力学者クルーマンの発見、すなわち、骨頭断面の骨梁群はクレーン頭部の応力線図と極めて類似している、の解剖学的言い換えにすぎません。

中興の祖、アメリカで盛んになったバイオメカニクスは、生体力学を医療のツールとして利用することを第一義とし、生体の挙動を記述することのできる理論式の構築と実験生体力学の確立を急務として、一九七〇年代に急速に進展することになりました。その中心にいたのがＵＣサンディエゴのＹ・Ｃ・フン教授です。

アンリカー教授の講義は血管中の拍動の伝播を弾性管モデルで説明するもので、ドイツ語で始まった講義が興奮するとしばしば途中で英語に変わってしまうという迫力に満ちたものでした。材料力学の知識はこのようにして医学に応用できることを学生に語りかけ、現代生体力学の前衛としての心意気を十分に示していました。アンリカー教授はその後まもなくＥＴＨとチューリッヒ大学医学部との共同利用施設である生体医工学研究所を設立し、初代所長に就任しました。私はバイオメカニクスの講義を聴講する一方で、相変わらず力学理論をいじくり回して一応数編の論文を仕上げることに成功しましたが、具体的なバイオメカニクスの研究の開始は、帰国後工業技術院機械技術研究所に就職してはじめて日の目を見ることになりました。

当時最も熱中して取り組んでいたのは、高分子材料のような外力に対しエネルギー散逸を伴う連続体の降伏曲面の決定と、同じ高分子固体に外力が負荷されたときに、内部に分布して発生した小さなひびや空孔が成長するにつれ、固体の変形挙動がどのように変化するかを統計連続体力学的に定式化することでした。最初の問題は「粘弾塑性理論」として、二番目の問題は「累積損傷の連続体理論」として、私の博士論文の骨格を形成しました（表１・１）。

表1.1　研究課題の変遷（機械研、融合研、産総研、東大、物材研）

	材料・強度	生体力学・生体材料	細胞・組織工学
1970	粘弾塑性理論		
	累積損傷の連続体理論		
	損傷の熱力学	膝関節のレオロジー	
	一般散逸体の構成式・損傷条件	軟骨・海綿骨系の力学特性	
	異方性粘弾性体の破損条件	海綿骨の非弾性力学モデル	
	FRPの損傷と粘弾性	関節のバイオメカニクス	
1980	適応性物体の力学	海綿骨模擬材料	
	卓球ボールの打球感の解析	誘電スペクトル関節症診断	
		緻密骨の衝撃圧縮特性	
		骨折の力学	
		電気仮骨評価法	細胞培養による生体適合性評価
		頚管粘液のレオロジー	培養細胞の接着強度
1990		歯の力学異方性	摩耗粉の細胞毒性
		AEによる骨折予知	高重力の負荷と骨原性細胞
		MRIによる軟骨生体力学	血管壁細胞による組織形成
		高性能人工関節	レオメーターによる血液適合性評価
		医用先進複合材料	力学刺激による細胞・組織構築
		人工関節と表面処理	骨芽細胞・破骨細胞系の情報伝達
2000		セラミック人工骨・関節の開発	多孔質アパタイトによる骨形成
		形状記憶合金による内固定具	静水圧による軟骨細胞の増殖制御
		赤外応力画像法による生体力学	多孔質ハイブリッド細胞担体の開発
		新チタン合金の開発	組織工学による生体外軟骨再生
			組織工学による生体外骨再生と臨床応用
			組織工学による再生靭帯の開発

第三節　医工学との出会い

一九七三年当時の機械技術研究所が、バイオニクス（現在ではほとんど使われない用語、一九六〇年代ＮＡＳＡが生体機能の解明とその産業・軍事応用を目的に考え出した）の研究に従事する研究者を探していました。アメリカで誕生間もないこの研究分野を当時の通産省傘下の工業技術院がいち早く取り上げ、予算制度を立ち上げていたのです。実際、日本にはその道のプロはほとんどいなかったはずですが、私の猪突猛進的な熱意が通じたのか採用されることになりました。私がこれまでやってきた粘弾塑性学や累積損傷体の熱力学は、実は生命体の力学的挙動を記述するのに格好のモデルで、若干の手直しで生体に応用可能であったわけです。

固体力学の専門家として当然のように、骨・関節のバイオメカニクスを中心とした医工学を立ち上げるべくプロポーザルを書き、予算と実験室の獲得に乗り出しました。当時の私のボスは複合材料で有名な島村昭治課長でしたが、それこそどんなものにでも興味を示す雑食性のマネジャーであったことも幸運に作用しました。今では普通に使われている、インテリジェント材料や法工学も彼が発明した言葉です。かくして一九七三年夏には、工業技術院機械技術研究所材料物性課で待ちに待った骨・関節のバイオメカニクスの研究を開始する手はずが整い、その後まもなく最低限の材料試験装置と共同研究者一名（白崎芳夫氏）とで骨・関節のバイオメカニクス的研究に着手することになりました。

一九七〇年代半ば頃、アメリカ帰りの生物学や医学の若手研究者も若干名ながら東京周辺にいて、口コミで杉並区井荻にあった機械技術研究所でナマモノの強度試験ができることを聞きつけ、材料持参で訪ねてくる人がいました。東大自然人類学の木村賛名誉教授（当時、帝京大法医学）や筑波大スポーツ医学の宮永豊名誉教授（当時、東大整形外科）などの人々です。当時、大学の材料力学研究室ではヒトや動物のナマモノは機械が錆びるとか、汚いといった理由で素朴に敬遠される時代でした。実際、劇症肝炎で死亡したヒトから採取した冷凍保存の骨・軟骨をたいした感染予防処置もせずに力学試験するなど、現在の安全管理や倫理規定など考えも及ばない当時の情勢の中で、手探り状態の研究が続けられていたのです。我々の研究は粘弾性理論に基づく骨・関節を構成する各組織の動力学的挙動と症例、部位、方向および内部構造との関係を解明することでした（表１・１）。

国内学会での研究発表は、主として日本機械学会や日本材料学会で行っていましたが、当時生体力学や生体材料を本気でやっている人間は極めてまれで、日本機械学会のセッションに顔を出す者は私の研究室と国立循環器病センターの林研究室のほか誰もいないという状況でした。四万数千人の会員を抱える日本機械学会の論文誌に投稿したとき、査読者がいないので返却するといわれたり、こんなことを何のためにやっているのかというコメントをもらったこともありました。

その頃は、現在ほど専門性が峻別されていたわけではなく、バイオメカニクスとバイオマテリアルに同時並行的にかかわっていた研究者も少数ではあるがいたのです。一九七七年に日本バイオレオロジー学会が、翌年に日本バイオマテリアル学会が設立されたことにもそのような事情が反映されていると考えてよいでしょう。

日本バイオマテリアル学会設立直前にわが国の当分野に関係した研究者のコンセンサスをうるためにバイオマテリアル国際シンポジウムが京都で開催されましたが、その運営にあたられたのが京大工学部機械工学科材料力学教室の平修二教授でした。平教授はその後まもなく惜しくも亡くなられましたが、そのお弟子さんには、林紘三郎教授や佐藤正明教授がおり、同じ京大機械の井街宏教授、堤定美教授らとともに、その後永きにわたり当分野において多大な貢献をすることになりました。バイオマテリアル学会黎明期を指導された東北大学の横堀武夫教授も高名な材料強度学者であったことも象徴的な事実です。

一九七〇年代後半になると、日本でもバイオレオロジー学会やバイオマテリアル学会以外にも学会活動が活発になり、整形外科学会にもバイオメカニクス研究会やセラミックインプラント研究会が生まれるなど、研究者のネットワークがようやくでき上がり、それに伴い機械技術研究所は臨床家たちの駆け込み寺の様相を呈するようになりました。整形外科、形成外科、歯科はもちろんのこと、産婦人科や循環器外科の医師までもが遠くは九州や四国から訪問するという盛況ぶりになりました。

人体の機能を代替する生体材料の研究開発においては、材料工学的、生物・医学的な知識、技術はもちろんのこと、機械工学的な設計・製造・評価技術の支援なしに満足な医療用具の実現は不可能です。最近の傾向として生体力学と生体材料分野の融合が世界的に進んでいることを強く実感していますが、わが国での専門の融合はどうなっているのでしょう。このような欧米医療先進国の状況にもかかわらず、筆者が当分野とかかわった三〇余年間、わが国の病院、大学、研究機関、企業における臨床と理工学の系統的かつ大規模な組織融合が遅々として進まないことに強い懸念をもっています。相変わらず個人的なコネをよりどころとしていて、組織的な医工連携を構築する土壌は不十分といえましょう。個人的な友情に根ざした連携は貴重であり、逆境にも強く、ときどき目にも鮮やかな成果を挙げることがありますが、体制を変えてしまうような量的な効果を期待するわけにはいきません。生物・医学産業を振興するためには、組織的な連携を推進することが可能な制度を確立する必要があります。

高齢者の機能低下で最も深刻なものは、運動機能、特に荷重関節といわれている股・膝・足の各関節の障害です。歩行機能の障害は最終的には体全体の生理機能を損うことに直結しているので、何としても救済する必要があります。骨・関節の代替デバイスである人工骨・関節については、一九八〇年当時はステンレス鋼やコバルト・クロム合金が主流であり、チタン合金はまだ限定的にしか使われていませんでした。破損した人工関節や骨折固定板などのデバイスの破損原因の分析を持ち込まれることも急増してきました。今後デバイス破損に伴う医療訴訟などが頻発する時代となるでしょう。そのためにも「法医工学」の専門家の養成が必要です。

わが国では現在、年間約九万個、九〇〇億円の人工関節が体内に設置され障害者の根治療法として確固たる地位を築いており、体内埋め込み型医療用具の中で断然一位の実績を誇っていますが、その八〇数%を欧米からの輸入に頼っているのが実情です。欧米ではそれぞれ日本の使用量の一〇倍の実績があるといわれています。人工関節は金属、セラミックス、プラスチックなどを巧みに組み合わせた生体軸受で、機械工学者と医師の協力で実現に至った代表的なデバイスですが、長期間の使用による緩み、感染、イオン溶出による全身反応など依然として未解決な問題をかかえています。医療用具としての平均寿命はたかだか一〇数年で、高齢者にとって手術のやり直しといった想像を絶する難問題を避けて通れないというのが実状です。これに対する有力な解決策は軟骨再生であろうとは誰しも考えるところですが、当時の外科的手技では局所再生ももままならず、一〇数年後の再生医工学の登場を待たなければならなかった次第です。東京井荻における研究と当時の生体力学の趨勢に関する解説は、宮永先生との共著「最新整形外科バイオメカニクス資料集成」、朝日サイエンス社（一九七八）にまとめられています。わが国では最初の当該分野の本格的専門書でかつ高価であったため、当時最もコピーされた本とも揶揄されたりしました。

一九八〇年、東京とその近郊の工業技術院九研究所のつくばへの大移転が始まりました。今では考えられないことですが、職員組合による移転反対のストライキが敢行されるなどして遅れに遅れ、工業技術院研究所のつくば移転は国立研究所の中の最後となりました。そのため、最初に予定していたとされる広大な地所（現在の宇宙航空研究開発機構所在地）が確保できず、工技院は三地域に分散移転となりました。国立研究所のつくばへの強制移転はいろいろな問題を内包していたことは確かですが、その後のバイオ的研究の発展のためのひとつのきっかけになったことは間違いありません。四五の国立研究所、四大学、二〇〇の民間企業研究所のつくば移転完了に伴い、研究所クラスターが創出するインテグレーション効果など医工学を取り巻く環境も随分変わり、産・官・学の融合連携が可能な状況が実現できたのです。

私自身、つくば移転に伴う設備整備費で、わが国で二台目という磁場強度二テスラの実験用MRI（当時NMR-CTと呼ばれていた）を購入しました。研究室同僚の本間一弘氏、牛田多加志氏とともに、たくさんの生体組織の画像化技術に取り組み、私に関係した分野では、外力による椎間板や関節軟骨中の水の移動を可視化することができる「MRIバイオメカニクス」の端緒を開いたと自負しています（表1・1）。本間氏によるその後のMRI技術開発への貢献は目覚しいものがあり、彼はその分野の権威となっています。

一九八三年に機械技術研究所のバイオメカニクス課長になってからは、生体力学、生体材料の研究をさらに進めるとともに診断、治療および生体機能代替技術の総合化を行うなど、医工学の確立に課として取り組む体制ができ上がりました。特に、人工骨・関節を中心にした生体材料および医療用具の開発研究に重心を移し、企業や臨床家との共同研究がさらに活発化しました。セラミックやチタン合金に関して企業と行った先進医用複合材料の開発（官民連帯共同研究）はわが国における政府主導の医用材料開発研究のはしりでもあったと思います。Advanced

Bio-Composite material を支援する Design, Evaluation, Fabrication 技術、すなわちＡＢＣを支援するＤＥＦの多角的関係などと得意がっていたことが懐かしく思い出されます。

　一九八七年に、日本機械学会が部門制に移行するとともにバイオエンジニアリング部門が創設され、私は一九九一年に部門委員長に就任し、一九九二年つくばで第二回日本機械学会バイオエンジニアリングシンポジウムを開催しました。その一〇年後、東大工学部に在任中の二〇〇二年、実行委員長として再び本郷で第十四回バイオエンジニアリングシンポジウムを開催することになります。この頃、日本機械学会に「バイオメカニクスの基礎と応用」出版分科会が設置され、私が主査として編修にあたりバイオメカニクスシリーズ四分冊、すなわちバイオメカニクス概説、生体力学、生体材料学、細胞のバイオメカニクスを刊行しました。

　機械技術研究所の首席研究官兼生体機械工学特別研究室長時代（一九八九〜一九九三）にバイオメカニクス的研究コンセプトをさらに発展させ、ポリエチレンの表面に水酸アパタイト微粒子を傾斜機能的に配置した人工関節部材の開発や、セラミックスと種々の表面処理を施したチタン合金との組み合わせによる複合化デバイス技術を臨床応用することを目的とする医工学への展開を試みました。

　当時、日本人の平均骨格統計データに基づいて人工関節を製造する本格的な医工連携組織は存在していなかったと思いますが、ある企業がスポンサーになり、筑波大医、埼玉医大、神戸大医、機械技術研究所が協力して、Ｘ線ＣＴ画像、ＭＲＩ画像からの骨格データの収集、データベース

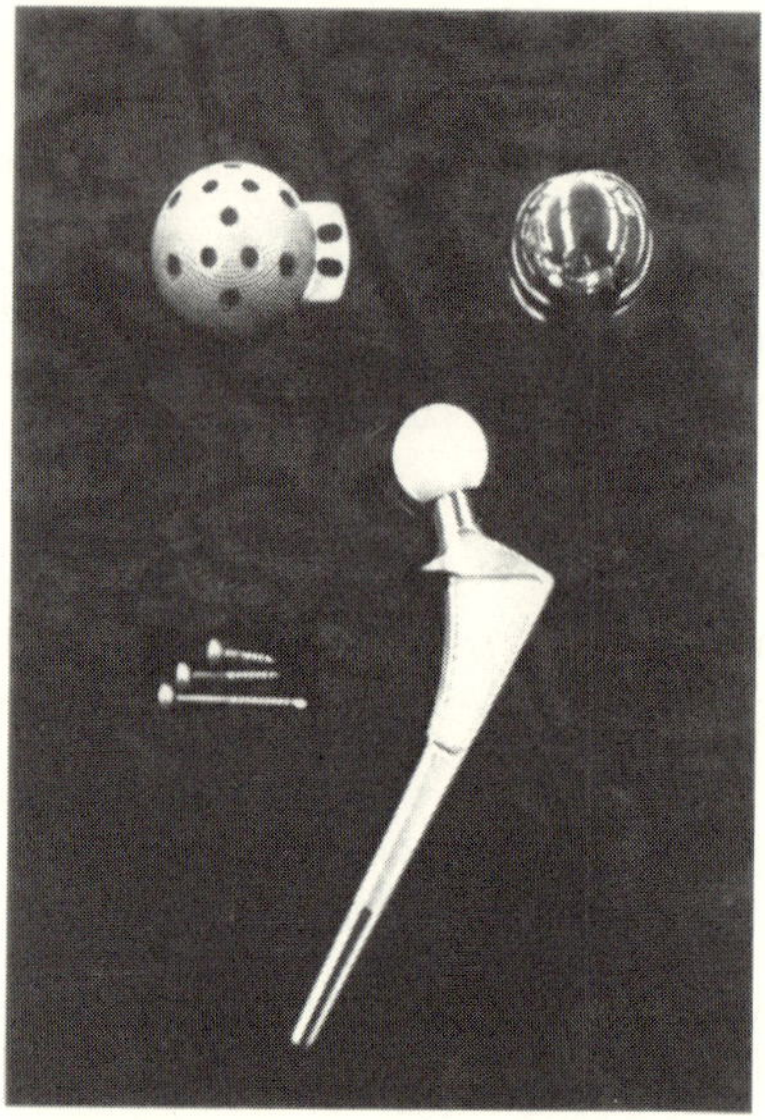

図1.1　開発した先進人工股関節（ジルコニアボールヘッド、表面多孔質化、窒化チタン合金ステム、アパタイトコーティング）

化、三次元表面再構成画像、ソリッドモデル、FEM解析、機構・運動解析、CAD／CAM／CATによるデバイスの創製を一貫して行うシステムを構築するという当時としては画期的な先進人工関節開発チームを組織しました。このプロジェクトの臨床サイドの取りまとめを前出の筑波大の宮永教授が行い、企業側の担当者は大森健一氏でした。前臨床試験をほぼ終了し、治験体制まで構築しましたが、不運にもバブル崩壊によって製品開発の夢は潰え去ったのであります（図1・1）。この頃、セラミックの伊藤敦夫氏、チタン合金の岡崎義光氏、強度評価の兵藤行志氏の貢献が大きく、機械技術研究所時代に行った研究の一部は、立石哲也編著「メディカルエンジニアリング」米田出版（二〇〇〇年）の中に紹介されています。

一九八九年に、当時の先進七カ国とECの代表で構成された「先端材料の標準化に関するベルサイユプロジェクト（VAMAS）」の中の国際バイオマテリアル作業部会の委員長に就任し、新しい生体材料に関するさまざまな評価方法の標準化に取り組むこととなりました。それに先立ち、イタリア、カプリ島で行われたＶＡＭＡＳ運営会議に当時の京大医用高分子研究センターの筏義人教授と出席し、共通試験内容を提案して運営委員会の了承を得ることになったわけですが、それ以来、筏先生には研究や組織運営で貴重なアドバイスをたびたびいただくことになりました。まず、生体材料の抽出毒性に代わる新しい接触毒性の概念の確立と、材料を世界各国に配布して共通試験（ラウンドロビンテスト）を実施し、評価試験法のプロトコールをまとめたのが最初の成果でしたが、これには当時意気盛んであった日本の生体材料メーカーの協力が絶大でした（表１・１）。

次に、ＶＡＭＡＳとして人工関節の緩みと密接な関係がある人工関節摩耗粉毒性の評価法を手がけることになりました。人工関節には自己潤滑性と衝撃吸収性に優れたポリエチレンコンポーネントが用いられていますが、長期間の使用により微小な摩耗粉を生じ、それがデバイスと骨組織の間に侵入・堆積し、これが緩みの原因になるといわれていましたが、そのメカニズムは不明でした。結果的には、バルクな状態では極めて良好な生体適合性を示すポリエチレンも、サブミクロンの微粒子になるとマクロファージなどの細胞の貪食の的となり、その際マクロファージが産生するインターロイキンなどの生理活性物質が骨の新生を妨害することが判明しました（図１・２）。

最近、アスベストの発がん性がクローズアップされていますが、サブミクロンの鋭い先端をも

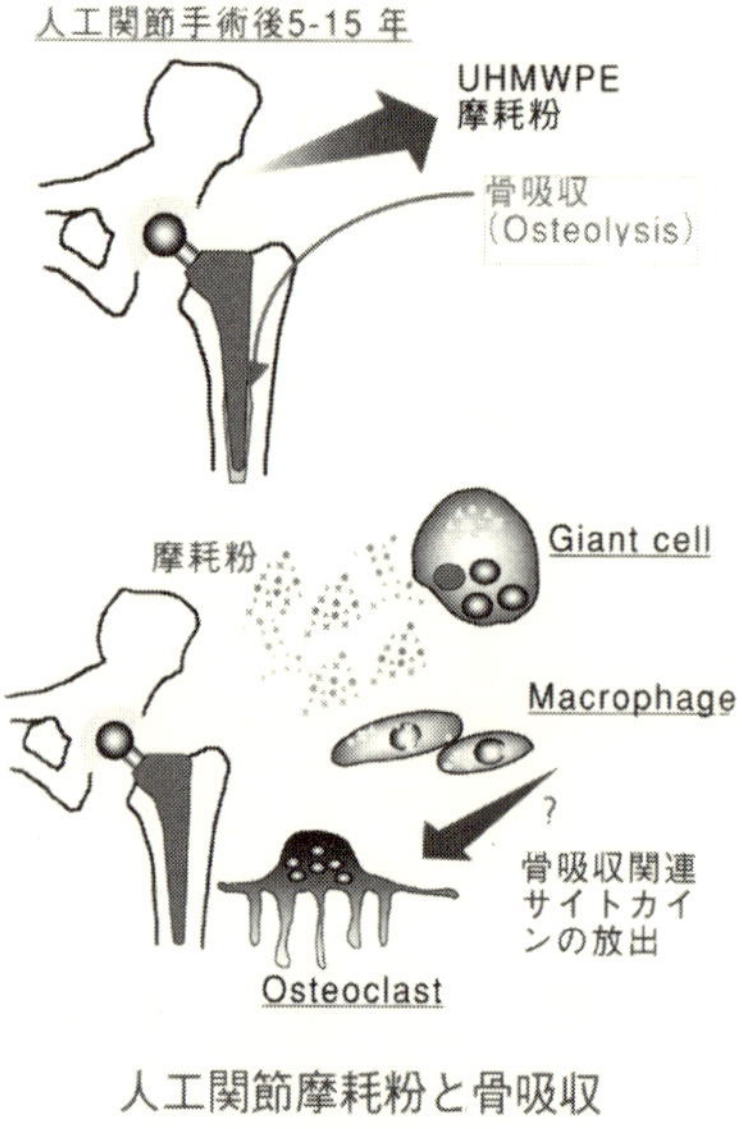

図 1.2　人工関節の緩みの原因となる摩耗粉毒性の生物学的機序

ったアスベストによる細胞への長期刺激が細胞変異を誘発することも予想されています。ナノテクばやりの昨今ではありますが、超微粒子の細胞への影響はほとんどわかっておらず、ナノテク技術の倫理問題の検討を急がなければなりません。

つくば地区における生体材料研究の実績が認められ、一九九〇年に第十二回日本バイオマテリアル学会をこの地で開催できたことは、大会長として大変喜ばしいことでした。この頃、工技院研究所、金属材料技術研究所、無機材質研究所、農林省研究機関、筑波大などの生体材料研究者の交流と研究発表の場を確保するために、つくばバイオマテリアル研究会が発足し、角田方衛氏や田中順三氏と親交を結ぶこととなりました。

一九九二年に、日本機械学会編修理事に就任したとき、一〇数年前投稿論文を返却されたことを思い出し感慨ひとしおでした。学会の中でバイオの市民権を確立するのに二〇年近い歳月が必要であったわけです。

第四節　再生医工学との出会い

一九九三年には、工技院研究所の統廃合があり、新しい理念のもとに創設された産業技術融合領域研究所（融合研）にバイオ部門のリーダーとして同志とともに移り、生体機能の解明とその産業への応用をてがけ、バイオニックデザインという新領域の確立に尽力しました。内容的には、生体材料、細胞組織工学とアクチン－ミオシン系筋肉動力機構の解明など分子機械関係の研究が中心で、それに当時筑波大教授だった多比良和誠教授のＲＮＡ工学が加わりました。その後これらの成果が新たな展開をみせ、バイオナノテクノロジーやヒトの細胞を用いて人為的に生体組織や臓器を作製するといういわゆる再生医工学の基礎を築くこととなりました。分子機械グループには、人工筋肉の鈴木誠氏（現東北大教授）、筋肉の分子生物学で活躍した上田太郎氏がいました。融合研は集まった人材もさることながら、かなり豊富な研究資金と外部からリベラルな有識者を所長に迎え、霞ヶ関の有能若手行政官が企画室長としてこれを支えるという万全の体制を誇っており、しばしば「優遇研」とのやっかみもあったようです。

融合研バイオニックデザイングループリーダー（一九九三）、同所総合研究官（一九九五）時代に、かねてより考えていた患者の細胞を用いて患者自身の組織を体外で再生し、再移植することを可能にするティッシュエンジニアリングあるいは再生医工学の研究に着手することになりま

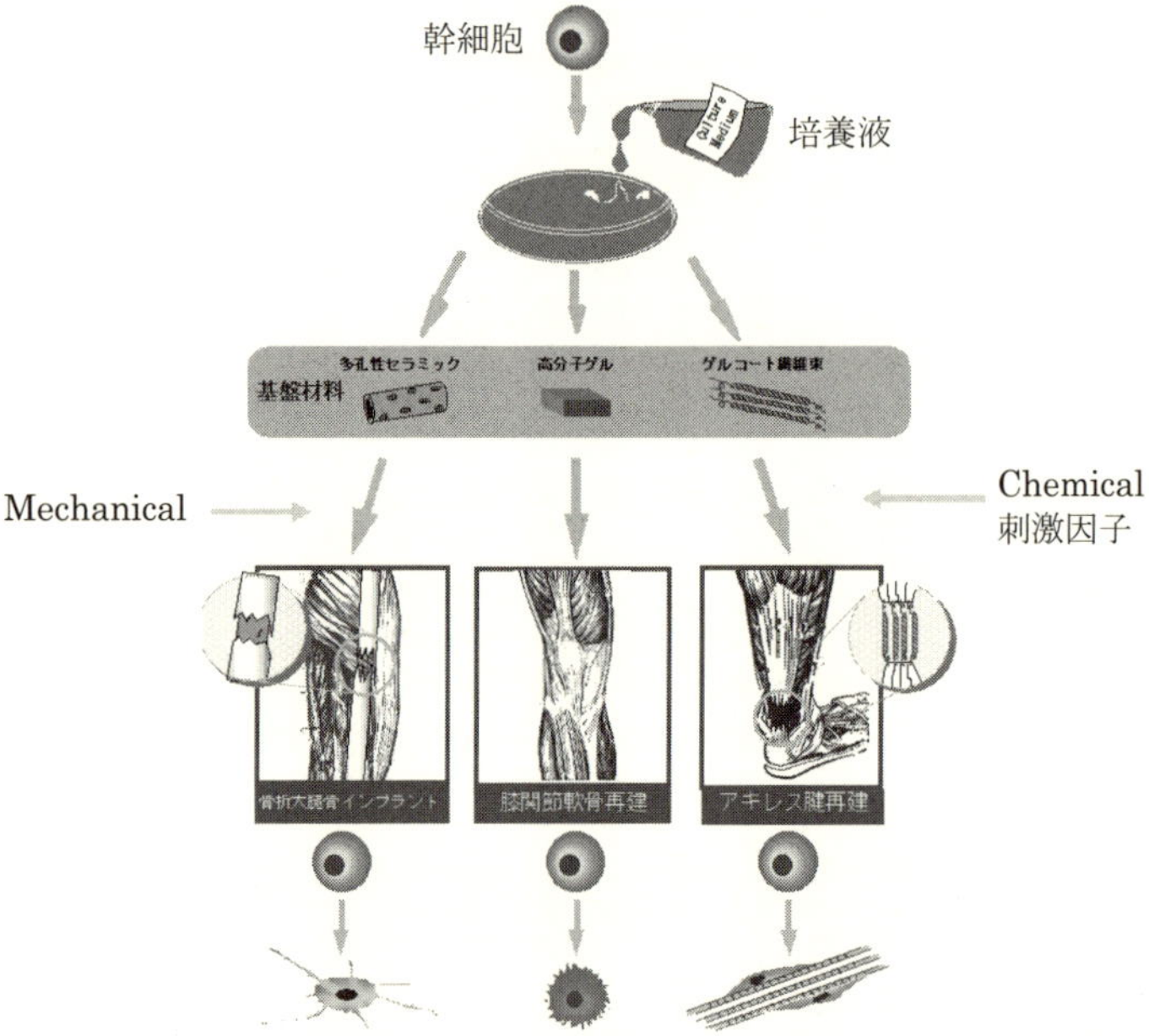

図 1.3　幹細胞、細胞刺激因子、細胞足場材料から生体組織の再生を可能にする再生医工学概念図

した（図1・3）。これはそれまでの生体力学、生体材料とはかなりセンスの異なるテーマであるわけですが、決して唐突に現れたのではなく、時流におもねたわけでもありません。牛田氏が加わってから、京大筏研究室との交流を強めながら、細胞を用いた材料の生体適合性の研究や材料と細胞の接着強度の評価など、細胞工学と生体材料の境界領域の研究へと内容をシフトして再生医工学の到来に備えていました（表1・1）。

　再生医工学において必要不可欠な三要素は、細胞ソース、細胞担体、細胞刺激因子といわれています（図１・３）。しかしながら、細胞、材料、刺激因子が整ったからといって再生医療が達成できるわけではありません。細胞に基盤をおく医療用具すなわち細胞デバイスをデザインし、安全性が保たれた環境下で無菌的、無人的に製造し、デバイスの活性度を保ちながら輸送する手段を確保するためには工学的設計技術が必要であり、細胞デバイスを大量生産するためには細胞工学の助けが必要です。また、目的とする組織、臓器に至るまで細胞の分化・誘導や増殖を制御するためには、細胞集団の間に存在する遺伝子やたんぱくに関する情報をモニターするバイオインフォマティックスが必要となります。何よりも、生体外で再生された組織が体内に移植された後、予定した機能を発揮するためには、再生組織が十分な強度、力学的特性や良好な生化学的特性を有するかどうかをあらかじめ無侵襲的に評価し、保障しなければなりません。これは理工学が最も得意とする分野です。つまり、サイエンスとテクノロジーおよび医学が融合してはじめて再生医工学が成立するのです。

わが国においては、個々には高いレベルにある生物学、基礎・臨床医学と理工学の協力関係が歴史的に不十分な状態が続いてきたことが医療産業の振興にマイナス要因となり、体内埋め込み型の医療用具の極端な輸入超過に見られるように、欧米医療先進国の草刈場の様相を呈することとなったのではないかと考えます。

二〇〇〇年四月に、私は東大大学院工学系研究科・機械工学専攻教授として牛田氏、古川克子氏とともに本郷に移り、再生医工学研究室を立ち上げることとなりました。この年は大変忙しく、

第二十七回日本臨床バイオメカニクス学会を宮永豊教授と一緒に大会長としてつくば市で開催し、これまで二人で築いてきた整形外科バイオメカニクスの集大成としました。

また、東大における研究・教育のかたわら、二〇〇一年からは、関西に新設された独立行政法人産業技術総合研究所・ティッシュエンジニアリング研究センター長を兼任して、再生医工学による生体組織工学製品の開発・臨床応用とその産業化に尽力しました。一方、東大再生医工学研究室もまた同研究センターに協力し、臨床現場における細胞・組織の採取、センター内で行われる種々の細胞操作、組織再構築を一貫して行い、ヒト細胞ゆえの倫理規定の適用を厳しく行う体制を築いてきました。奈良県立医科大整形外科講師であった大串始先生にセンターの細胞・組織工学研究室長としてきていただいてから、培養骨・軟骨の臨床応用は格段に進み、わが国のリーダーシップをとるまでに発展しました。これを材料工学面から支えたのは陳国平氏であり、細胞工学の植村壽公氏でした。

産総研では、再生医工学において他に先駆けて、臨床および理工学の権威ある専門家、法律家、元厚生省の倫理担当部長、マスコミなどからなる倫理委員会をいち早く発足させ、ヒト骨髄細胞、神経細胞など個別案件ごとの審査を行い培養組織の実用化を目指しました。現在、私は産総研の医工学臨床応用の倫理委員会委員長としての職務を遂行しています。これらの努力が認められ、二〇〇三年には日本再生医療学会会長に就任し、総会を運営するとともに、工学者として医工連携の実践を推進することになりました。ティッシュエンジニアリング研究センターが尼崎の業務を開始してからは、つくば、本郷、尼崎の間を回遊する魚のような生活が始まり、現住所・新幹線などとぼやきながら老体に鞭打つ毎日が続いたのです。

東大在職は三年間とごく短い期間でしたが、東大工学部機械工学科からは大げさにいえば三顧の礼をもって迎えていただいたと思います。苦しい人事のやりくりの中、教授、助教授、講師、助手のフル講座編成を用意していただいたことに大変感謝しています。

工業技術院の研究所に入所して以来、東大退官までの三〇年間にわたって医工学の研究開発に従事してきましたが、その間、痛切に感じたことは、日本の工学者は医療技術の研究開発に部分的には大変よく貢献してきたとはいえ、医療産業の振興に至るまで主体的に取り組んできたかというとはなはだ疑わしいといわざるを得ません。私が関係してきたヒトの体内深部に埋め込むタイプの人工組織、人工臓器に関しては、その大部分を欧米からの輸入に依存せざるを得ないのが現状です。医学と工学とがそれぞれ独自の文化を固持し、方法論的、組織体制的に互いに融合できなかったことにも原因があると考えられます。もちろんリスクの大きい段階をベンチャーが担うという、多様で柔軟なアメリカ型の企業進化のメカニズムができていないこと、国の縦割り行政や単年度主義予算の弊害など要因はいくつか考えられます。省庁、医と工、産と学の間に厳然として存在する文化的障壁をなくす努力を我々は本当にしてきたのでしょうか。二十一世紀の花形医療産業となることが確実な再生医療や遺伝子治療においてこのような失敗は二度と許されません（図1・4）。

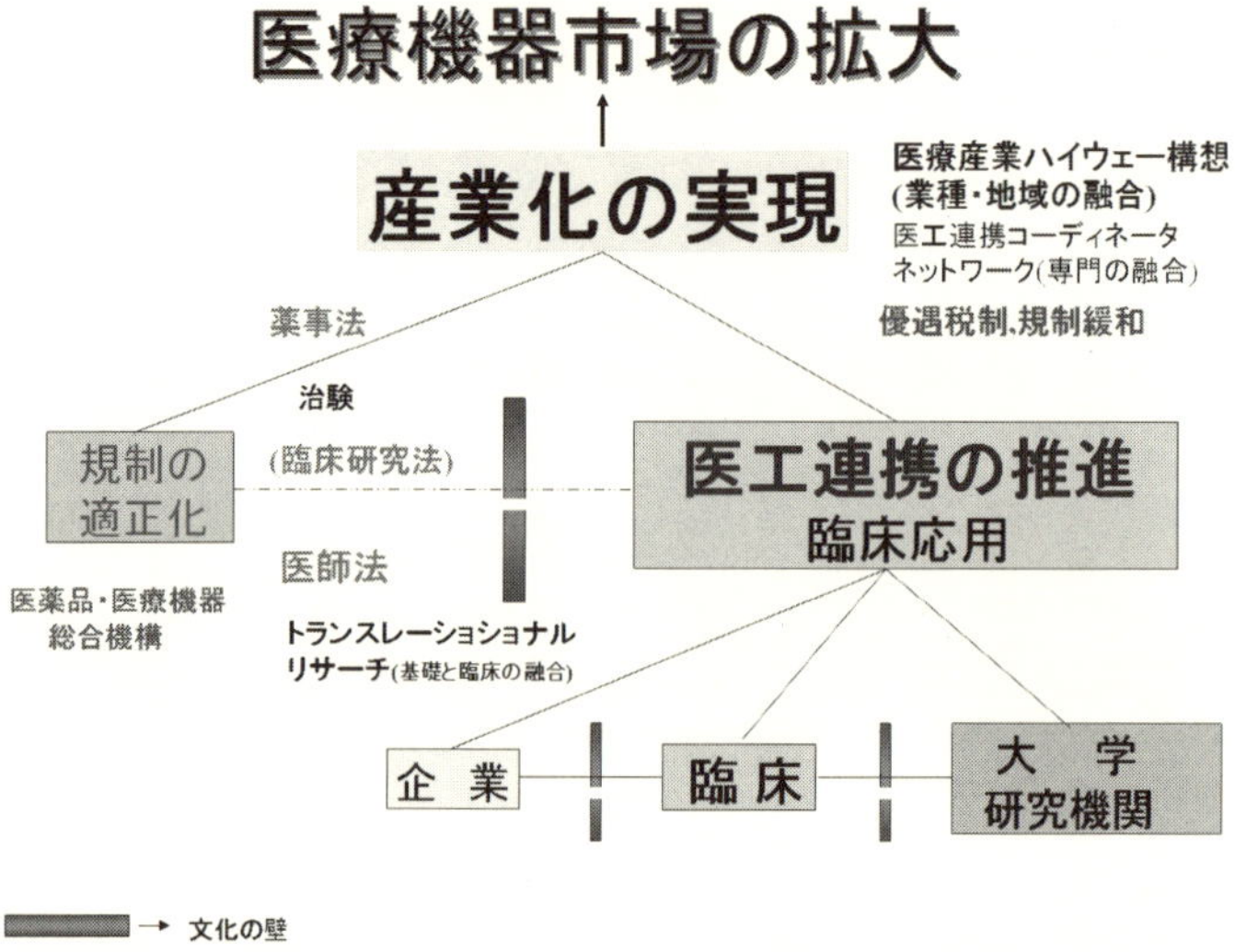

図 1.4　医療産業の推進と規制にかかわる組織と制度の力学関係図

私が東大に赴任するちょっと前から、東大工学部に生体医工学を専門とする人材が集まり始め、医工連携を育てる土壌がようやく整備されつつあり、二〇〇六年には生体工学関連の大学院・専攻が東大本郷に誕生しました。

故小渕総理が、情報、環境、高齢化に関係した産業技術を二十一世紀の最重要課題と認め、格段の産業競争力増強を意図した、いわゆるミレニアムプロジェクトを提案して以来、ポストゲノムと再生医療に関係した科学技術に対し、これまでに例をみない国家予算が投入されることになりました。

再生医療に関しては、残念なことに国家予算の大部分は当初関西地区に重点配分され、西のフィーバー状態に対し、東の冷え込みを顕在化させましたが、東大における医工学連携の推進や疾患生命工学センターの設立などのイベントが東風をまき起こし、わが国の医療産業の中興の祖としての役割をはたすものと期待しています。私が東大機械工学科内に立ち上げた再生医工学研究室では現在でも、再生医療に必要な細胞の足場となる材料づくり、細胞の正常な分化・増殖をうながす各種刺激因子の作用機序の解明、三次元細胞組織構築技術の開発といった工学的研究はもちろんのこと、医学部の医師が直接参加した再生医療を実現させるためのヤギ関節軟骨再生実験モデルの確立など、具体的な臨床治験を念頭においた前臨床試験段階にまで到達しています。もちろん、企業も参加し医療用具としての製品化も企画中であると聞いています。

再生医工学の全体像を理解するためには、立石哲也、田中順三編著「再生医療工学」、工業調査会（二〇〇四）を参考にしていただきたい。同志として東大に移籍した牛田氏は、現在医学部疾患生命工学センター教授、古川氏は工学部助教授として再生医工学で引き続き活躍中です。

おわりに

東大定年退職を機に、好きなゴルフに専念して将来のエイジシューター実現を目指したいと思う一方で、東京電機大特任教授として教育に従事するかたわら、産業技術総合研究所や物質・材料研究機構の片隅で再生医工学の完成に何らかの貢献もしたいと欲深くあれこれと考えていたところ、かつて融合研時代の上司（所長）で物質・材料研究機構理事長の岸輝雄先生や同機構生体材料研究センター長、田中順三氏（現東工大教授）のご尽力により、二〇〇四年四月に同機構フェローへと転進することとなり、さらに二〇〇六年四月からは田中氏の後任として生体材料センター長に就任し再び現場の指揮をとることになりました。

幸いにも、再生医工学に関連した評価技術や大規模かつ高次の再生組織構築を目指すオルガノイドエンジニアリングなど、次世代ティッシュエンジニアリングの研究に再びたずさわることができるようになりました。この三〇余年の間、材料力学からバイオメカニクス、バイオマテリアル、再生医工学まで波乱の研究人生を送ってきましたが、すべてはＥＴＨで出会ったバイオメカニクスに始まります。再生医工学は将来性豊かな発展途上の医工学のひとつであり、基礎生物学が臨床医学に直結するという意味で魅力あふれる分野です。その展開をここで詳述することはできませんが、医工学の先覚者たちが寝食をともにしてその実現を夢見た真の医工連携がわが国ではいまだ十分に達成されたとはいえません。今こそ、医と工の更なる相互理解と献身的な協力が望まれているのです。

参考文献

(1) 立石哲也、宮永豊 著、「最新整形外科バイオメカニクス資料集成」、朝日サイエンス社（一九七八）
(2) 立石哲也、白崎芳夫、生体組織の電気・力学的特性に関する研究、機械技術研究所報告第一三〇号、一九八四

年三月
(3) 立石哲也、鈴木誠、兵藤行志、白崎芳夫、生体の機械機能代替材料に関する研究、機械技術研究所報告第一三〇号、一九八七年三月
(4) 日本機械学会 編、「バイオメカニクス概説」、オーム社（一九九〇）、「生体力学」、オーム社（一九九一）、「生体材料学」、オーム社（一九九三）、「細胞のバイオメカニクス」、オーム社（一九九〇）
(5) 立石哲也 編著、「メディカルエンジニアリング」、米田出版（二〇〇〇）
(6) 立石哲也、田中順三 編著、「再生医療工学」、工業調査会（二〇〇四）
(7) T. Tateishi, T. Ushida, and K. Furukawa ed., "International Symposium on Cell Biomechanics and Tissue Engineering at University of Tokyo", Special Issue "MATERIALS SCIENCE & ENGINEERING-C", 24-3 (2004) 321-456
(8) T. Tateishi, G. Chen, and T. Ushida , "Polyfunctional Scaffolds for Tissue Engineering", J. Biomechanical Science and Engineering, 1-1 (2006) 8-15

第二章　有機／無機界面とバイオミネラリゼーション

田中順三、菊池正紀

はじめに

生体活性セラミックスとは、Bioglass®やリン酸カルシウム系セラミックスのように骨に直接結合する能力をもったセラミックスのことです。この結合は、体液中のリン酸とカルシウムが材料表面に沈着することで、ナノサイズのアパタイトを形成することによります。したがって、この生体活性は、受動的な生体活性ということができます。一方、病気やけがで骨が欠損したときには、自分の腰の骨（腸骨）などを一部採取し、それを砕いて欠損部に埋める移植手術を行います。これを自家骨移植といい、現在の骨欠損治療の最も優れた手術手技になっています。自家骨移植の場合、移植した骨と周囲からできた骨との直接結合はもちろん見られますが、それ以外にも、細胞が移植した骨に直接とりついてこれを吸収し、その後に新しい骨が形成されていくという「骨リモデリングプロセス」が起こります。このような能動的な生体活性の基本となるものは、骨に含まれている細胞刺激因子や骨の特殊な構造であると考えられます。今のところ、細胞刺激因子は生体にしかつくることができませんが、骨の特殊な構造は工学的に再現できる可能性があります。

天然骨の主成分は、無機物であるアパタイト（カルシウム欠損型炭酸含有水酸アパタイト）と有機物であるコラーゲン（身体の中で最も多いたんぱく質）が主成分です。この両者が、ナノレベルから階層的な構造をつくっているナノ複合体が骨です。この構造は、生体内で自発的につくられていると考えられます。天然骨の構造を人工的に再現するためには、天然骨の有機／無機界面の相互作用を明らかにする必要があります。この界面相互作用の解析は、骨とよく似たナノ構造をもった材料の創成に役立つだけではありません。細胞と材料の界面相互作用の研究にも応用が可能です。我々の研究グループは、有機／無機界面相互作用とそれによるバイオミネラリゼーションを軸にして、能動的生体活性をもつ有機／無機複合材料の研究を進めてきました。ここでは、界面相互作用のモデル実験とそれを応用したバイオミネラリゼーションによる材料開発について解説します。

第一節　有機単分子膜上のアパタイトの結晶成長(1)〜(3)

天然骨の有機／無機界面を解析するための基礎的なモデル実験として、官能基を制御した有機単分子膜の上にアパタイトを結晶成長させる方法と、アパタイト単結晶の清浄な表面上に有機分子を吸着させる方法の、二種類の方法が考えられます。我々のグループではこの両方のモデル実験を行ってきましたが、ここでは、前者の方法で得られた成果について解説します。

有機単分子膜の形成法としては、チオール基を用いて金薄膜上に単分子膜を自己組織化（Self-assemble）させる方法や、両親媒性分子を純水上に密に展開して並んだ自己組織化膜をガラス基板上に移すラングミュア-ブロジェット（Langmuir-Blodgett, LB）法が知られています。ＬＢ膜作製法の模式図を図２・１に示します。たとえば、官能基にカルボキシ基をもつアラキジン酸を

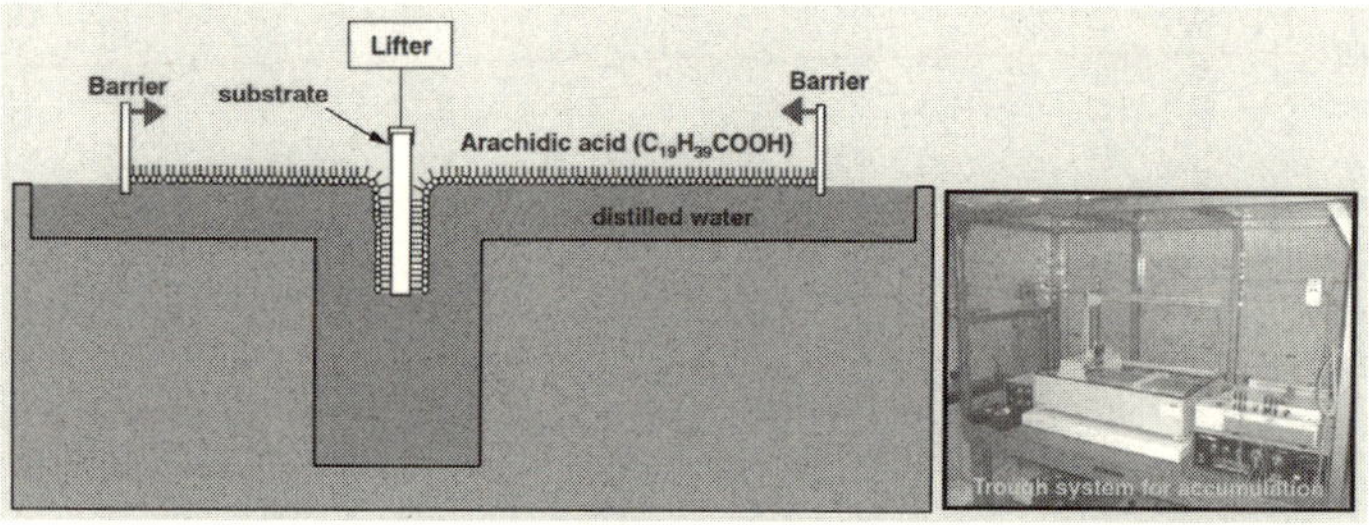

アラキジン酸やステアリルアミンをクロロホルムに溶解させ、水の上に展開する。→ アラキジン酸やステアリルアミンの単分子膜は基盤（疎水化したシリカやフッ化カルシウム結晶）の上に集積される。

図 2.1　ラングミュア-ブロジェット法による有機マトリックスモデル物質の作製

表 2.1　擬似体液とヒト血漿のイオン濃度

Ion	Ion concentration (mM)	
	SBF	Blood plasma
Na^+	142.0	142.0
K^+	5.0	5.0
Ca^+	2.75	2.5
Mg^{2+}	1.5	1.5
Cl^-	148.3	103.0
HCO_3^-	4.2	4.2
HPO_4^{2-}	1.1	1.0
SO_4^{2-}	0.5	0.5

buffered at pH 7.4 with $(CH_2OH)_3CNH_2$ and HCl at 36.5°C (After Kokubo *et al.*)

純水上に展開し、両端のバリアで適当な圧力をかけると、カルボキシ基は親水性であり、アルキル鎖は疎水性ですから、アルキル鎖が空気中（上）に向かって立ったような形の密な膜ができます。表面を疎水処理したガラス板をできた膜に垂直に浸していきますと、カルボキシ基がきれいに並んで外を向いた表面（ＬＢ膜）を得ることができます。

　このようにして得られたアラキジン酸のＬＢ膜を、ヒト血漿の無機成分組成に類似した化学組成をもつ擬似体液（表２・１）に浸漬しますと、ＬＢ膜上に徐々にアパタイト結晶が析出します（図２・２）。しかし、アラキジン酸の代わりに末端にアミノ基をもったステアリルアミンを使用しますと、そのＬＢ膜上には何も結晶が析出しません（図２・３）。したがって、擬似体液中でアパタイトを形成するときに、官能基としてはカルボキシ基が重要であることがわかります。また、図２・４に示すように、結晶とＬＢ膜の界面では、結晶がＬＢ膜（基板）に対して垂直ではなく斜めに傾いて成長していることがわかります。この結晶の方位を電子顕微鏡および電子線回折で確認すると、アパタイトの００２面（ｃ

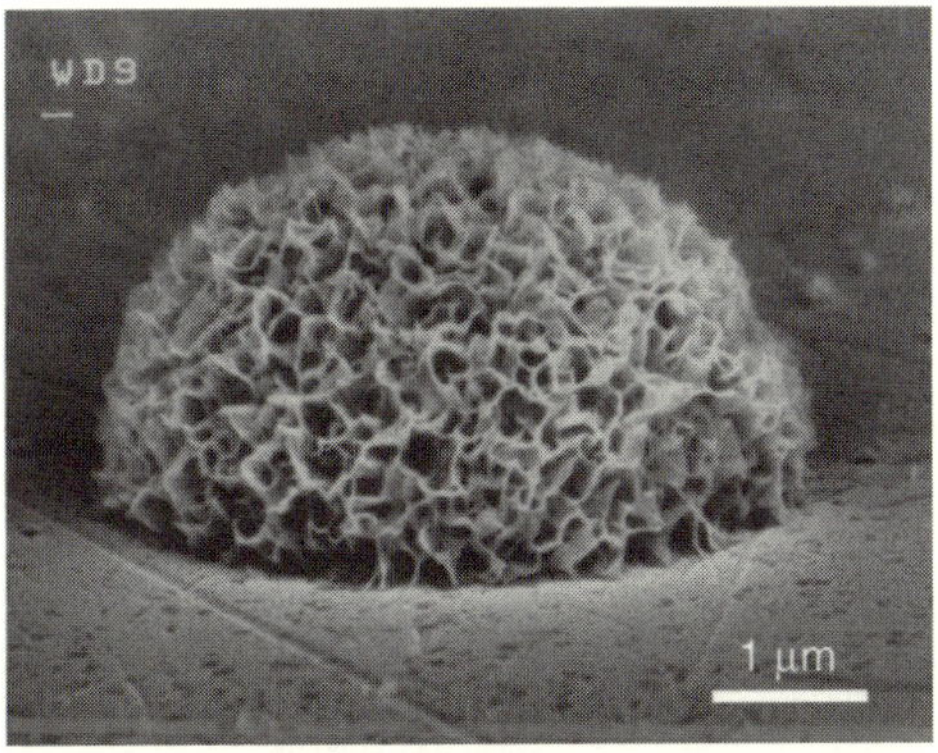

図 2.2　擬似体液に浸漬した LB 膜表面の走査型電子顕微鏡像

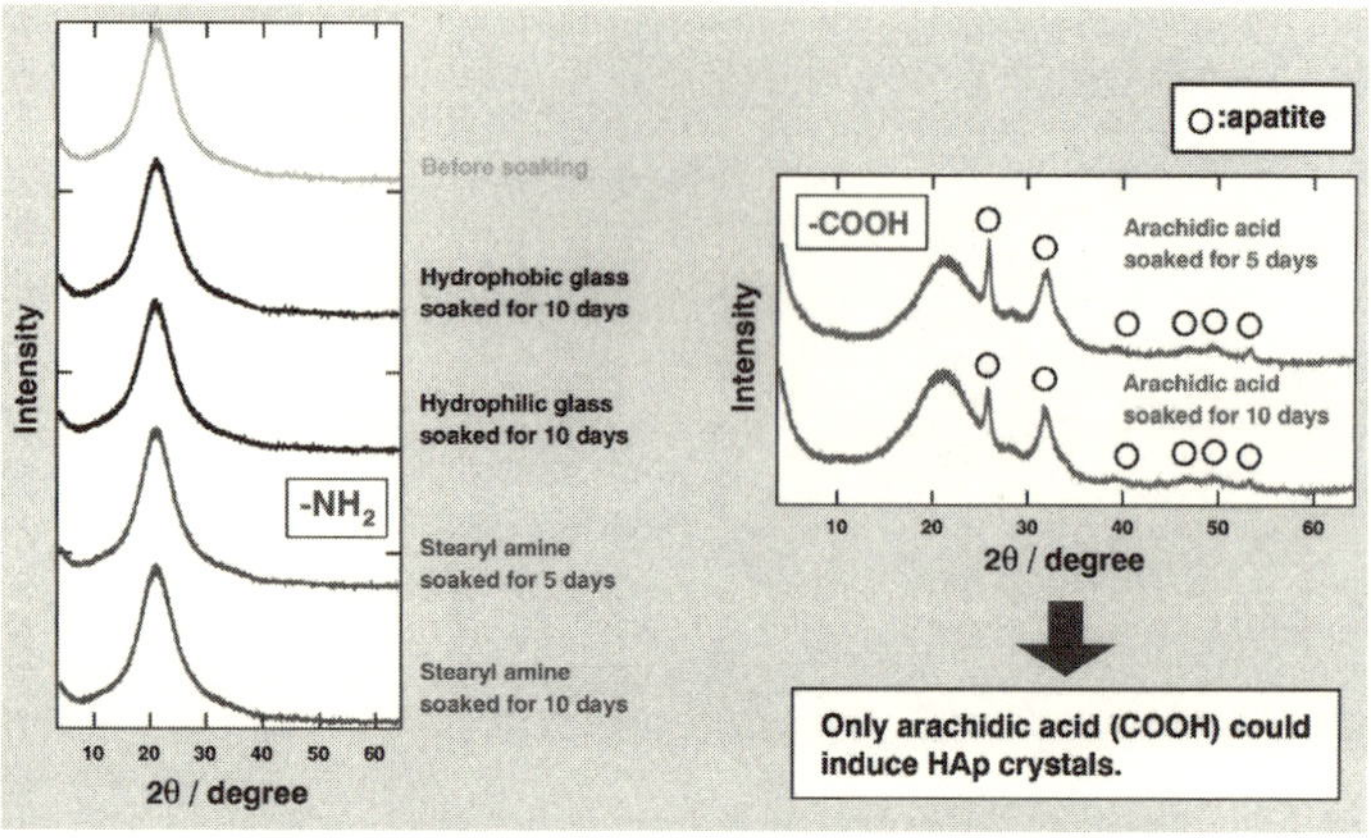

図 2. 3　擬似体液に浸漬した LB 膜の薄膜 X 線回折図

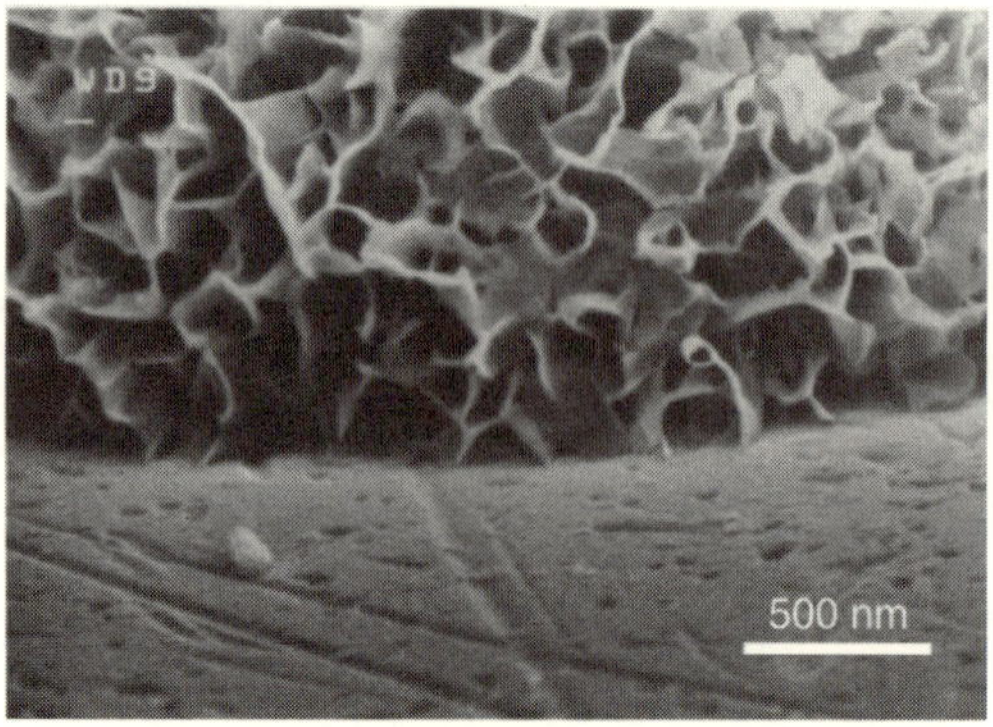

図 2. 4　アパタイト結晶と有機マトリックス界面の走査型電子顕微鏡像

軸方向）が基板に対して水平になっていることがわかります（図2・5）。これを模式化すると、図2・6右図のようになります。同図の六角形はアパタイトの板状結晶をc軸方向から見たものです。a面とカルボキシ基が何らかの相互作用を示すことで、このような方位での結晶成長を起こしたと考えられます。

そこで、擬似体液ではなく、塩化カルシウムとリン酸水素二カリウムの溶液に交互にLB膜を浸漬した場合に起こる、イオン化したカルボキシ基の伸縮振動による赤外吸収帯の変化を観察しました。その結果、カルシウム塩に浸漬した後のカルボキシ基はブロードなシングレットを示しています（図2・7上）が、リン酸水素二カリウム溶液に浸漬することで、そのピークはダブレットとなります（同図中央）。一方、擬似体液に一時間浸漬していると、アパタイトの核が基板に形成し始めます。この場合のカルボキシ基の吸収帯は、ダブレットを示します（同図下）。これらのことから、カルシウムのカルボキシ基への結合が起こった後に、リン酸とカルシウムの間に結合が生じることで結合に異方性が生まれ、最終的にアパタイトと基板との方

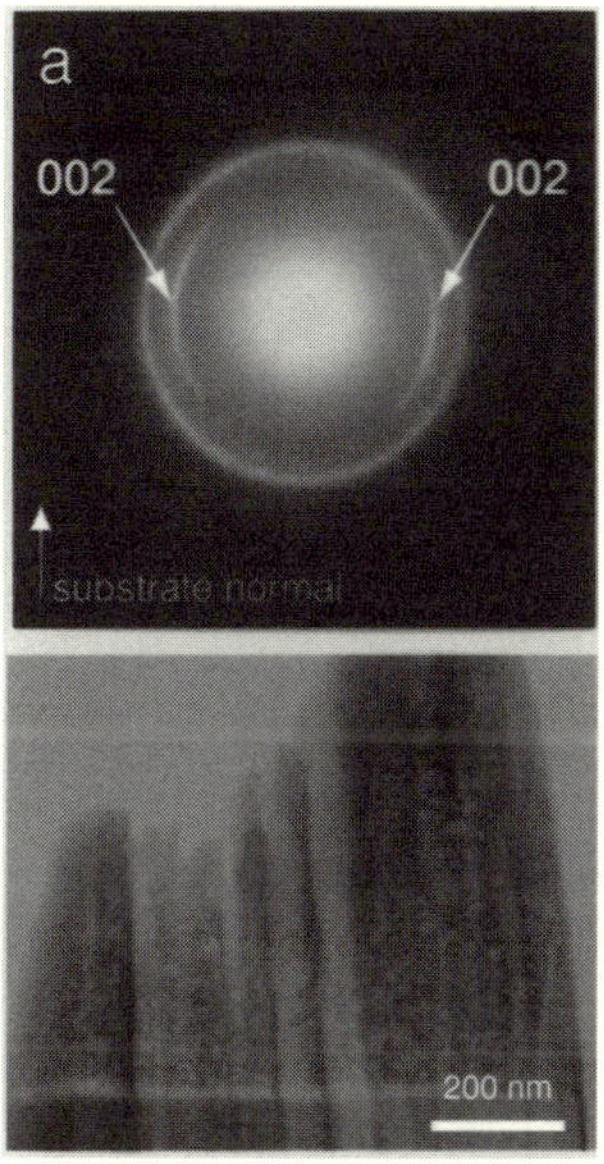

図 2.5　LB 膜上に析出したアパタイト結晶の電子線回折像

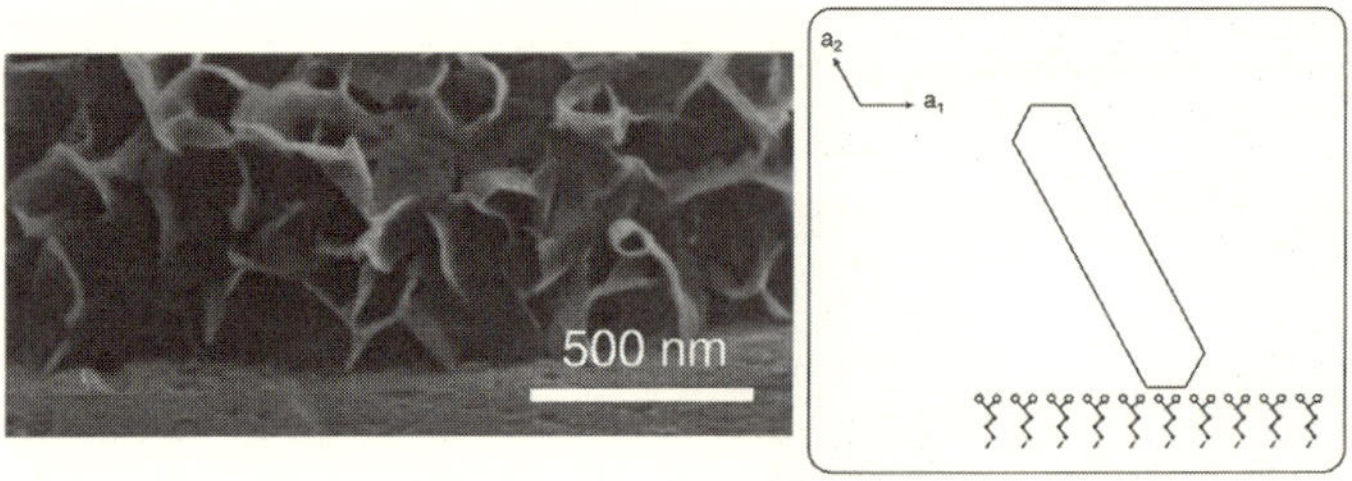

図 2.6　LB 膜上に成長したアパタイトの結晶学的特性。板状の結晶は a-c 面に平行である。無機／有機界面の隣接部では板状のアパタイト単結晶の c 軸が界面に平行に成長し、特定の方向に配向している。骨やアパタイト／コラーゲン複合体では、アパタイトの c 軸がコラーゲン線維の軸と平行に配列している。アパタイト結晶の成長と有機マトリックスのカルボキシ基の結晶学的関係は、骨やアパタイト／コラーゲン複合体で観察されているそれとよく似ている。

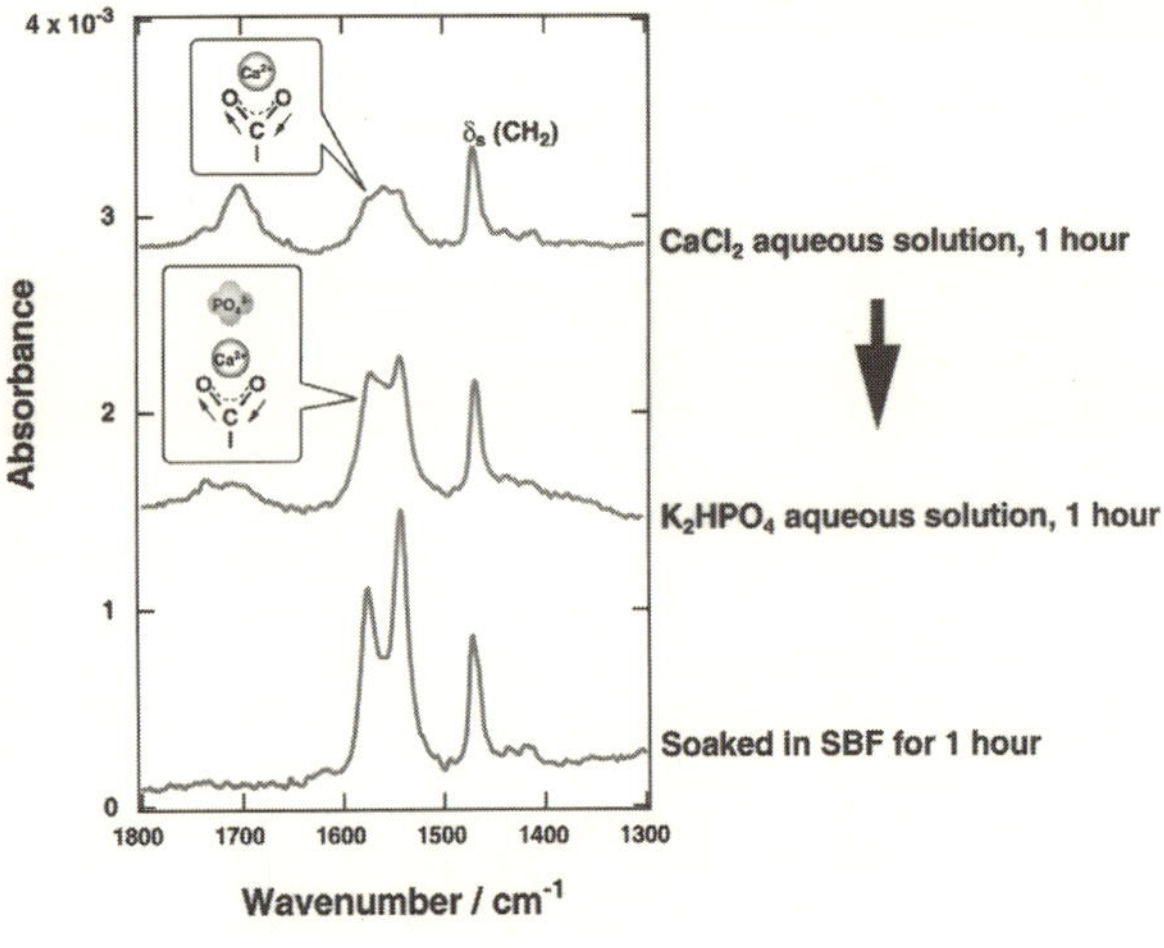

図 2.7　LB 膜の赤外透過スペクトル

位関係が決定づけられることが示唆されます。これを天然骨のコラーゲンとアパタイトの方位関係に演繹しますと、図２・８のようになります。カルボキシ基の基板になっているコラーゲンとアパタイトのｃ軸は水平になり、二点以上でアパタイトナノ結晶とコラーゲンが相互作用を起こすことで、アパタイトナノ結晶のｃ軸が、コラーゲン繊維の方向と一致した方向になると考えられます。

次に、アパタイトとカルボキシ基の方位関係のもととなっているのは、どのような結合であるのかを調べるために、まず、アパタイト結晶の最表面の構造を高分解能電子顕微鏡により推定しました。図２・９(a)は、アパタイト焼結体におけるアパタイト結晶とそれが非晶質化した部分の界面の高分解能電子顕微鏡像、同図(b)は、結晶構造から導き出したコンピュータシミュレーション像、同図(c)は、シミュレーションに使用したアパタイト結晶の予想界面の構造図です。電子顕微鏡像とシミュレーション像が一致していることから、アパタイトの界面は同図(c)に示した構造をもつことがわかるのです。これは、アパタイトのａ面から水酸基だけを除いた構造となっています。そこで、その界面構造をもとにしたモデルを用いて、アパタイトとカルボキシ基の界面における化学結合を計算化学的手法により求めてみました。用いたモデルは、図２・10に示すような界面で抜けている水酸基のところにカルボキシ基が結合してくるというものです。計算を簡単にするために、カルボキシ基をもつ有機分子として酢酸を用い、酢酸と界面にあるカルシウム（結晶学的にScrew axis Caと呼ばれるサイトにあるカルシウム）との距離を近づけながら、分子軌

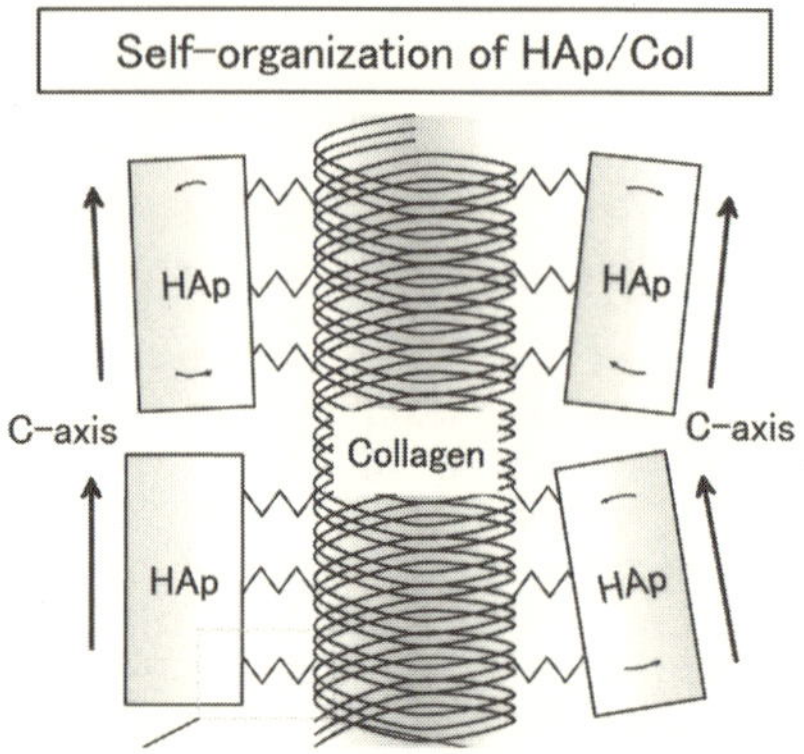

図 2.8　アパタイト／コラーゲン複合体の自己組織化

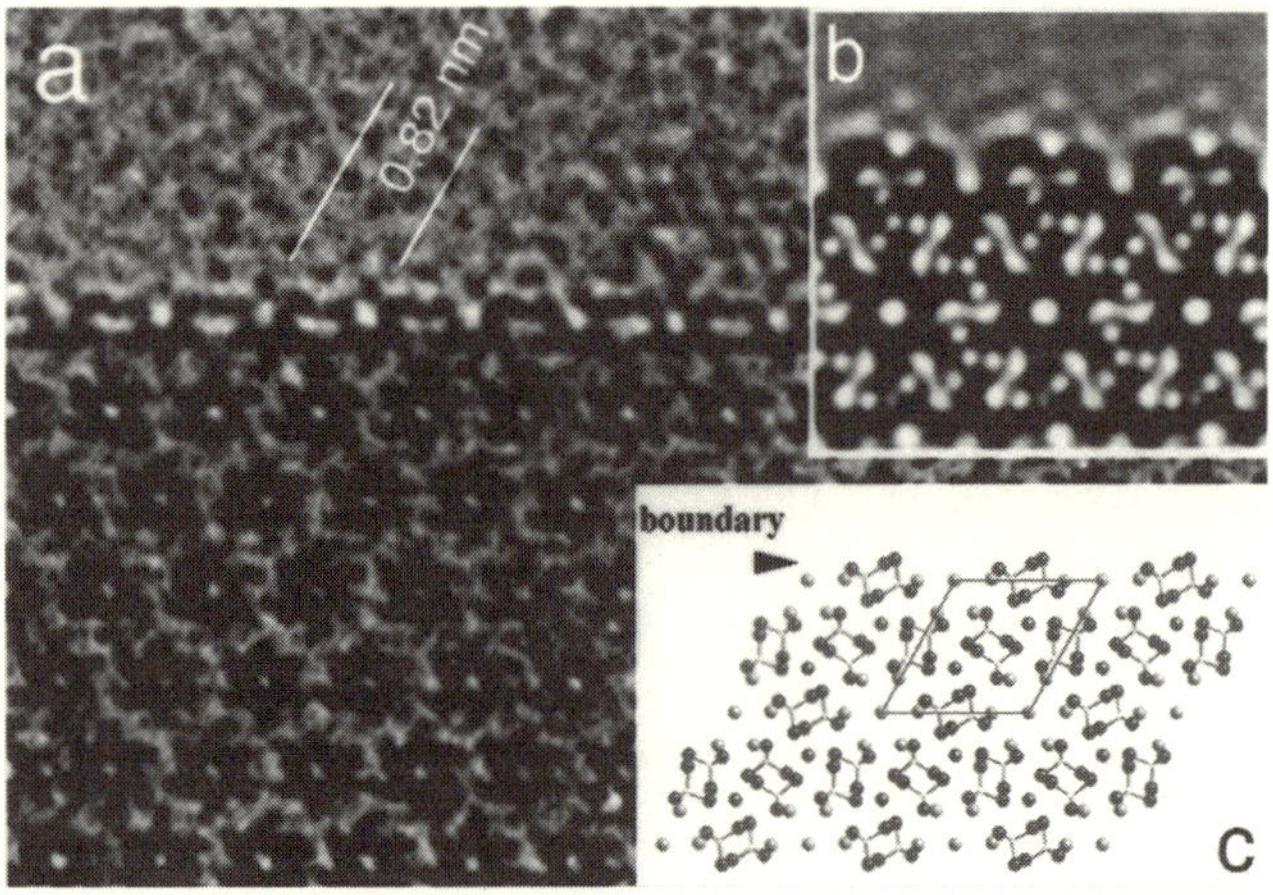

図 2.9　アパタイト結晶／非晶質界面の構造。アパタイト結晶の{100}界面の観察像(a)とシミュレートした像(b)およびシミュレーションに使用した界面構造モデル(c)

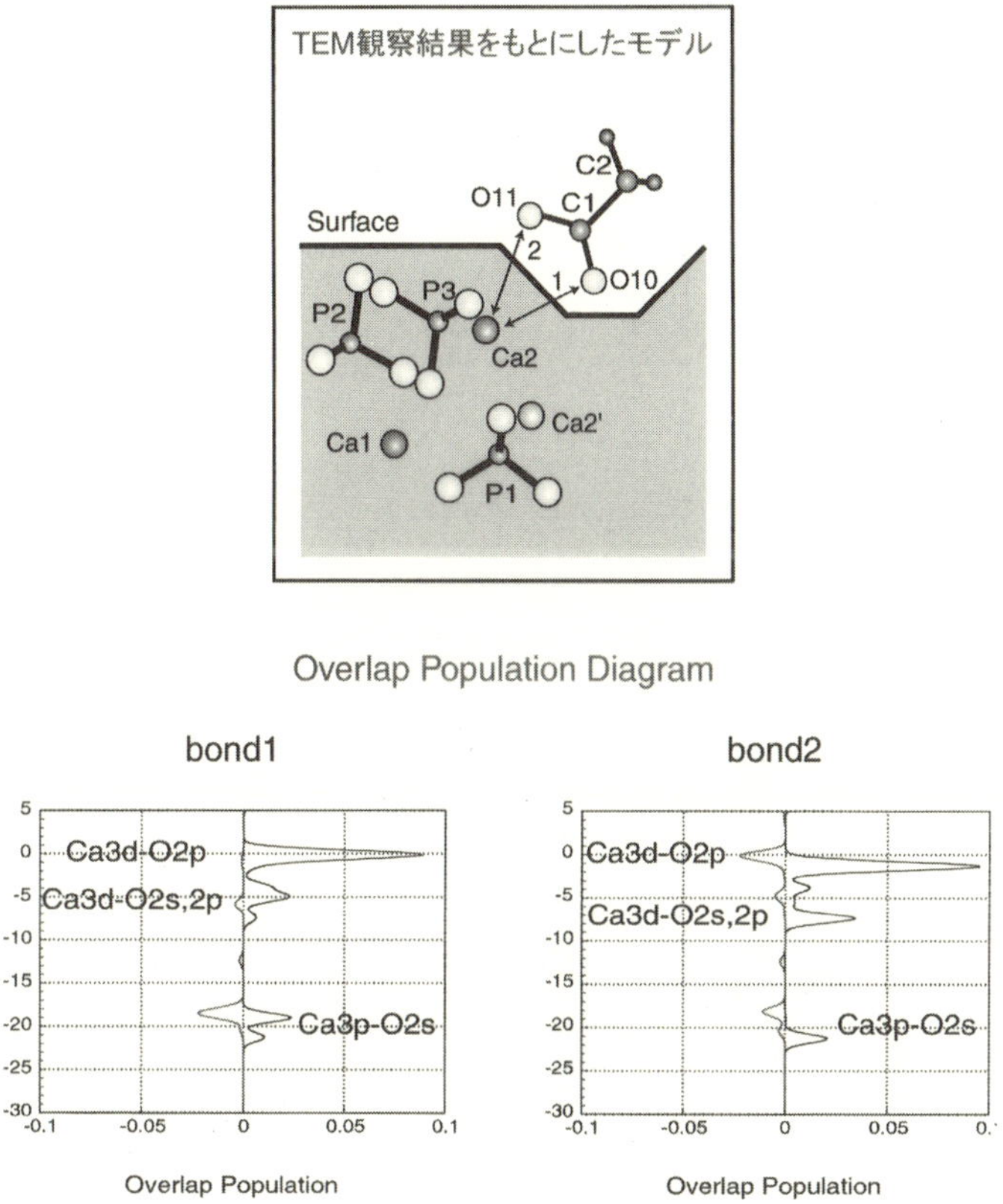

図 2.10　ハイドロキシアパタイト／有機官能基間の化学結合。分子軌道計算による解析

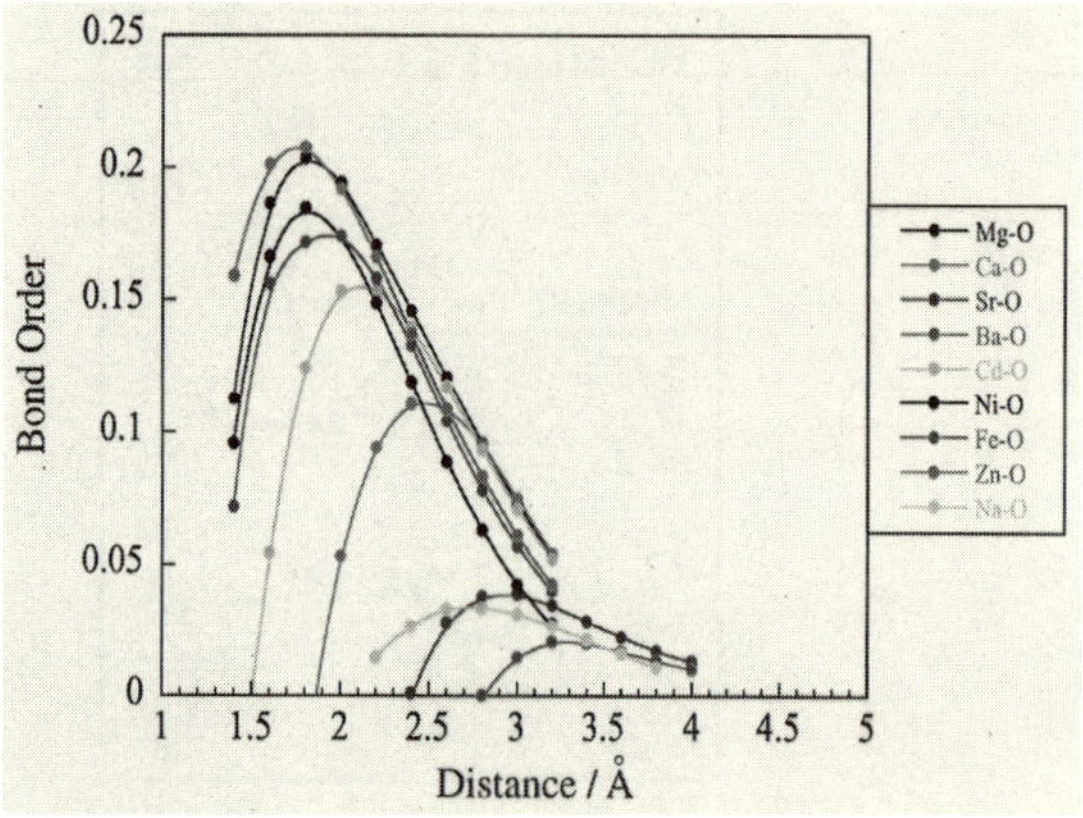

図 2.11　カルボキシ基と各種陽イオンの結合次数

道計算を行いました。その結果、図2・11に示すような結合次数と距離の関係を得ることができました。

カルシウム以外にも種々の陽イオンでこの計算を行いました。その結果、カルボキシ基と亜鉛や鉄との間で結合次数が高い、すなわち結合強度が強いこと、カルボキシ基とストロンチウムやナトリウムの間で結合強度が弱いこと、カルボキシ基とカルシウムの間で強度が中程度であることがわかりました。また、実際にアラキジン酸のＬＢ膜を亜鉛溶液に浸漬した場合は、図２・12に示すように、カルシウム溶液に浸漬した場合に比べて、シャープな吸収帯が低波数側にできており、亜鉛との相互作用によって、C-Oの結合強度が相対的に弱くなっていることがわかります。

これらのことから、有機官能基との相互作用を制御するためには陽イオン修飾が効果的であると考えられます。現在ＮＩＭＳでは、亜鉛を利用した薬剤徐放材料を開発しています⑷。

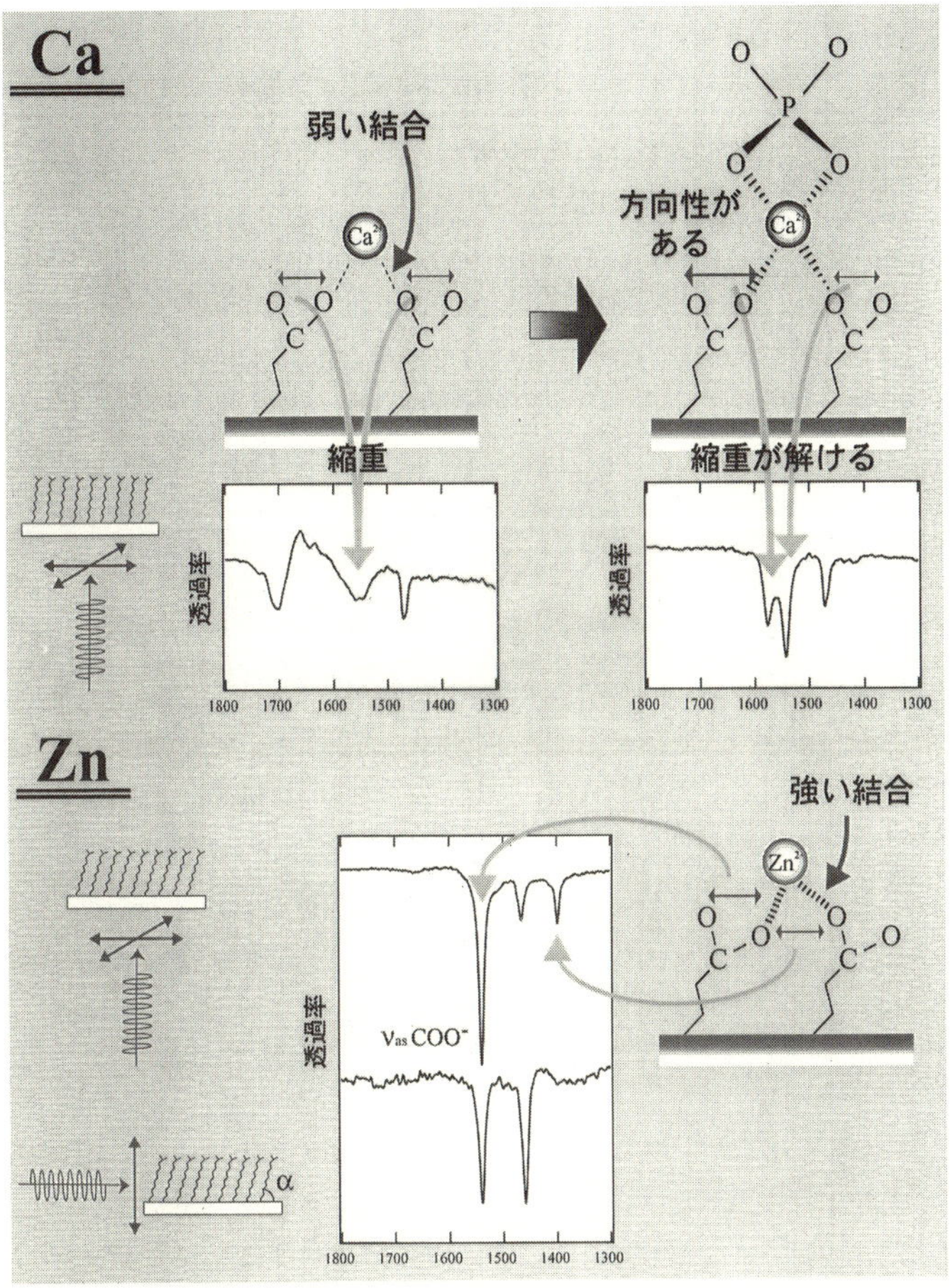

図 2.12　結合の強さと方向性。赤外分光による解析

第二節　移植靭帯へのアパタイト修飾(5)～(7)

膝の前十字靭帯が切れた場合、関節鏡下で切れた靭帯を除き、脛骨と大腿骨に骨トンネルをあけ、自家腱を折り曲げてつくった移植靭帯や人工靭帯を移植します（図2・13）。このとき問題となるのは、移植靭帯と移植先の骨トンネル部との接合が必ずしもよくないことです。リハビリ開始までの時間が長くなりますし、接合部が緩んでしまうこともあります。これを解消するために、骨トンネル内にある移植靭帯に骨伝導性を与え、早期の骨癒合を起こす必要があります。そこで我々の研究グループは、移植靭帯の表面に交互浸漬法(8)によってアパタイト層をつくり、早期の骨癒合を目指しました。

図2・14は、四重折りにされた腱（移植靭帯）の処理前の写真です。通常の手術と同じように移植靭帯を整形した後、関節内にあたる部分のみラテックスゴムチューブでマスキングを施すことで、関節内の移植靭帯にはアパタイトがコーティングされないようにしています。これを、図2・15に示すように、カルシウムとリン酸の溶液に交互に浸漬します。すると、Von Kossa 染色像（図2・16）に示すように、骨トンネル部にはカルシウムが沈着（濃い色に染まっている部分）しますが、関節内部分にはカルシウムが沈着しません。このようにして、アパタイト修飾移植靭帯が得られます。これを透過型電子顕微鏡で詳細に観察しますと、コラーゲン繊維のすき間にア

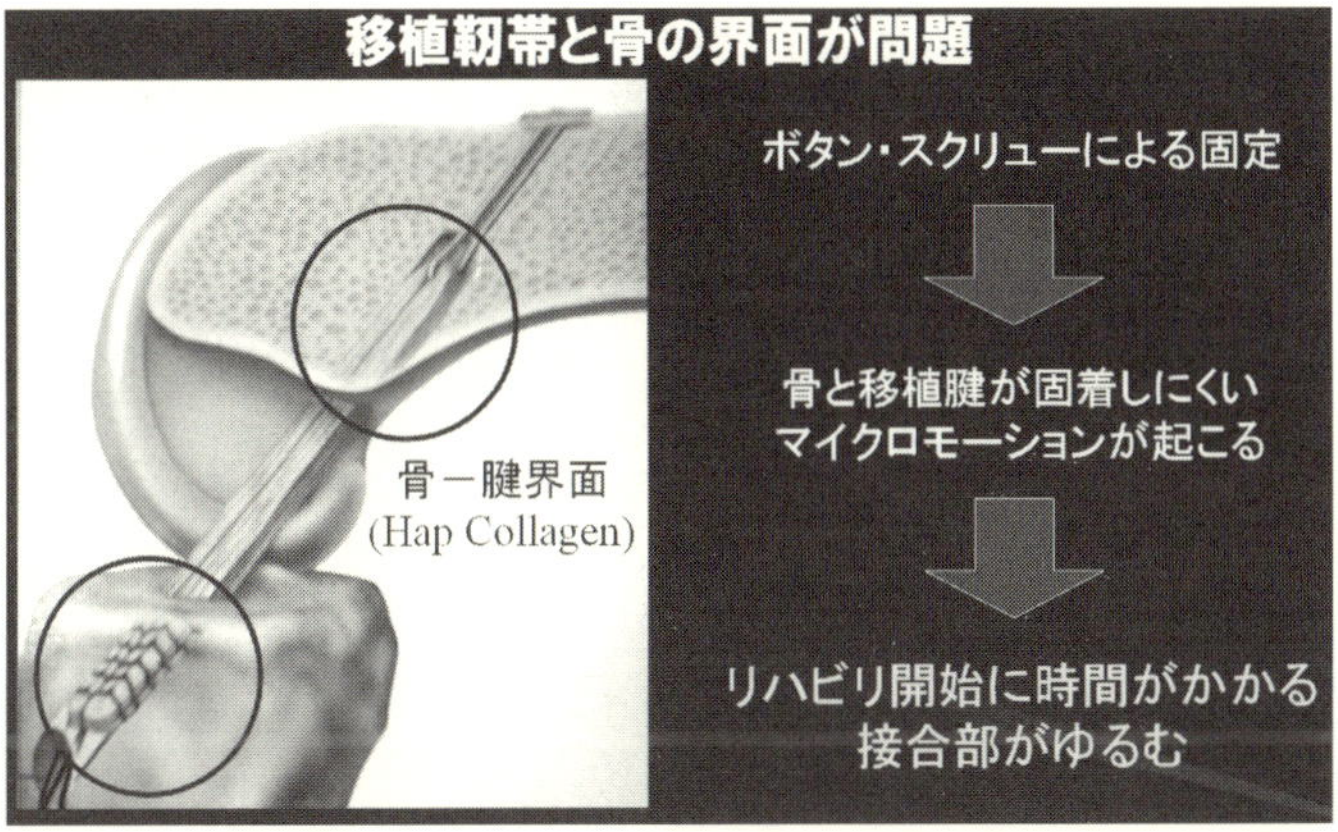

図 2.13　靭帯再建のための材料技術の開発

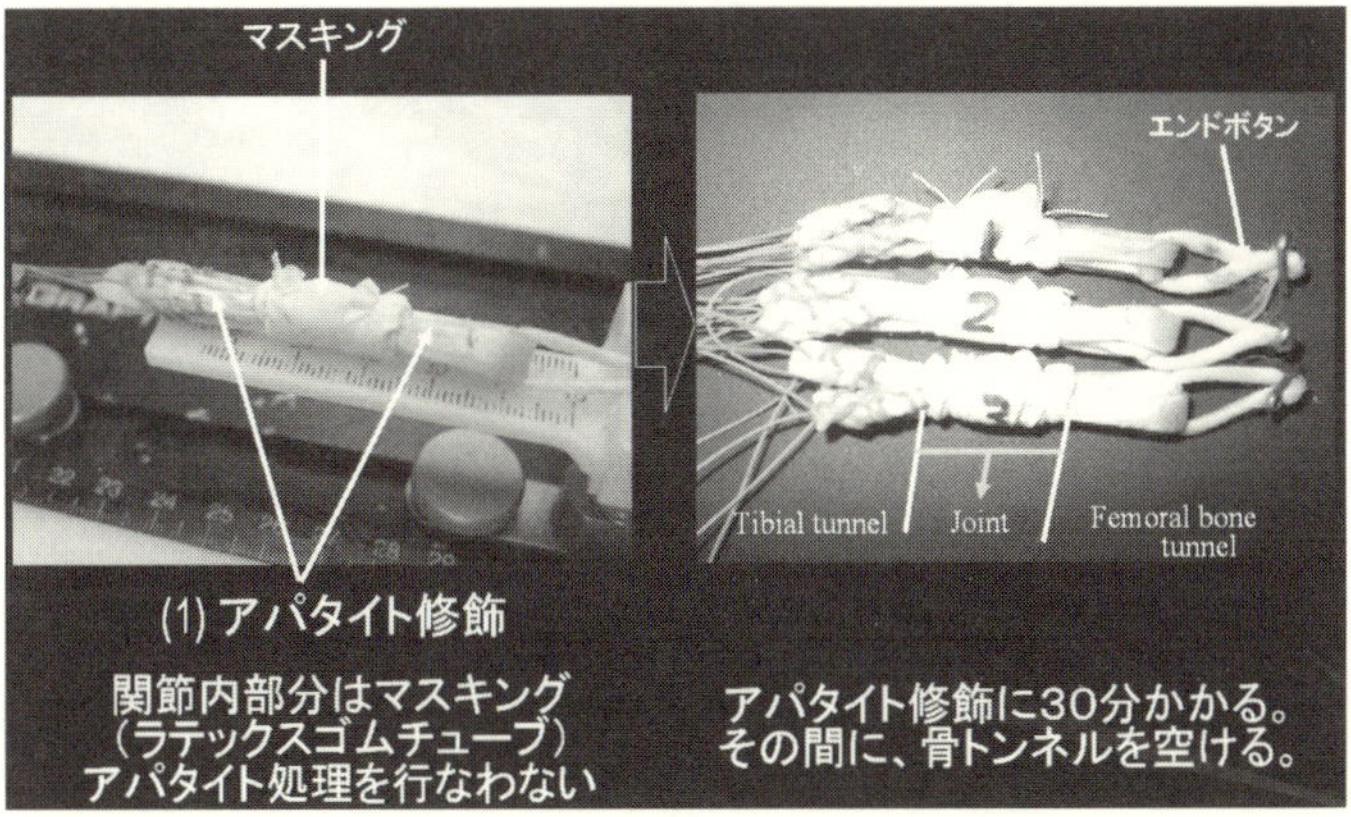

図 2.14　四重折り ACL グラフトの作製

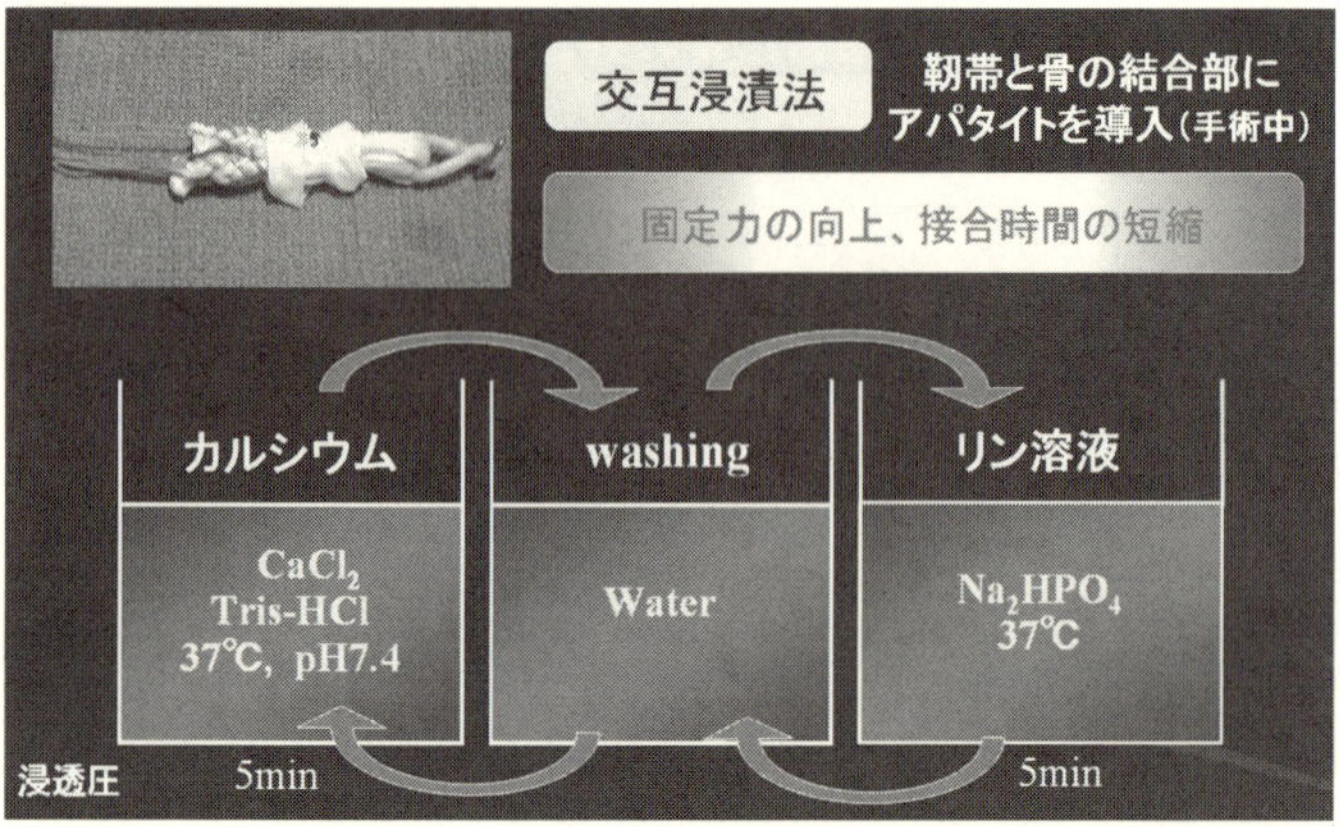

図 2.15　移植靭帯の表面改質。化学修飾

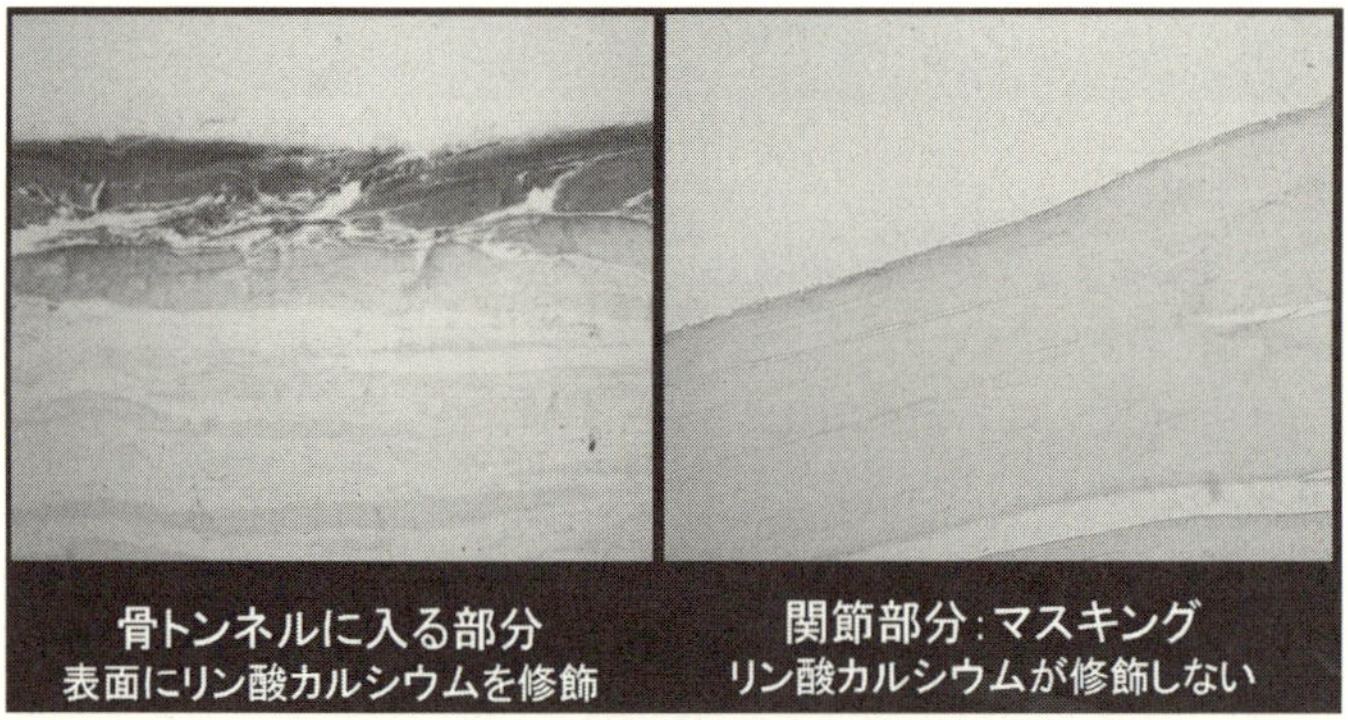
骨トンネルに入る部分
表面にリン酸カルシウムを修飾
関節部分:マスキング
リン酸カルシウムが修飾しない

図 2.16　カルシウムの化学修飾。Von Kossa 染色

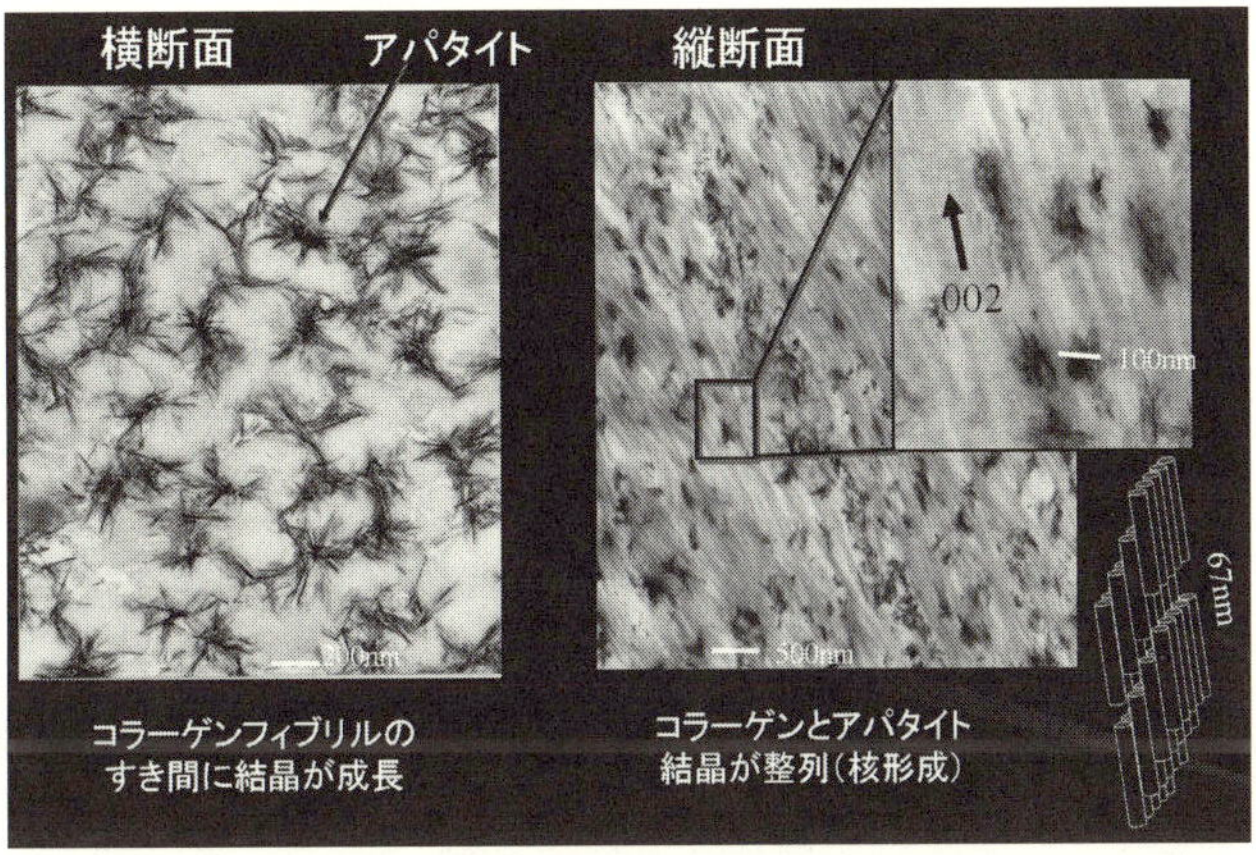

図 2.17　TEM による微細構造の観察

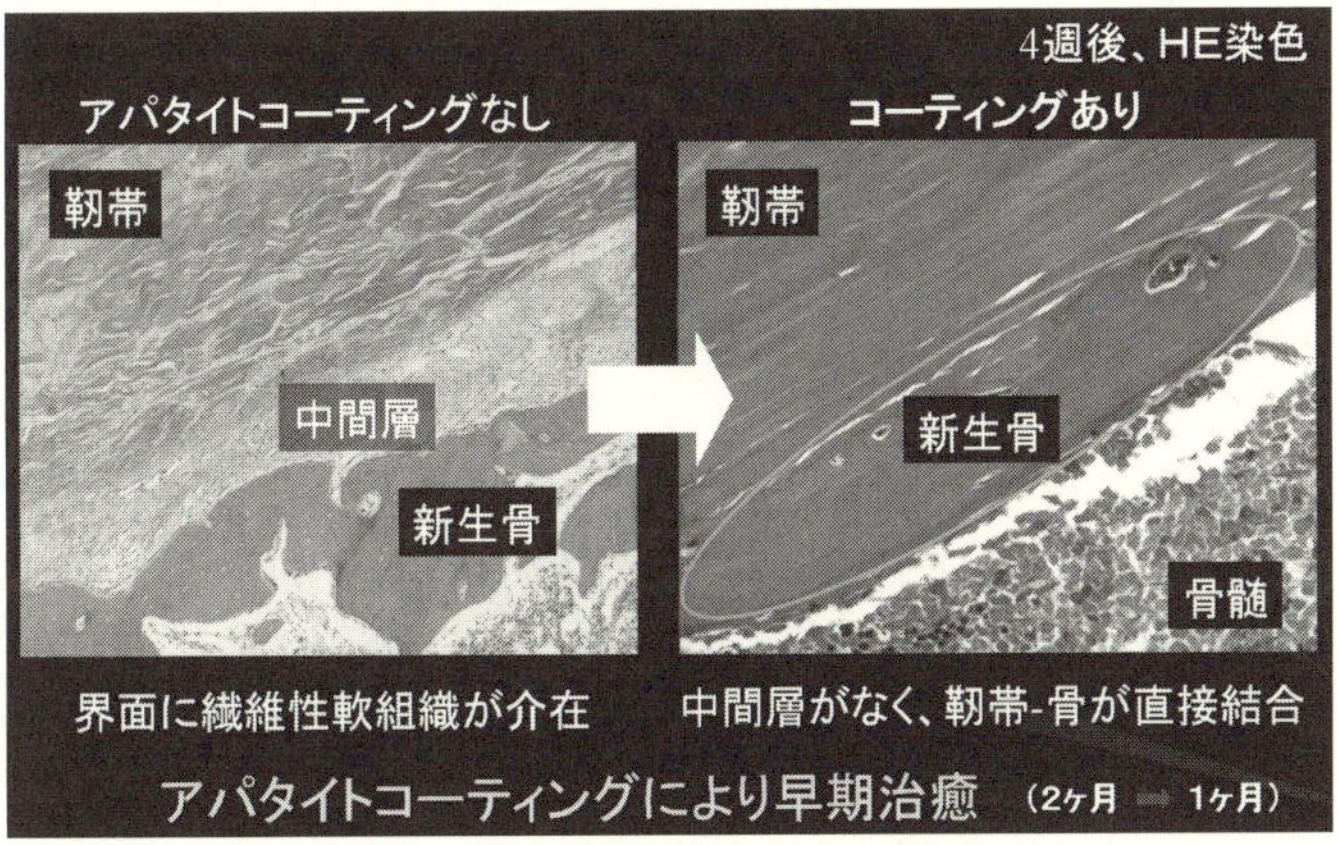

図 2.18　動物の靭帯組織再建。組織切片②

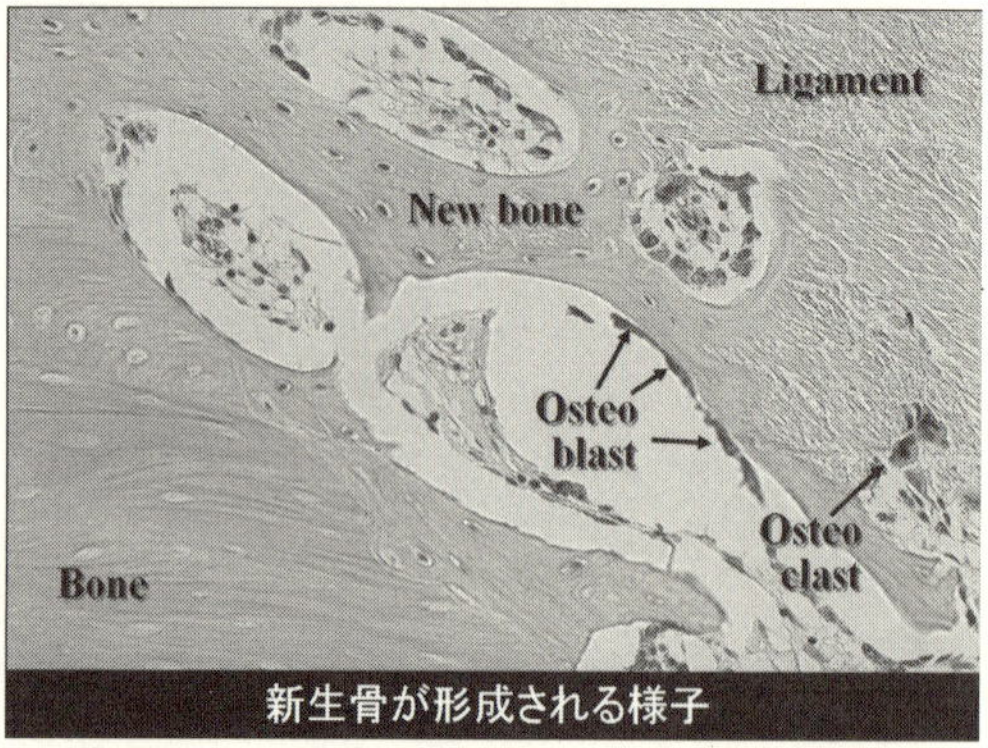

図 2. 19　界面の組織学的評価。HAp あり

パタイト結晶が成長しており、その結晶はコラーゲン繊維の走向している方向にc軸をそろえて並んでいることがわかります（図2・17）。

これをウサギの骨孔に埋めてから四週間後、アパタイト修飾移植靭帯の表面には新生骨が直接結合しています（図2・18右）が、アパタイト修飾をしない場合は間に線維性の組織が介在しています(同図左)。また、アパタイト修飾靭帯の界面を組織学的に詳細に評価したところ、図2・19のように、新生骨の部分で骨リモデリングが起こっており、実際の靭帯／骨界面と非常によく似た生理活性をもっていることがわかります。

第三節　神経再生チューブへの応用(9)~(12)

カニの甲羅や腱はキチンを主成分としています。甲羅の無機成分は炭酸カルシウムですが、腱などに沈着している無機成分はアパタイトです。身体の内部で無機成分がアパタイトとなっているのは、カニの体液に含まれるリン酸イオンの影響であると考えられています。腱はキチンの繊維が一方向に配向した微構造をもっており、軸方向に高い強度を示します。腱にはキチンとアパタイト以外にもたんぱく質・脂質などが入っていますので、まず1N（一規定）の水酸化ナトリウムやエタノールで処理してこれらの不純物を除きます。その後、窒素雰囲気で一〇〇度Cの五〇％水酸化ナトリウム水溶液により八時間処理して脱アセチル化を行うことで、キトサンを得ることができます（図2・20左）。各処理後の写真を、図2・20中央に示します。このように処理前後で形態の大きな変化はありません。また、図2・20右に示した偏光顕微鏡観察によると、キチンがキトサン化した後でも繊維の配向性は保たれていることがわかります。このキトサン化の処理の過程で、図2・21に示すように、腱は箸袋様の管構造を示します。これは、たんぱく質や脂質によって接合されていた中央部が、それらが無くなることで解離してチューブ状の構造となって現れたと考えられます。

この管構造を神経再生チューブとして応用するためには、弾性率を高めて周囲からの圧力に耐えて管構造を維持させる必要があります。そこで、交互浸漬法を利用して、チューブ表面にアパタイトを修飾して、生体適合性を維持したまま弾性率を高めることを試みました。その結果、図2・22に示すように、三角柱状のチューブにアパタイト修飾を行うことができました。そのとき、アパタイトのc軸はキトサン繊維の伸長方向と同じ向きを示していました。キトサンにはカルボ

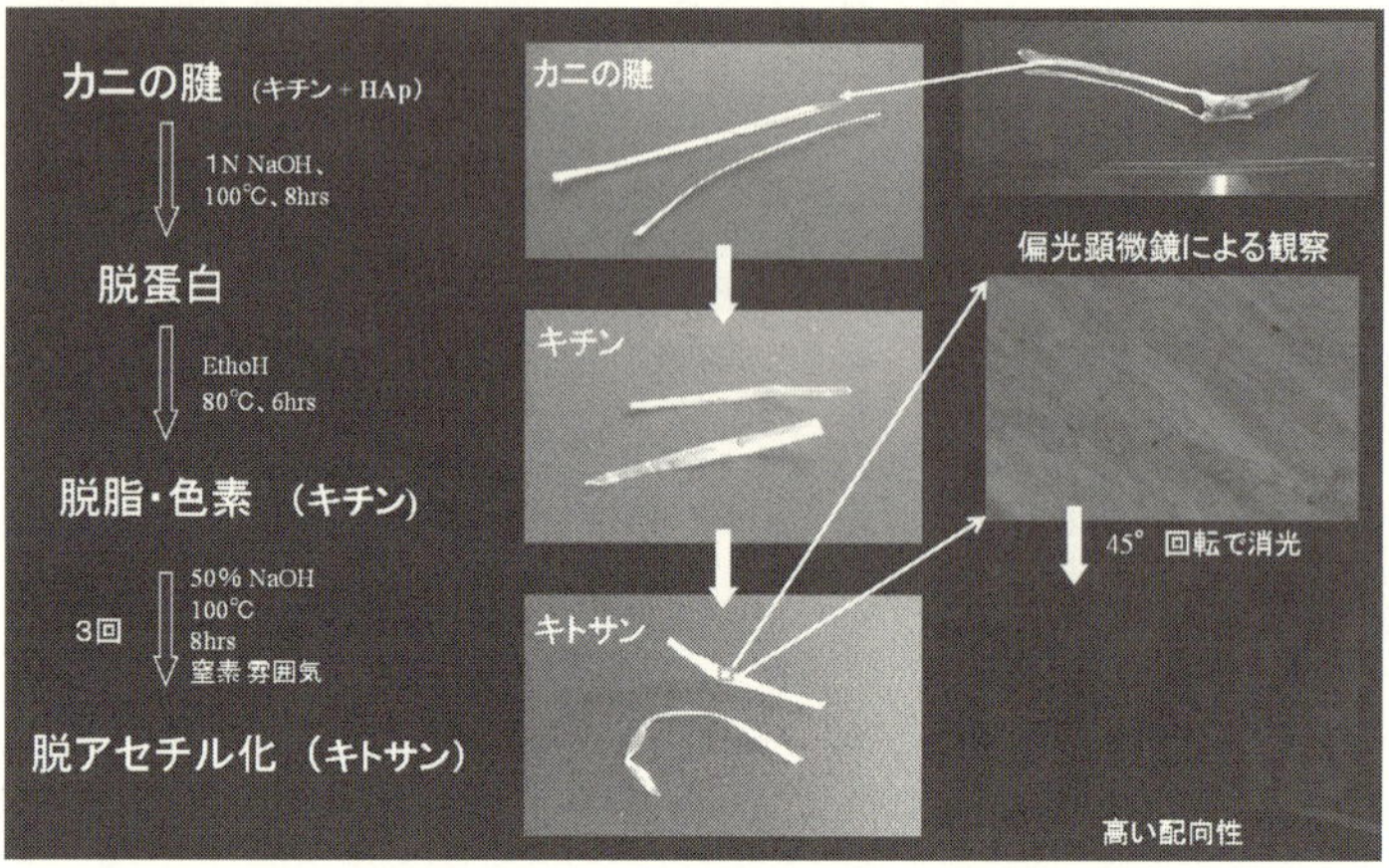

図 2. 20 生物由来材料の応用

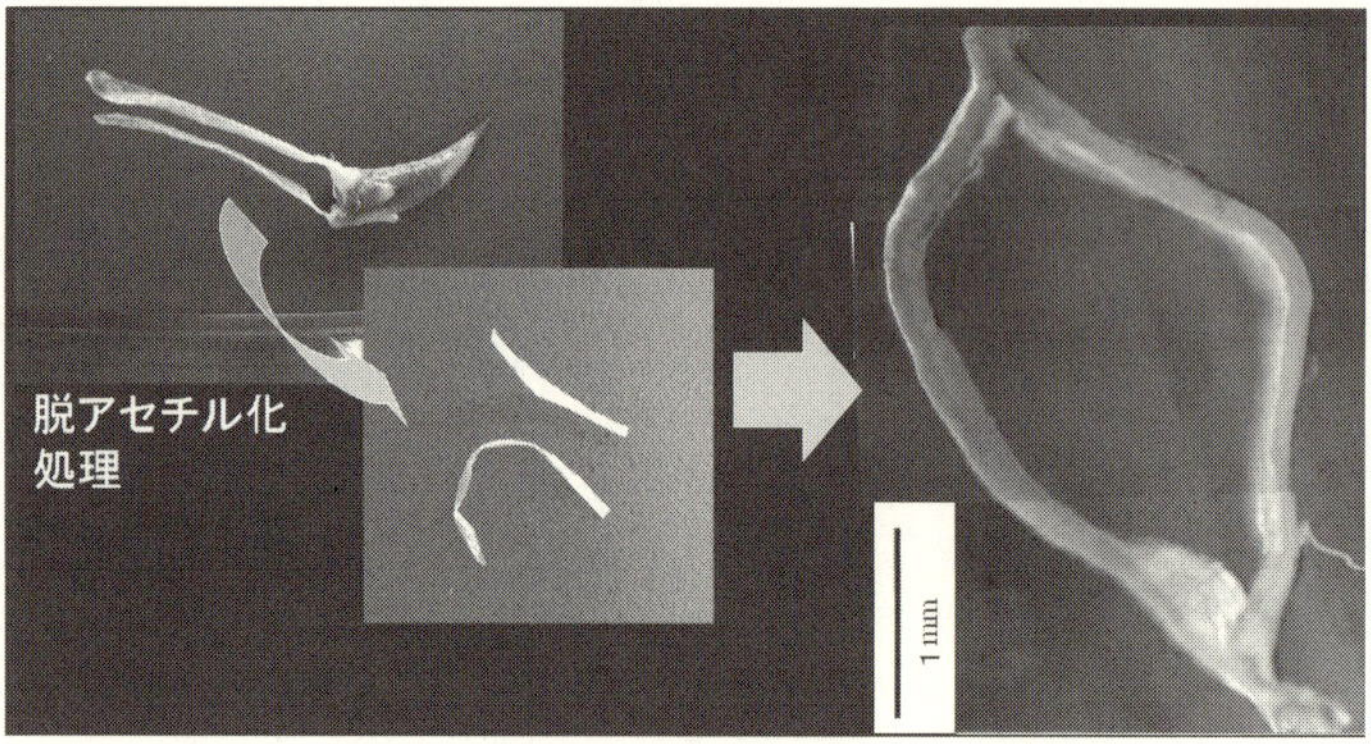

図 2. 21 神経再生チューブの開発

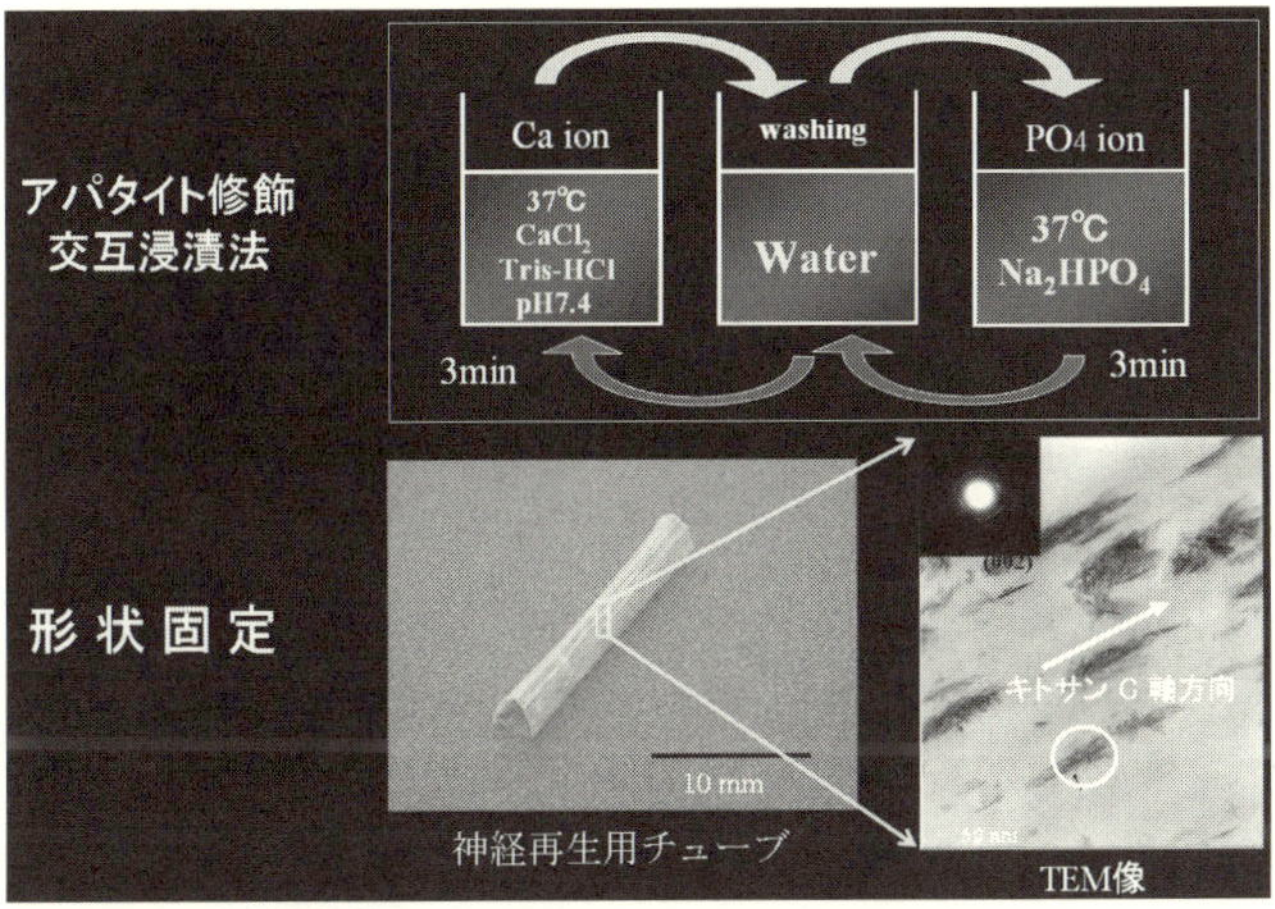

図 2. 22　外壁の表面修飾その１：形態制御

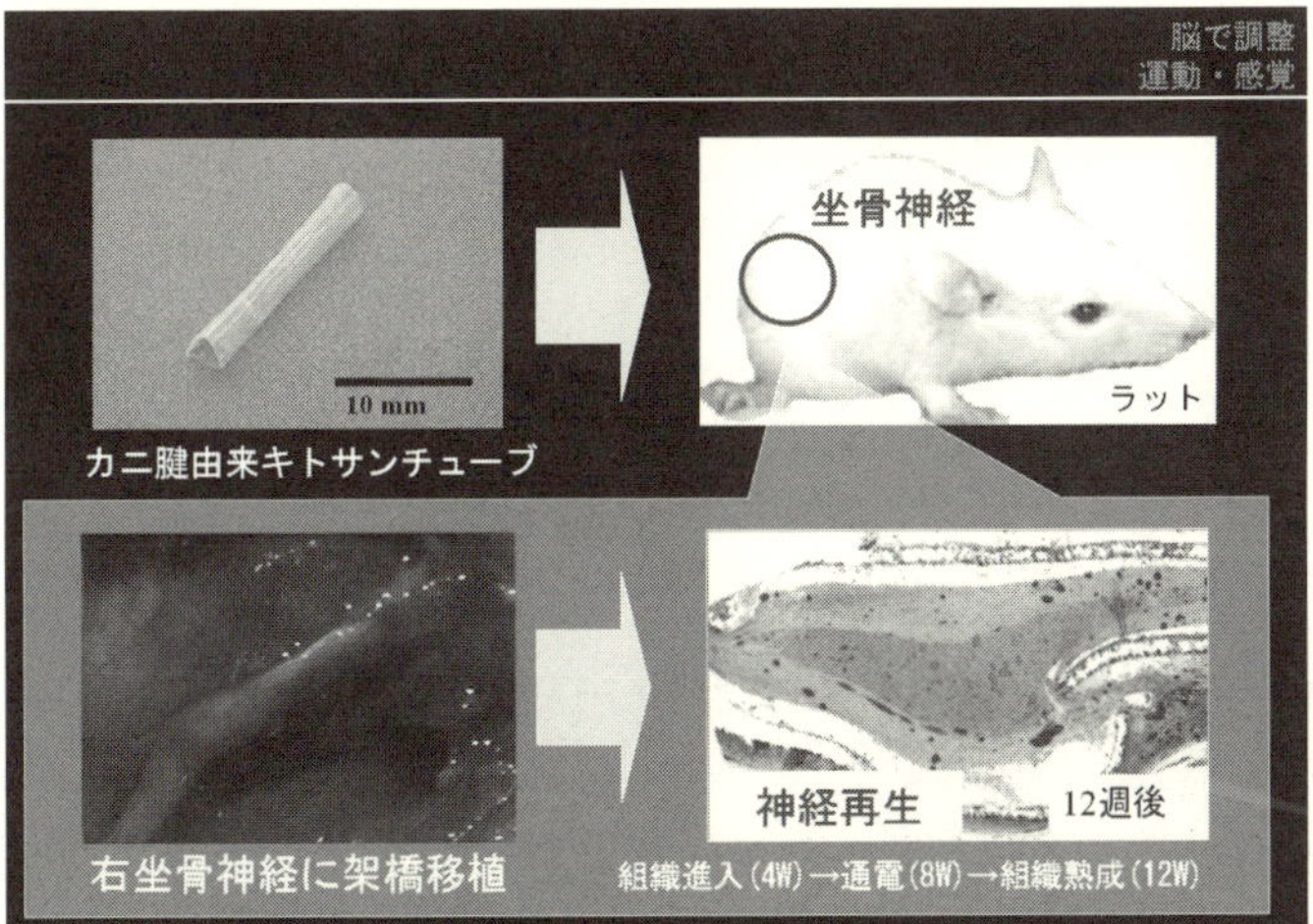

図 2. 23　キトサンチューブによる神経再建

キシ基は存在しないため、前述したカルボキシ基に対してアパタイトのc軸が並ぶのとは別のメカニズムで並んでいると思われますが、おそらくキトサン上の官能基とアパタイト表面のイオンとの相互作用によるものと推察されます。

このようにして得られた複合チューブをラットの坐骨神経の一センチの離断欠損部に埋入し、神経端をチューブの端に縫合しておきますと、図2・23下に示すように、四週で組織の侵入が、八週で通電が認められ、一二週では神経組織が成熟してきます。アパタイト修飾によって、空間を保つことができる弾性率をもつだけではなく、材料の近くの炎症が抑えられるという効果も認められています。したがって、高分子だけで使うのではなくて、アパタイトをもととするリン酸カルシウムと高分子とを組み合わせることで、より治療効果が高まることが期待できます。

おわりに

生体高分子とアパタイトとの相互作用は、我々の骨や歯に見られるようにそれぞれの機能に適したナノ構造をつくり出し、生命機能を維持するのに役立っています。自然に学んだ生体材料の開発は、今後の再生医療に大いに役立つと考えられます。

本研究の遂行にあたっては、産総研中部センター研究員の佐藤公康博士、NIMS生体材料センター主任研究員の末次寧、生駒俊之両博士、筑波大学医学部講師の坂根正孝博士、東京医科歯科大学医学部助教授の伊藤聰一郎博士、多木化学工業株式会社の山口勇博士に多大なるご協力をいただきました。ここに感謝いたします。

参考文献

(1) K. Sato, Y. Kumagai and J. Tanaka, J. Biomed. Mater. Res. **50**, 16 (2000).

(2) K. Sato, T. Kogure, Y. Kumagai and J. Tanaka, J. Colloid Interf. Sci. **240**, 133 (2001).

(3) K. Sato T. kogure, T. Ikoma, Y. Kumagai and J. Tanaka, Key-Eng. Mater. 192-195, 283-6 (2001)

(4) T. Tonegawa, T. Ikoma, A. Monkawa, G. Chen and J. Tanaka, Key-Eng. Mater. 309-311, 81-4 (2006).

(5) H. Mutsuzaki, M. Sakane, A. Ito, H. Nakajima, S. Hattori, Y. Miyanaga, J. Tanaka and N. Ochiai, Biomaterials, **26**, 1027-34.(2005)

(6) I. Yamaguchi, T. Kogure, M. Sakane, S. Tanaka, A. Osaka and J. Tanaka, J. Mater Sci Mater Med. **14**, 883-9. (2003)

(7) H. Mutsuzaki, M Sakane, H. Nakajima, A. Ito, S. Hattori, Y Miyanaga, N. Ochiaiand J. Tanaka, J. Biomed Mater Res, **A 70**, 319-27 (2004).

(8) T. Taguchi , M. Shiraogawa , A. Kishida and M. Akashi , J. Biomater Sci Polym, Ed. 10(1), 19-32 (1999).

(9) I. Yamaguchi ,S. Itoh, M. Suzuki, M. Sakane, A. Osaka and J. Tanaka, Biomaterials, **24**, 2031-6 (2003).

(10) I. Yamaguchi, S. Itoh M. Suzuki, A. Osaka and J. Tanaka, Biomaterials, **24**, 3285-92 (2003).

(11) S. Itoh, K.E. Fujimori, A. Uyeda, A Matsuda, H. Kobayashi, K. Shinomiya, J. Tanaka and T. Taguchi, J. Neurosci Res. **81**, 730-8. (2005)

(12) A. Matsuda, H. Kobayashi, S. Itoh, K. Kataoka and J. Tanaka, Biomaterials, **26**, 2273-9 (2005).

第三章　ナノテクノロジーが拓く未来型ＤＤＳ

―ピンポイント診断・治療のためのナノデバイス設計―

片岡一則

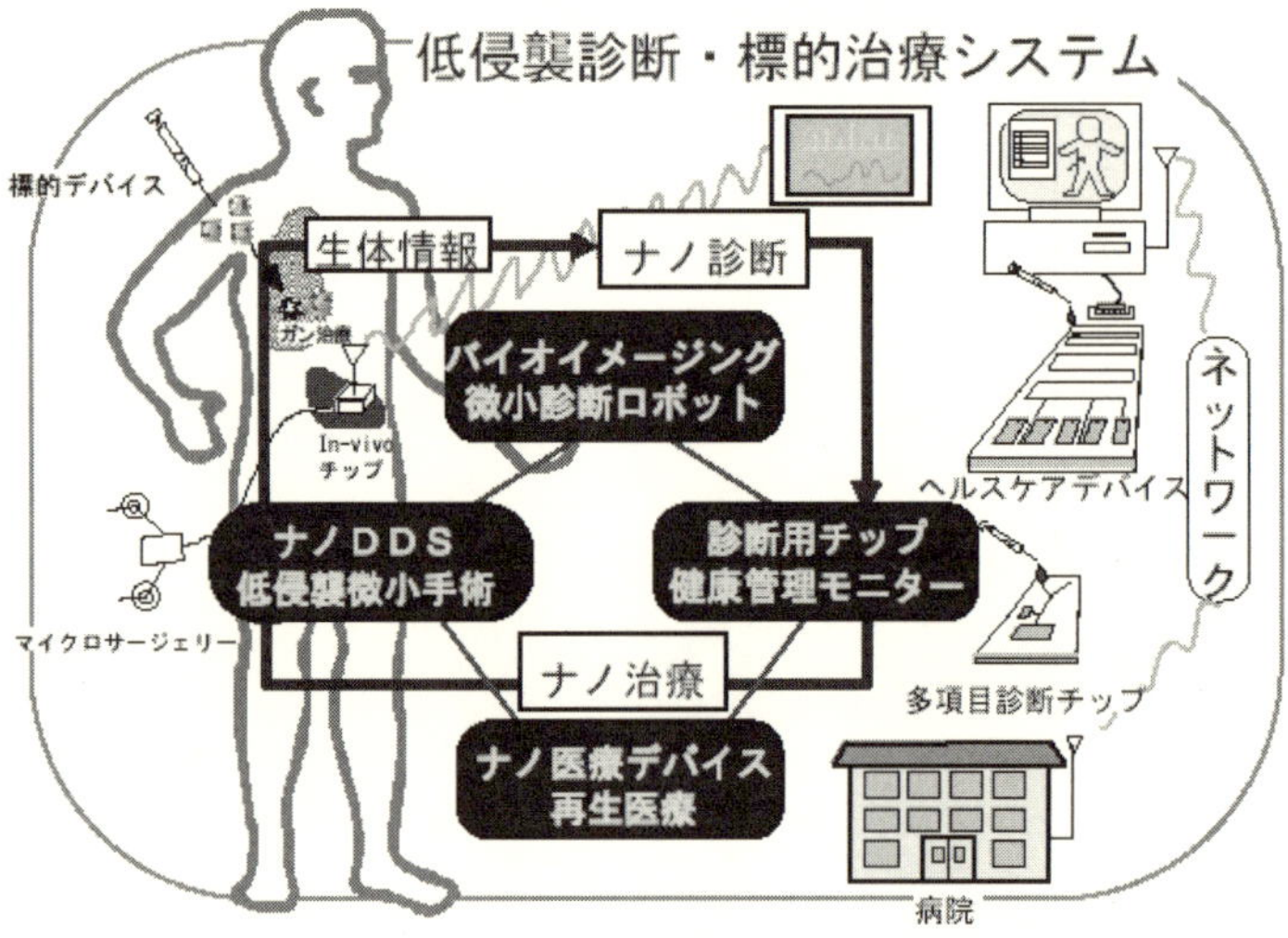

図3.1　ナノテクノロジーが拓く豊かで安心な医療

はじめに

ナノテクノロジーが医療にどのように役に立つかということを正面から意識してプロジェクト提案を行ったのは、物質・材料研究機構の生体材料研究センターのフェローをされている堀池先生が最初ではないかと思います。堀池先生は以前、私と同じ東大のマテリアル工学専攻におられました。そのとき先生が音頭を取って、「何かプロジェクトをやろう」といわれ、確か一九九八年だったと思いますが、図3・1のようなプロジェクト提案を皆で考えました。

　今はマテリアルも含めて、工学における分野融合が随分と進んでいます。しかし、当時融合はあまり進んでいませんでした。マテリアルの研究、ＩＴの研究、それと微細加工の研究を全部ひとまとめにして、何か医療に役に立つことはできないかと考えたのです。たとえば、生体情報を含む生体組織を生体から取り出して、それを微細なチップデバイスなどで診断して、さらにその情報をＩＴに載せて病院に蓄積します。その病院情報をもとに、治療が必要である場合には治療を行うわけですが、その場合従来型の侵襲の大きい外科手術よりもはるかに侵襲の少ない治療法を考えます。

つまり、マイクロサージェリや標的デバイスなどを使って治療を行います。一方、その治療効果については、体内に埋め込んだ *in vivo* チップで常に監視して診断するのです。必要に応じて的確なアフターケアをしていく、そういうクローズド・ループのようなものを考えました。これは非常にいいということで、ある大型の競争的資金に申請したのですが、ものの見事に落とされました。そのときのコメントは今でも覚えていますが、「こういうものはサイエンスではないので、大学でやるような研究ではない」といわれました。それから一年後、アメリカのクリントン大統領が大型の国家ナノテクノロジープロジェクトを提唱したのをきっかけに、我々自身も含めていろいろなところで、図３・１にまとめたようなことを研究するようになってきました。

「ナノテクノロジーとは一体何なのだ」とよくいわれますけれども、これはいろいろな見方があります。今までは化学とか物理学とか電気工学とか機械工学のように、工学の分野は縦割りでした。そして、私は化学をやっています、私は機械工学をやっていますというイメージだったのが、ナノテクノロジーという言葉が出たとたんに、みんなが「私はナノテクノロジーをやっています」「同じ分野ですね」ということになったのです。気がついたら、いつの間にか工学の融合が

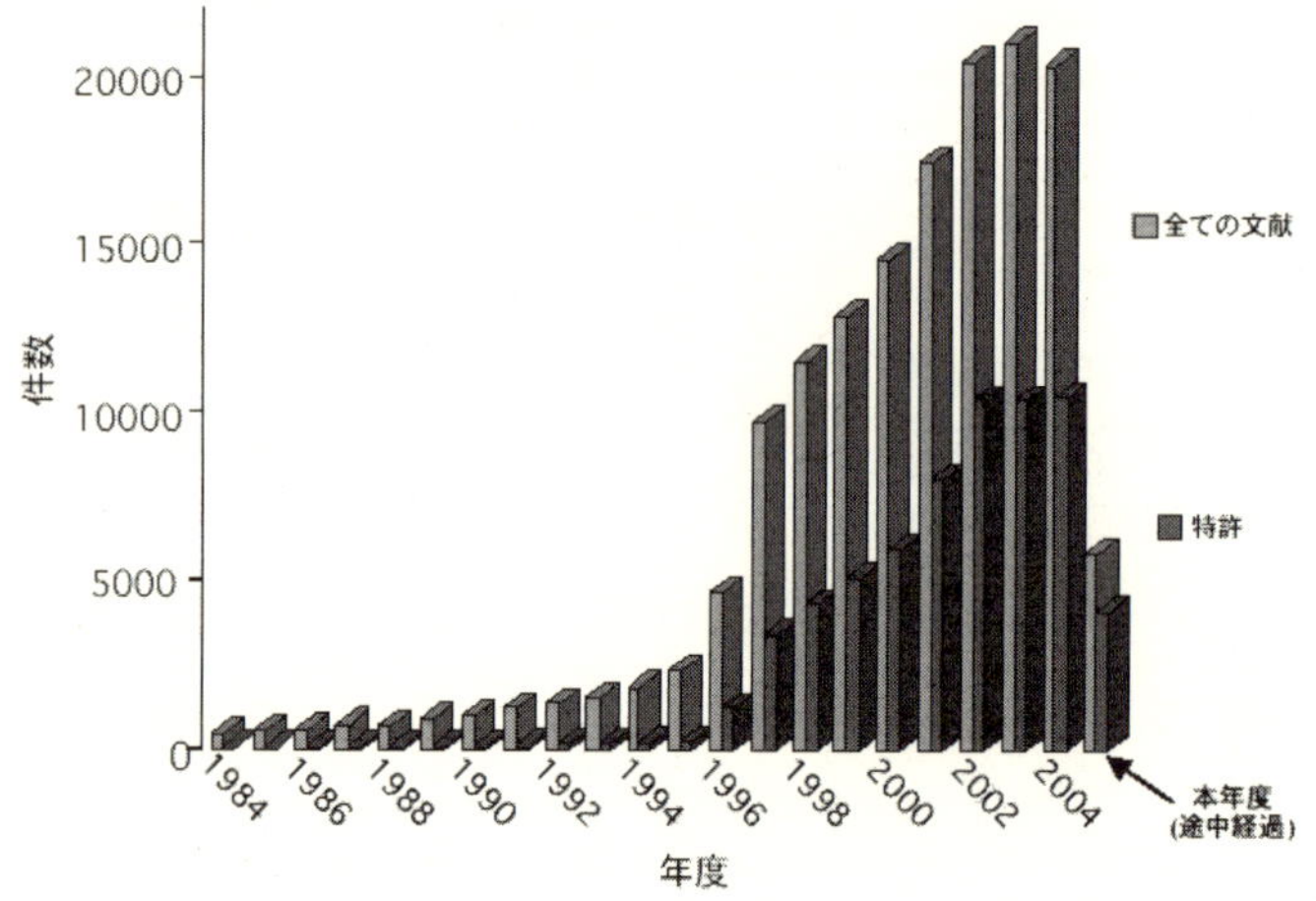

図 3. 2　文献・特許から見たDDSの研究動向(2005)(出典:SciFinder)

促進されていたということです。そういう意味でナノテクノロジーが工学の分野に与えた一番大きなインパクトは、工学部の融合の促進ではないかと思います。実際に融合することによっていろいろな成果が出ています。ひとことでいうと、その成果とは非常に微細で高度なデバイスや材料の創出です。そういうものの出口として、非常に付加価値の高い医療分野が選ばれるのは、必然的な事柄だと思っています。

図３・１の中でも、特に標的デバイスというのは、今日お話しをするＤＤＳに非常に関係があります。図３・２は、ＤＤＳという術語で文献と特許数をアメリカ化学会のSciFinderというデータベースから取ってきた統計です。一九八〇年代はだんだん増えていますけれども、ゆっくりです。ちなみに私自身が、実際にＤＤＳの研究を始めたのは一九八〇年からです。とこ

ろが、非常におもしろいことに、一九九〇年代の半ば、まさに二十世紀が終わろうという頃から、突如として文献の数が増えてきました。濃い色の特許のほうは若干遅れていますが、やはり一九九〇年代の半ばから急に増えていることがわかります。これにはいろいろな理由があるのだと思いますが、ひとつの大きな理由は、それ以前は臨床的にＤＤＳというものが重要であるとか必要だとかいわれていましたが、なかなか実用化されませんでした。しかし、一九九〇年代くらいから臨床にかなり役に立つものが実際に出てきたからだと思います。

論文数が急激に増えた最大の理由は、薬学以外の分野で論文の数が増えているからです。たとえば、化学や材料の分野で、ドラッグ・デリバリーというものを目的とした研究がこの時期から非常に増えてきています。現在、医薬品市場の中に占めるＤＤＳ製剤の割合は一〇％くらいです。二〇一四年くらいになりますと、三〇～四〇％くらいにまで伸びるといわれています。

第一節　エーリッヒの「魔法の弾丸」

ドラッグ・デリバリーの中で、大型の新薬としてフェーズⅡ、フェーズⅢになっているものの多くは体の中に投与する形のＤＤＳ製剤で、その数も非常に増えてきています。企業化されて製品となっている約半分は、経皮吸収製剤とか経口製剤です。一方、開発段階でみると、ＤＤＳ製剤のうちの八割が体内に投与するタイプになっています。

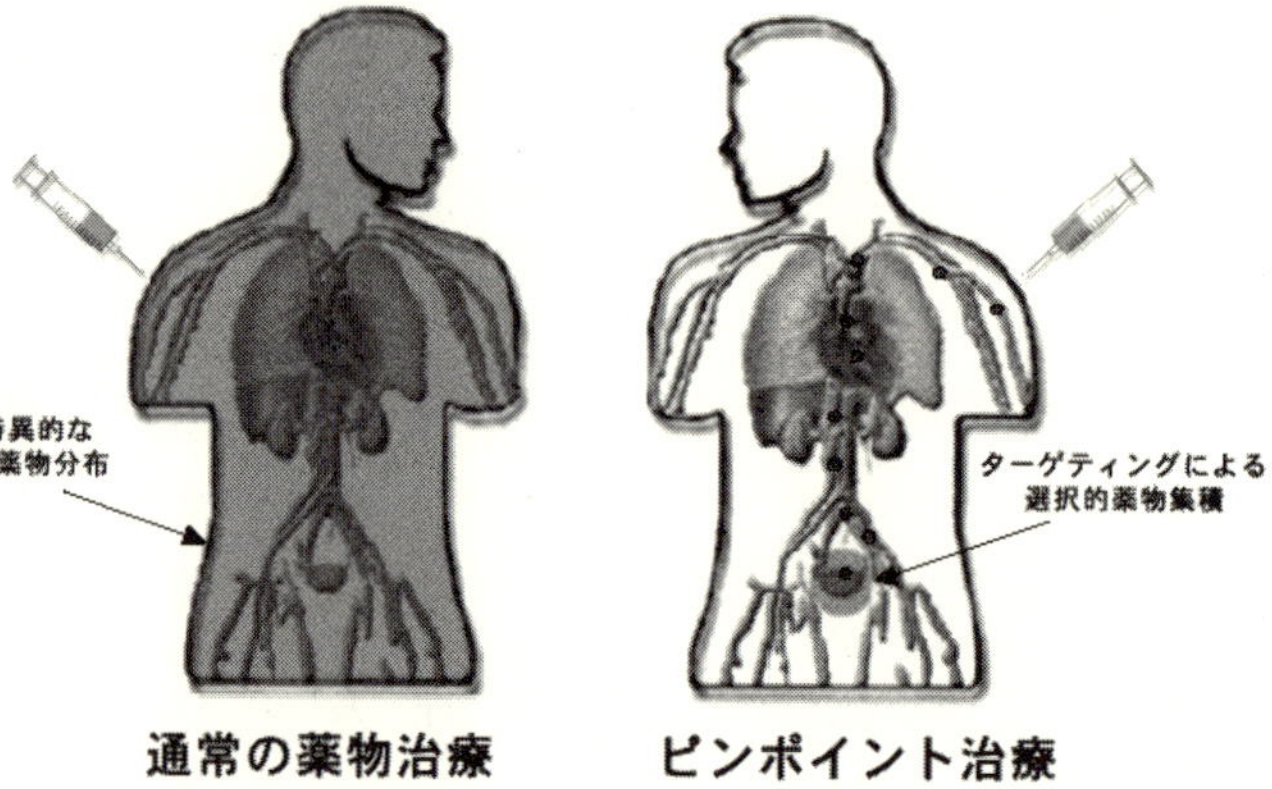

図 3.3　ピンポイント・デリバリーによる副作用のない薬物治療の実現

血管経由で体内に投与するＤＤＳ製剤としては、体内での半減期を高めることも非常に重要な目的のひとつですが、もうひとつの目的は、なるべく副作用を下げて目的のところにだけ薬を運ぶこと、いわゆるターゲティングが非常に大きな目的になっています。図３・３の左図に示すように、通常、薬物を体に投与すると全身に回ってしまいます。これは副作用の原因にもなりますし、薬の有効利用効率を下げてしまいます。それに対して、何らかの方法で薬物を目的のところにだけ集めることができれば、より副作用を下げて、なおかつ高い有効率にすることができます。

本当にいい薬というのは、効いてほしいところにだけ効く薬であるという考えは、今から二六〇〇年前にギリシャのヒポクラテスが著した本の中にすでに書かれています。彼は哲学者であると同時に医学の祖であるといわれています。その時代は、もちろん体の中の状態はよくわかっていません。これが非常に卓見なのですが、ヒポクラテスはいろいろな植物から抽出した成分が薬であった時代から副作用に注目をしていて、それを避けることが薬物にとても重要だということを認識していました。その後の二五〇〇年間くらいは、そういうものができればいいなということで時代が経過したのです。ようやく二十世紀になって、ノーベル医学・生理学賞をとった著名な医学者のエーリッヒが「魔法の弾丸」という言葉で、ピンポイント治療の概念をサイエンスとして取り上げようと提唱しました。これが今から一〇〇年くらい前のことです。

それから、徐々に本当の研究が始まりまして、それでも随分長い道のりがありましたが、最近になってピンポイントまではいってはいませんが、体の中の薬の動きをコントロールする型の製剤が世の中に出るようになってきています。

第二節　ＤＤＳ開発のために越えなければならない五つのハードル

がんに薬をピンポイントで集めるためには、一体何を考えればよいのでしょうか。図３・４に示すように、越えなければならない五つのハードルが考えられます。

一番目のハードルは、生体適合性が備わったナノキャリアをいかにしてつくるかです。薬を入れた粒子を血中に投与すると、何が起こるでしょうか。通常、粒子性のものは体にとって異物で

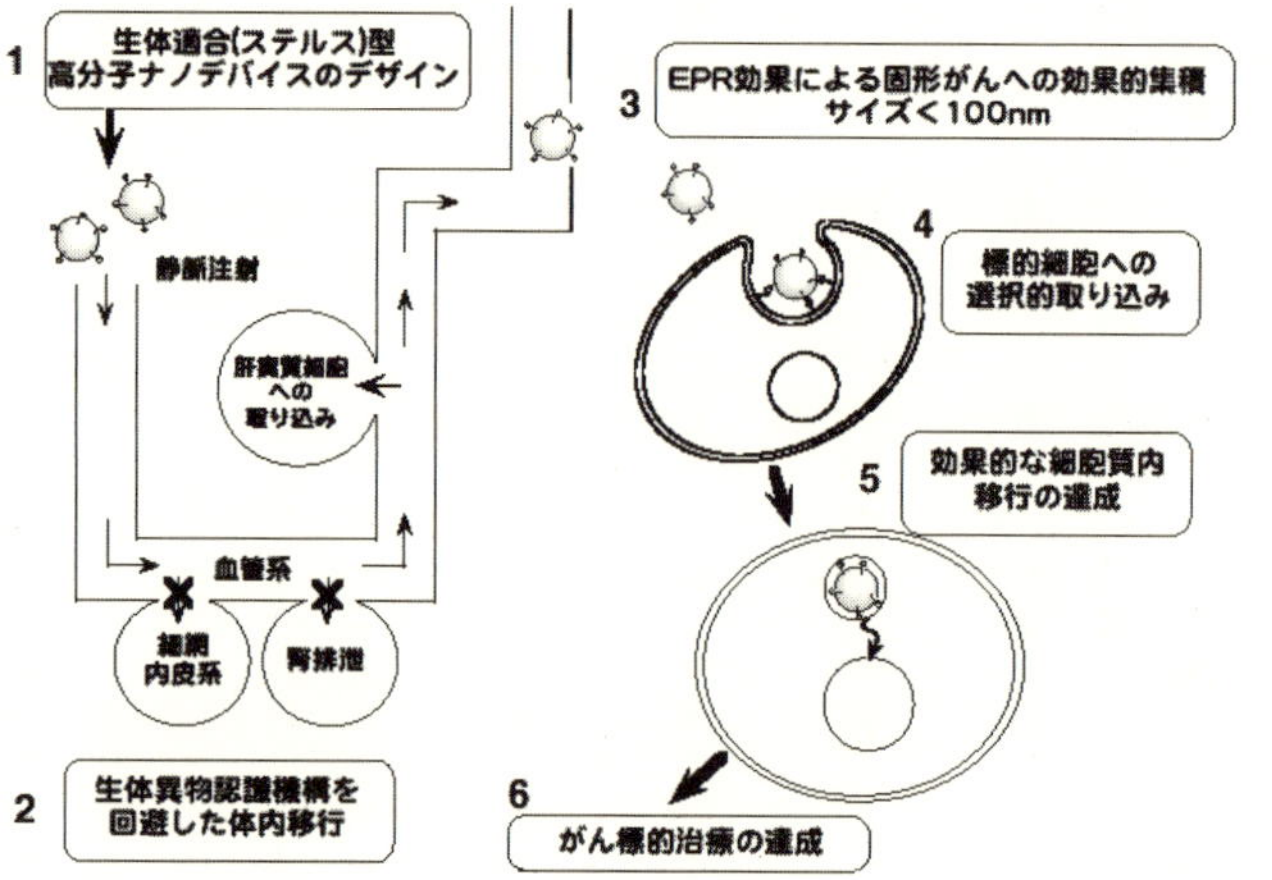

図 3.4　薬物と遺伝子デリバリー用高分子ナノデバイス

す。ウイルスや細菌に対する場合と同じ反応を、粒子に対しても示します。体には、これらを自然に見つけて処理してしまうという働きがあります。その働きをしているのは細網内皮系という一群の細胞で、これは肝臓や肺や脾臓にいます。これは、いわば体のレーダー網ですから、異物はこのレーダー網に捕まって処理されてしまいます。我々は、キャリアをいかにこのレーダー網に見つけられないようにするかを、まず考えなくてはいけません。レーダーに見つからない飛行機のことをステルス爆撃機といいますが、それと同じように、キャリアの表面をステルス化する、別の言葉では、生体適合化することが非常に大事になってきます。キャリア粒子用マテリアル設計の第一段階としては、いかに生体適合化するかが重要です。

　二番目のハードルは、薬をいかにして血管の外まで運ぶかです。実際の多くのがん細胞は血管の外にいますから、キャリア粒子は血管の外に出ていかなければ目的地に着けません。そうなると、粒子を血管を通り抜けてがん組織に移動させる方法が、第二のハードルになります。究極の経路は、ちょうどウイルスが行っているように、血管の内側の内皮細胞の中をトランスサイトーシスという形で通り抜けるのが非常に理想的な形です。しかし、これはまだ研究段階です。かなり実用性が高くなってきている考え方は、内皮細胞と内皮細胞のすき間を通すという方法です。特に、これは炎症部位あるいはがんのような血管壁の透過性が亢進しているところでは非常に有効な方法なのですが、その場合すき間の大きさには限界があります。一〇〇ナノメートル以下の大きさに設計することが必要になります。ですから、ここではマイクロカプセルではなくて、薬を内包するナノカプセルというものの設計が必要になります。

三番目のハードルは、ナノキャリアががん組織の中を拡散していけるかどうかです。図には示していませんが、特に固形がんを狙う治療の場合は、がん組織の中をナノキャリアが拡散しなければ目的地には着きません。

四番目のハードルは、組織内の標的細胞へナノキャリアをどのようにして届けるかです。これは、遺伝子デリバリーにおいては必須の課題です。また、多剤耐性がん細胞といって、制がん剤を汲み出してしまう機能をもった細胞を対象にするような場合には、ちょうど「トロイの木馬」の話と同じように、ナノスケールの「トロイの木馬」が目的細胞を見つけてその中に入り込んでいくという機能が、ナノキャリアに必要になります。

五番目のハードルは、細胞の中で移動するナノキャリアをどのように交通整理するかです。遺伝子治療の場合、やはり遺伝子は核に到達しなくてはいけません。光力学治療の場合は、細胞の呼吸器官であるミトコンドリアが対象ですから、なるべくミトコンドリアにいかせたい。このように、単一細胞の中でナノキャリアが目的とするところにいき着けるように、移動をうまくコントロールすることが究極の目標になります。

今お話しした五つのハードルが本当にすべてクリアできると、体の中で「必要なときに、必要な場所で、必要な機能を引き起こせる」ようなナノキャリアといいますか、ナノマシーンが現実のものとなるのではないかと思います。これはまだ達成されていないゴールで、五つのうちのいくつかをクリアしようと、現在世界中のいろいろな人たちが研究を行っているところです。

第三節　薬を運ぶ高分子ミセル

私たちが特に注目して行ってきたのは、私自身が高分子の専門家なので、高分子のセルフ・アッセンブリー（自己会合）に基づくキャリアを開発することでした。

高分子のセルフ・アッセンブリーにもいろいろありますが、その中でもブロック共重合体に着目しました。これは、たんぱく質のドメイン構造と同じように、ある部分は非常に疎水性のドメイン、別のところは親水性のドメインを連結した高分子です。このようなものをつくりますと、

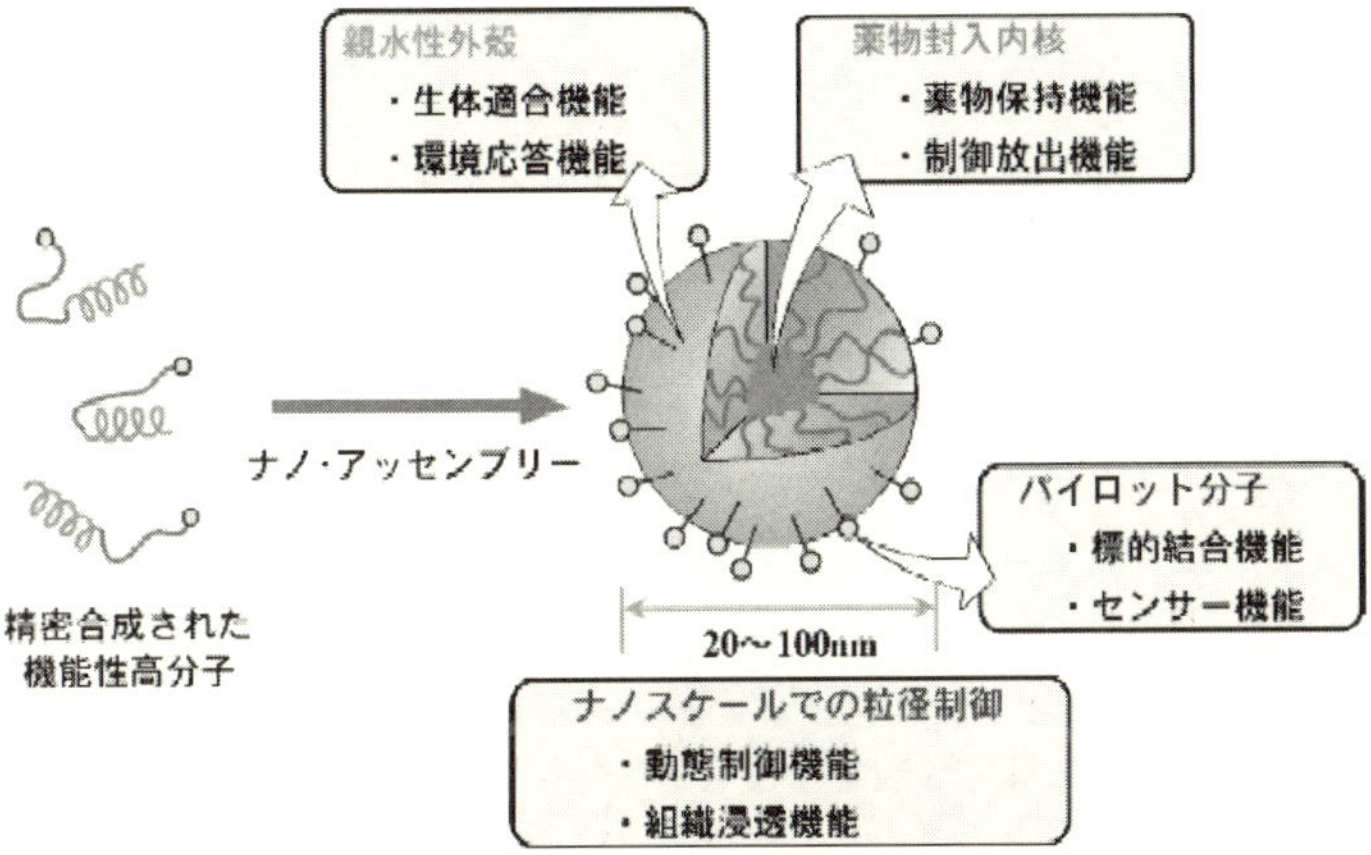

図 3.5　高分子ナノテクノロジーに基づく超機能化高分子ミセルの創製
（M. Yokoyama, K. Kataoka et al, J. Contrl. Rel., **11**, 269 (1990)；K. Kataoka et al, J. Contrl. Rel., **24**, 119 (1993)；A. Harada, K. Kataoka, Science, **283**, 65 (1999) など）

図3・5に示すように、水中で自然にアッセンブリーして、コア・シェル型の数十ナノメートルの会合体ができます。こういうものを「高分子ミセル」と呼んでいます。

高分子ミセルのよい点は、完全に隔離されたコアが薬とか遺伝子の格納庫（ナノコンテナー）として機能することです。このミセルの外側には、親水性高分子の鎖の片方の端が固定されており、もう一端は自由に運動する自由末端鎖のような状態です。この鎖は、びっしりとコアを覆っています。これは、非常に軟らかい高分子のブラシと思って下さい。

特に、ここで我々が注目して使っているのは、ポリエチレングリコールという高分子です。その理由のひとつは、親水性が非常に高いということです。それからフレキシビリティが高いので、たんぱく質や細胞の吸着を妨げるという非常に優れた性質をもった高分子です。これはもともと抗血栓性材料に非常に有望であるということで、注目されました。筏義人先生はまさにこの分野の先駆者であります。我々は、そういう機能をもったポリエチレングリコールを、ナノキャリアの表面を覆う性質をもったシェルとして使います。

図3・5に示したように、自由末端鎖の一番先端部にパイロット分子と書いてありますが、これは、場合によってはリガンドをつけることによって、目的の細胞に入り込むような性質を高分子ミセルにもたせようという意味です。また、五〇ナノメートルという大きさが重要です。なぜかというと、この大きさはウイルスやリポたんぱく質とほぼ同じサイズで、血管から組織に浸透できるサイズです。つまり、非常に高い組織浸透性を期待できます。

こういう高分子ミセルは、たとえば、石けんのミセルと何が違うのでしょうか。一番大きな違いは安定性です。石けんのミセルは界面化学をおやりの方はよくご存知と思いますが、希釈していくと壊れてしまいます。いわゆる臨界ミセル現象です。ですから、石けんのミセルをビーカーから一個取って血流の中にポンと入れるとすぐ溶けてなくなってしまいます。ところが高分子のミセルは非常に自己会合力が強いのが特徴です。従来の界面活性剤のミセルと比べると、臨界ミセル濃度が数桁低くなります。ですから、体内投与後の高度に希釈された状態でも、容易には壊れません。あるいは、壊れる場合でも高分子ですからゆっくりと壊れていきます。数時間、数日、場合によっては一週間かかるかもしれません。非常にゆっくりと壊れていきます。こういうことを高分子の緩和現象といいます。緩和現象では文字どおり時間スケールが長いですから、非常に長い期間ミセル形態を保つことができます。非常に迅速な応答には向いていないかもしれませんが、ドラッグ・デリバリーの分野に使う場合には非常によい性質であるということになります。一方、解離してしまうともとの高分子は分子量が一万くらいしかありませんから、腎臓あるいは胆汁のようなところから比較的容易に排泄されます。ですから、蓄積毒性を低く抑えることも可能です。そういったいろいろなよい点があることがわかってきました。

高分子ミセルはサイズが揃うのですか、とよく聞かれます。高分子ミセルは熱力学的に規制された状態で自発的にできる超分子構造体ですから、サイズ分布が狭いことが特徴です。原子間力顕微鏡で見ると、ほとんどバラツキがありません。非常に単分散のものをつくることが可能になります。

第四節　アドリアマイシンを結合したブロック共重合体

高分子ミセルを使ったドラッグ・デリバリーを、私自身がやろうと思ったきっかけがあります。私は、もともとは薬の専門家ではありませんでした。ただ抗血栓性材料の研究を行っていたときに、ドラッグ・デリバリーの講演会を聞きにいく機会がありました。そのとき非常に不思議に思うことがありました。たとえば、リポソームという脂質の小包体を血中に投与すると、血液～脳

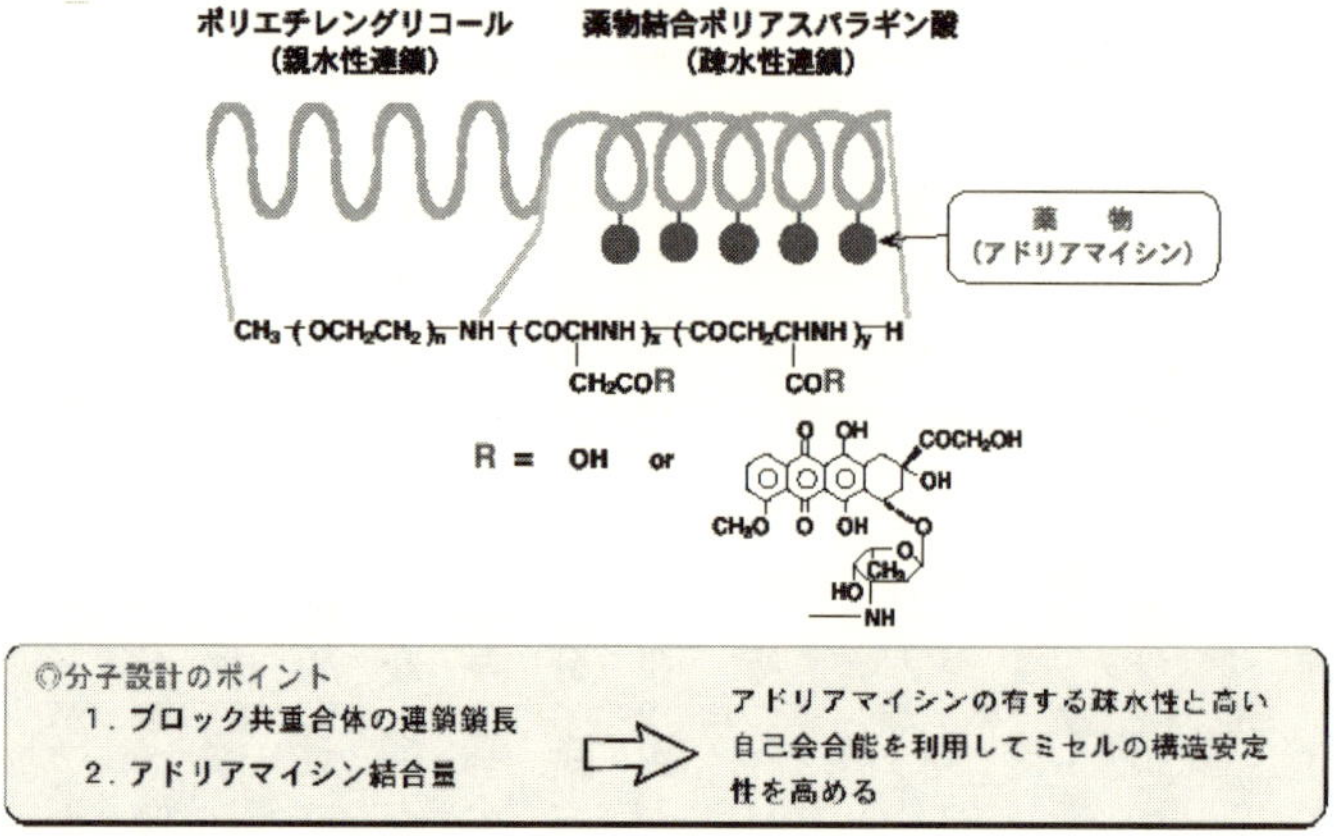

図 3.6　制がん剤アドリアマイシンを結合したブロック共重合体の分子設計（M. Yokoyama, K. Kataoka et al, Makromol. Chem., 1989, J. Contrl. Rel., 1990, Cancer Res., 1990, 1991）

関門を通過して脳に到達できるといった話を聴きました。私がまず疑問に思ったことは、リポソームを血中に投与しても何も起きないのか。何か異物反応が起きるのではないか。それから、あんなに大きなものがどうやって血管から出ていくのか。この二つの素朴な疑問です。これはおかしいのではないのかと思ったのが、最初のきっかけです。どちらかというと、細胞レベルではなくて、全身レベルのことから、ドラッグ・デリバリーの研究に入ったのです。つまり、抗血栓性材料と同じように、なるべく表面が異物として認識されないようなもの、マイクロカプセルよりも小さいものをつくるほうが、体内動態の観点からいいのではないかと考えたわけです。

　最初に手掛けたブロック共重合体は、図3・6に示すような構造です。骨格は、ポリエチレングリコールとポリアスパラギン酸からなる「ブロック共重合体」です。そのポリアスパラギン酸に疎水性の制がん剤であるアドリアマイシン（ＡＤＲ）を結合させました。このブロック共重合体をなぜ使ったかというと、簡単にいえば、これが手元にあったからです。というのは、こういうポリアミノ酸系の高分子を何とかバイオマテリアルとして活用したかったので、私のところではこれを使った細胞分離用材料の開発をやっていました。大学院生がいろいろやっていたのですが、一番の問題点は、アミノ酸の無水物をつくり、それを重合させる作業は大変手間のかかる作業だということです。一方、これをバイオマテリアルとして使おうとすると、大量につくらなくてはいけません。つくるのは大変だし、コストはかかるし、学生は大変だし、評価も難しいので、「これは大変だな、むしろ薬のほうがいいのではないか」と思うようになりました。これが、ドラッグ・デリバリーに移った大きな理由です。

私はその頃東京女子医大で、東大の井上祥平先生と一緒に共同研究をしていました。井上先生のところから学生の横山さんがきていましたが、井上研究室のテーマとしては、「ポリアミノ酸を基盤とすること」といわれていました。それだったらポリアミノ酸をベースとするが、材料として大量につくらなくても生体材料としての新しい使い道は何かないかということでドラッグ・デリバリーへの展開を考えました。

手に入る制がん剤ということで、一番注目したのがアドリアマイシンです。これは疎水性で自己会合性が高いので、これを側鎖にぶら下げれば簡単にミセルになると考えたわけです。ただ、

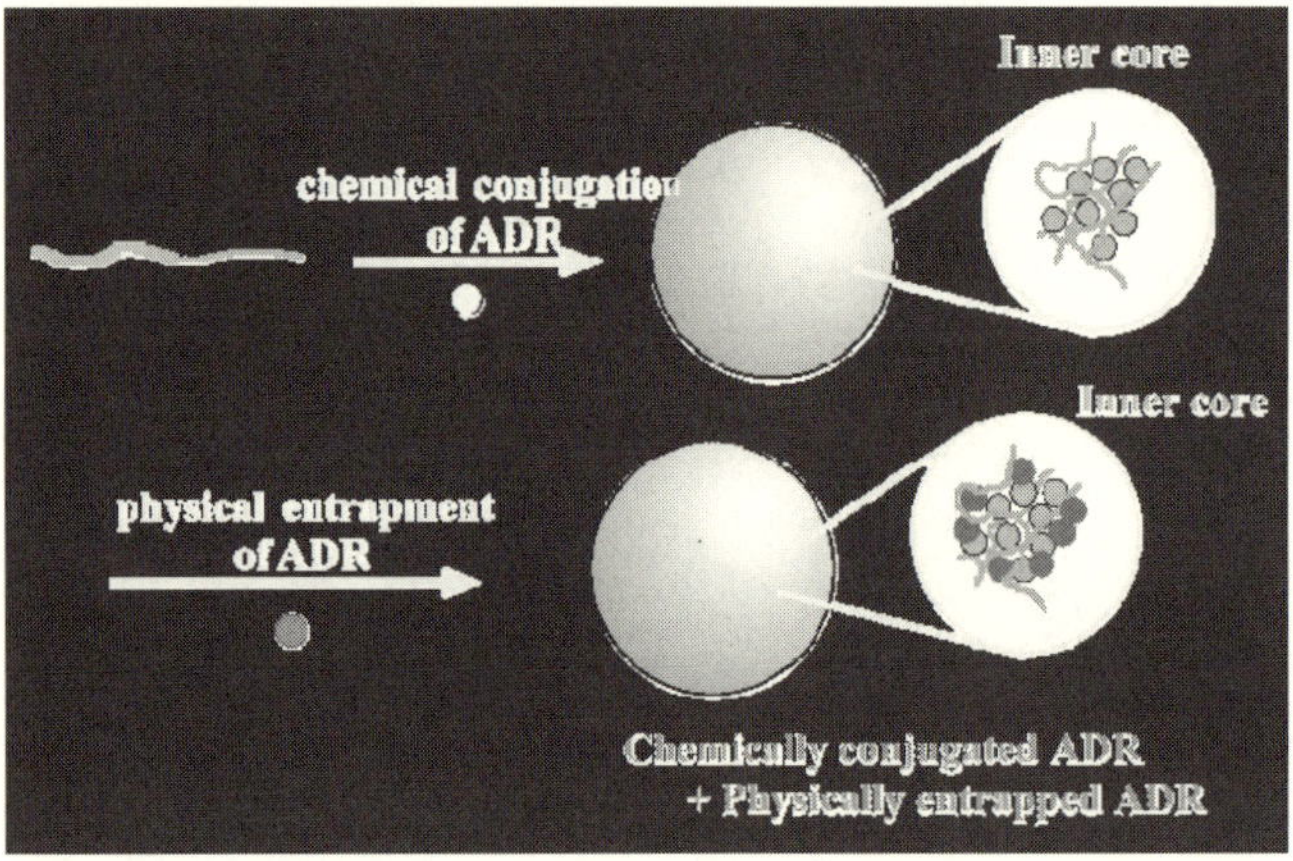

図 3.7　高分子ミセル中への制がん剤（ADR）内包プロセス

この場合どうやってくっつけるかが非常に大きな問題でした。そのときは、ごく単純にアミド結合でくっつけました。これは、ある意味では非常識なことをやったのです。というのは、アミド結合は安定で、容易に切れないことが特徴です。切れなかったら、薬が効かないのではないかと、誰でも思います。実はそのころ、「アドリアマイシンというのは、フリーな形ではなくても、基材の表面に結合させていても制がん活性が働かせる」という論文が発表されました。それだったら、高分子に結合させた形でも効くのではないかと考えたわけです。ただし、あとでこの論文は怪しいということがわかりました。

このアドリアマイシン結合型ミセルは、実際に評価すると非常にいい制がん活性が出ました。これはあとでわかったことですが、アドリアマイシンは非常に会合性が高いので、化学結合せずに物

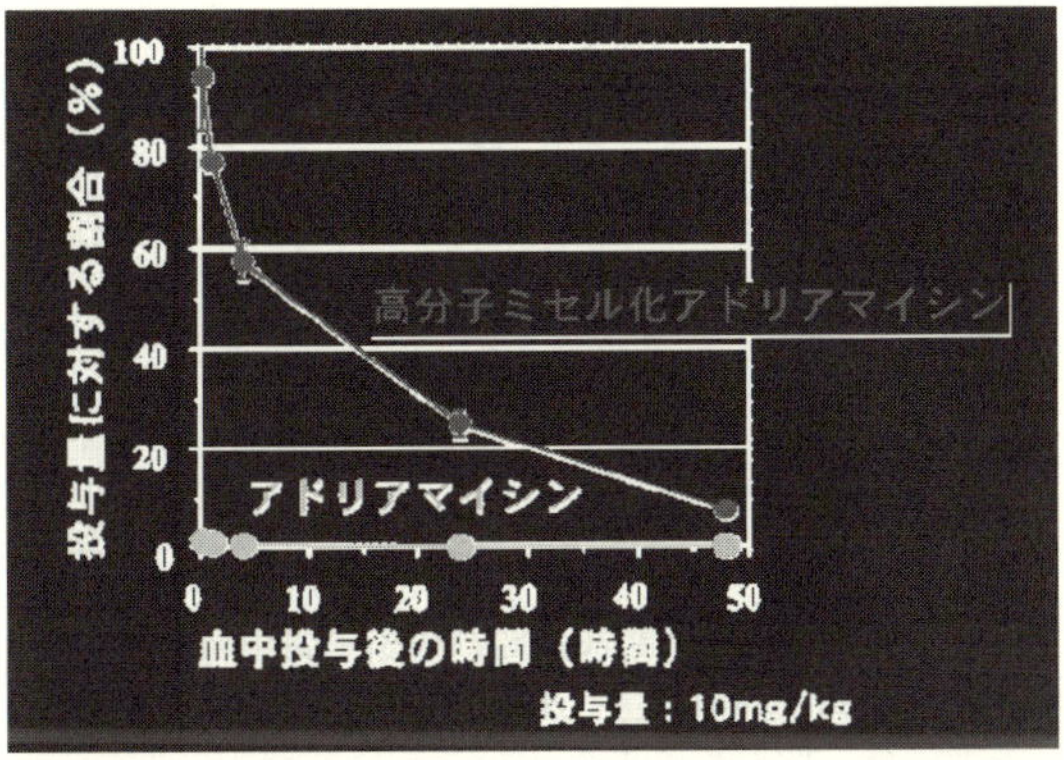

図3.8　循環血中におけるミセル内包ADRとフリーADRの安定性比較

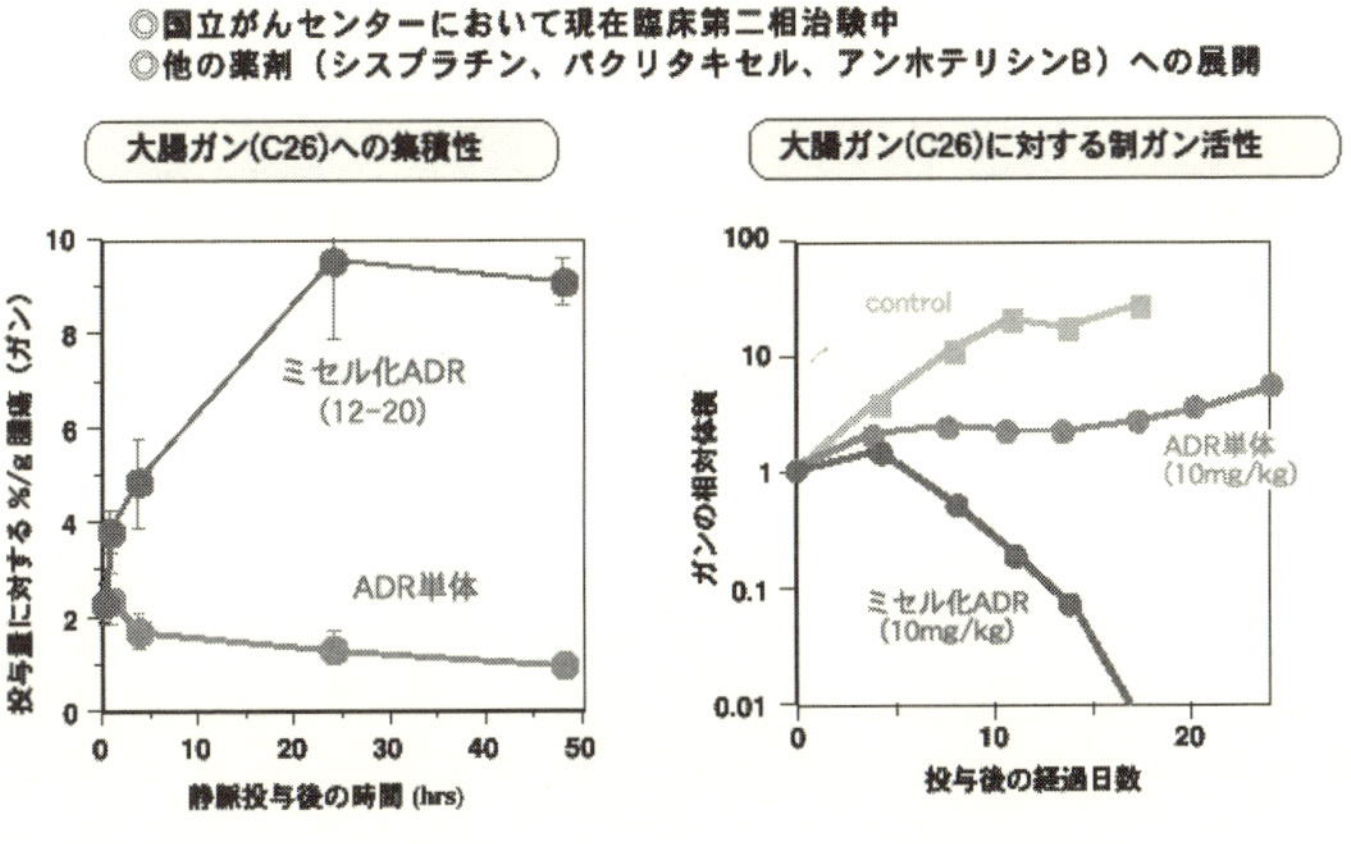

図3.9　ADR内包高分子ミセルのがんへの集積性と制がん活性評価

理的にミセルに内包されている分もあったのです。実は、この物理吸着型アドリアマイシンが効いていたのです。きちんと物理吸着された分を除去してみると効かなくなりました。結局、最終的に到達した方法では、化学結合したアドリアマイシンのみを有するブロック共重合体で高分子ミセルをつくり、そのときわざとあとから物理的に単体のアドリアマイシンを入れることにしました。この場合、アドリアマイシンはちょうど鮎の友釣りみたいな感じで、ミセル内核中に閉じ込められるわけです。それによって、血中でも非常に安定にアドリアマイシンをミセル中に保持することができて、うまくいくことがわかりました（図3・7）。

さて、ここから先は、物理的にミセルに内包されたアドリアマイシンの制がん活性を見ていきます。まず、図3・8に示すように、フリーのアドリアマイシンに比べると、ミセル内包により非常に血中での安定性が上がります。さらに、図3・9の左図に示すように、固形がんへの集積も非常に高くなることがわかりました。

図3・9の右図は、マウス皮下に移植した大腸がんに対する制がん活性を示しています。見ていただくとわかるように、がんの体積変化から、フリーのアドリアマイシンに比べて、ミセルははるかに高い制がん活性を出すことがわかりました。

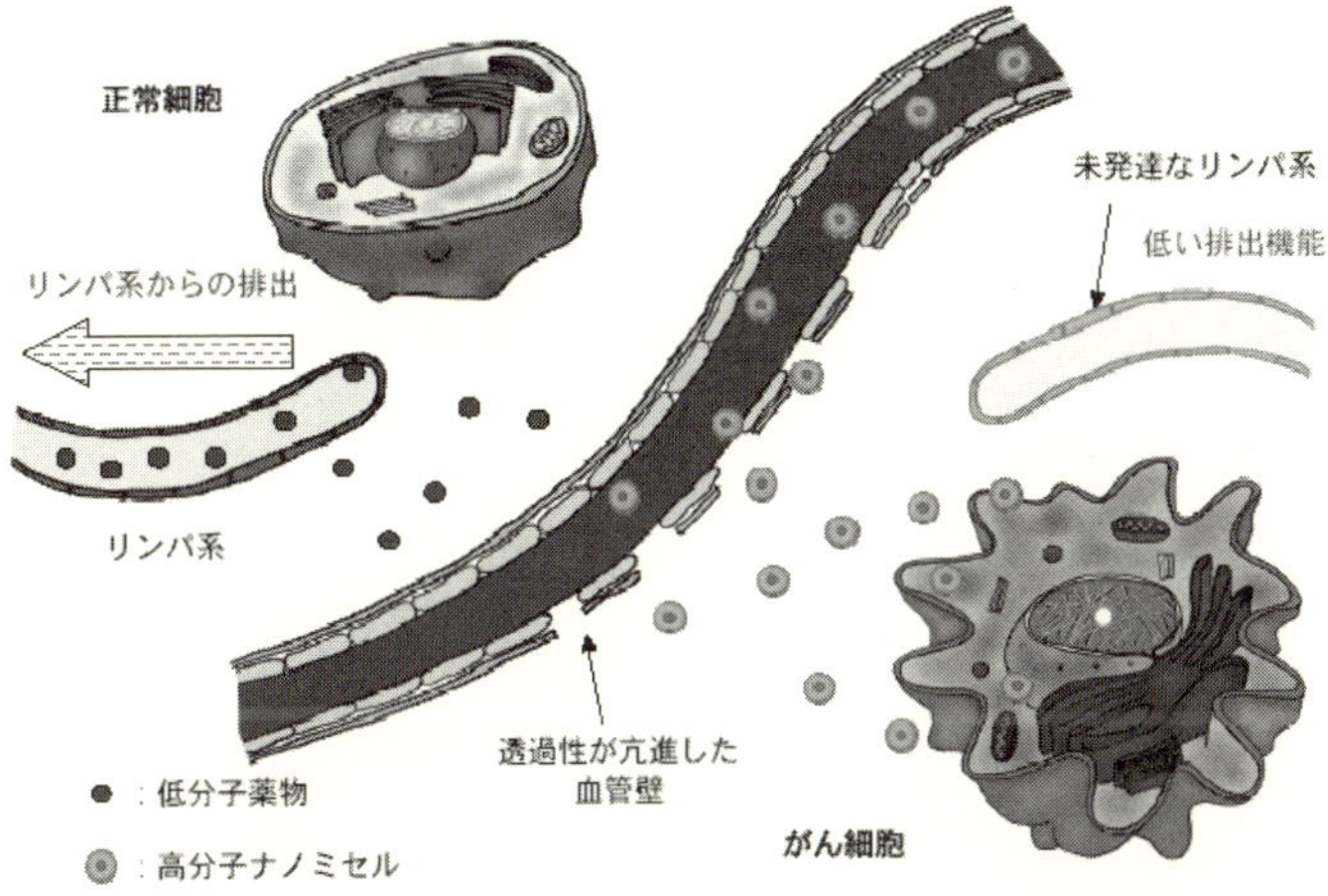

図 3. 10　EPR 効果による高分子ナノミセルの固形がんへの選択的集積

第五節　ミセルのがんへの選択的集積

図３・10は、がんにミセルが集まる理由を、模式的に示しています。熊本大学の前田先生と松村先生が、色素を結合させたアルブミンががんに集まるということを一九八〇年代の半ばに見つけて、これをＥＰＲ効果と名づけました。そのころ、ＥＰＲ効果というのはアルブミンのような分子量が四万くらいのたんぱく質ががんに集まることを説明するために使われていました。しかし、その後見かけの分子量が一〇〇万にも達する直径五〇ナノメートルの高分子ミセルでも、ＥＰＲ効果でがんに集まることが我々の研究からわかりました。

ＥＰＲ効果を簡単に説明しましょう。通常の毛細血管は血管壁の内側に内皮細胞がきちんと並んでいて、その外側には基底膜があります。このような緻密な構造をしていますから、ミセルのような数十ナノメートルサイズの粒子は抜けていきません。したがって、正常組織への非特異的な分布が極力抑えられます。それに対して、小さな低分子の薬は血管壁から抜けていってしまい、非特異的な分布を示してしまいます。

一方、がん細胞は非常に増殖が早いので、より多くの栄養と酸素を必要とします。この栄養と酸素は全部血管から供給されますから、がん細胞は血管増殖因子をどんどんつくり、まわりに毛細血管をおびき寄せます。結果的に、がんでは正常な組織に比べると毛細血管の割合が非常に高くなっています。それだけではなくて、がんの毛細血管壁は非常に構造があいまいで穴があいています。つまり、内皮細胞と内皮細胞のすき間が大きいのです。

最近わかってきたことは、正常な部位の内皮細胞と腫瘍部位の内皮細胞はもともと起源が違うのではないのかということです。しかし、まだ詳細はわかっていません。ただいえることは、確かにがんの毛細血管壁には穴があいており、透過性が亢進しているということです。ですから、五〇ナノメートルもあるミセルのようなものでもがんの部位には集まってくるということです。これはいわば、化学工学的な考え方といえるでしょう。化学工学の分野には輸送現象論とか移動速度論といった領域があるのですが、まさにこれは体の中の輸送現象論、非常に化学工学的なセンスで説明できる現象です。

こういったアプローチは、ミセルに関しては非常にうまくいっています。先ほどお話ししたア

・アドリアマイシン‥:‥臨床第二相試験

・バクリタキセル:‥臨床第一相試験

・シスプラチン:前臨床開発（2005年11月より臨床第一相試験開始予定）

・ダッハプラチン：前臨床開発

図 3.11　がん標的治療のための高分子ナノミセル医薬開発状況

ドリアマイシンミセルは、国立がんセンターの中央病院で臨床第二相試験ができましたし、現在は、パクリタキセルを入れたミセルの臨床第一相試験が進行中です。それから、シスプラチンは前臨床開発が終わりまして、平成十八年二月から臨床第一相の試験が開始されています。ダッハプラチンやその他の第二世代の抗がん剤についても前臨床開発が行われています（図3・11）。このように高分子ミセルは、比較的単純な構造なのですが、確かに制がん効果を高めることができることがわかってきました。同時に高分子ミセルを使うことによって副作用を下げることも可能です。

第六節　pH変化に応答する薬物放出

今お話ししたミセルはいわば第一世代です。がんに到達して、がんのところで制がん剤を放出して、放出された制がん剤ががん細胞に入っていって、がんを退治するというものです。先ほどお話ししたように、私が最初にこのようなナノキャリア・システムをつくろうと思ったときには、もう少し先のことまで狙っていました。つまり、イメージとしては、薬を共有結合でくっつけた形でがん細胞までなんとかいかせたいと考えました。ミセルががん細胞までいって、がん細胞に取り込まれると、細胞内の小胞であるエンドソームといういわば細胞の消化器官に入ります。細胞内の他のところに比べて、ここではpHが低いのです。それで、こういったpH変化に応答して薬物を放出できないかと考えました。

このように、薬を背負い込んだ形でミセルがエンドソームに入るのは、ピギーバック・エンドサイトーシスと呼ばれています。ノーベル医学・生理学賞を受賞したデ・ドーブという人がエンドサイトーシスという概念を見つけ、さらには、ピギーバック・エンドサイトーシスによって薬を細胞内に導入できるのではないかという仮説を提唱しました。その後、高分子の分野で非常に有名なドイツのリングスドルフという先生が、確か一九七六年に、『Journal of Polymer Science』という雑誌にすばらしい総説を発表しました。今日の高分子医薬の基本的な概念を、彼はここで提案したのです。提案された概念のひとつに、エンドソームまでいってそこで薬を放出するというシステムがありました。私が高分子医薬を始めたひとつの大きなきっかけは、リングスドルフ・モデルに啓発されたことです。この仮説を実際に高分子合成の力で実現したいというのが、研究を進めるひとつの大きなモチベーションになりました。

研究を始めてから一〇数年経って、ようやくピギーバック・エンドサイトーシスを利用する高分子ミセル型医薬ができるようになりました。

その考え方を図3・12に示します。ポリエチレングリコールとポリアスパラギン酸のブロック

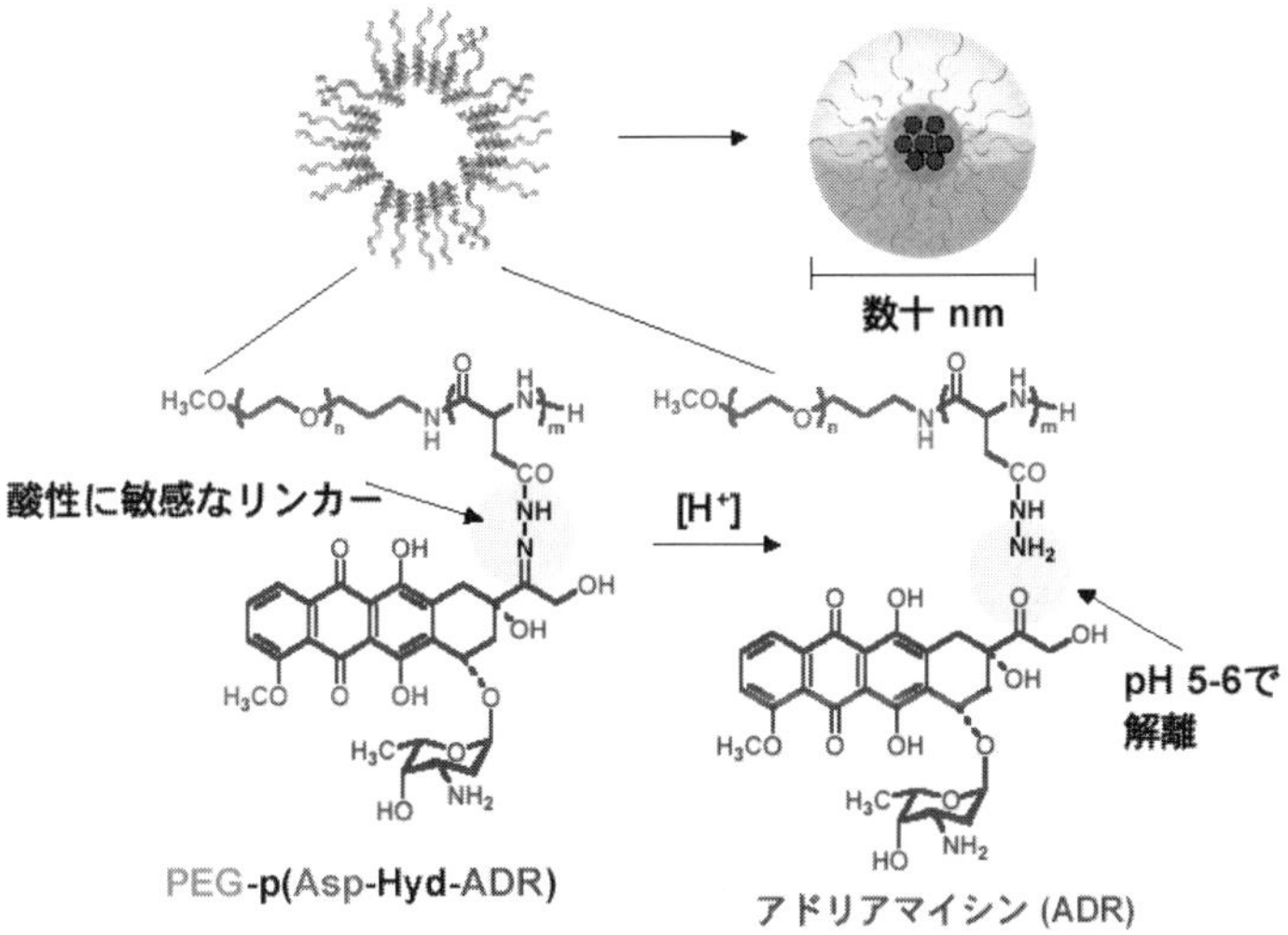

図3.12　細胞内pHに応答して薬を放出する高分子ミセルの設計(Y. S. Bae, K. Kataoka et al, Angew. Chem., Int'l Ed., **42** (38), 4640-4643 (2003))

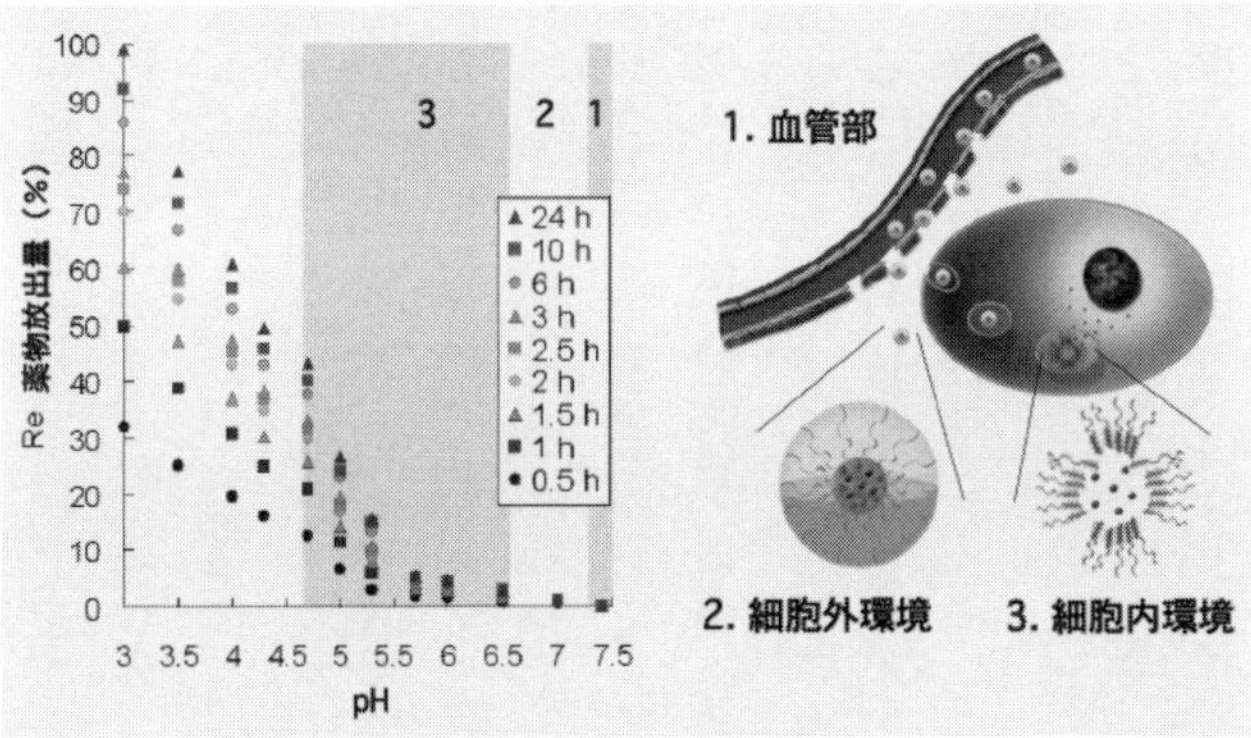

図3.13　細胞内局所環境（エンドソーム）のpHに応答した薬物放出特性

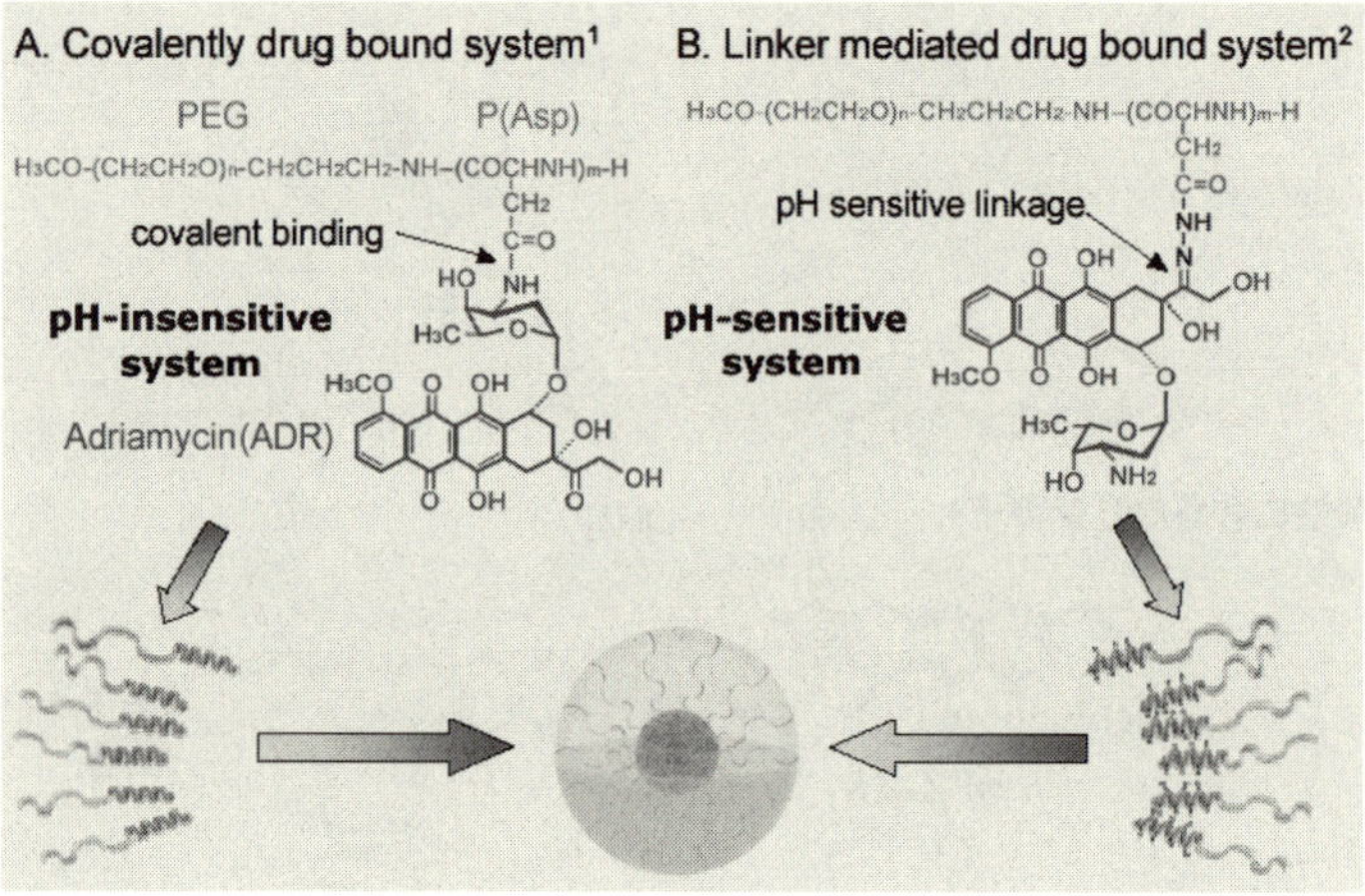

図 3.14　pH 非応答型と pH 応答型のミセル（[1] M. Yokoyama, M. Miyauchi, N. Yamada, T. Okano, Y. Sakurai, K. Kataoka, S. Inoue, J. Contrl. Rel., **11**, 269 (1990), [2] Y. Bae, S. Fukushima, A. Harada, K. Kataoka, Angew. Chem. Int. Edit., **42**, 4640-4643 (2003)）

共重合体にアドリアマイシンをつけるのは図３・６の場合と同じです。ここではアドリアマイシンのつけ方を逆さまにして、ヒドラゾン結合でポリマー鎖にくっつけます。ヒドラゾンは酸性になると切れます。pH五〜六で解離することがわかり、アドリアマイシンがエンドソーム内のpHに対応して放出されるということが判明しました。

図３・13は、試験管の中の実験ですが、細胞内のエンドソームのpHに対応するpHで、確かにアドリアマイシンはミセルから放出されてきます。一方、血管の中や細胞外では全く出てこないことがわかりました。

次に細胞の中でアドリアマイシンが本当に放出されるのかというのを見る

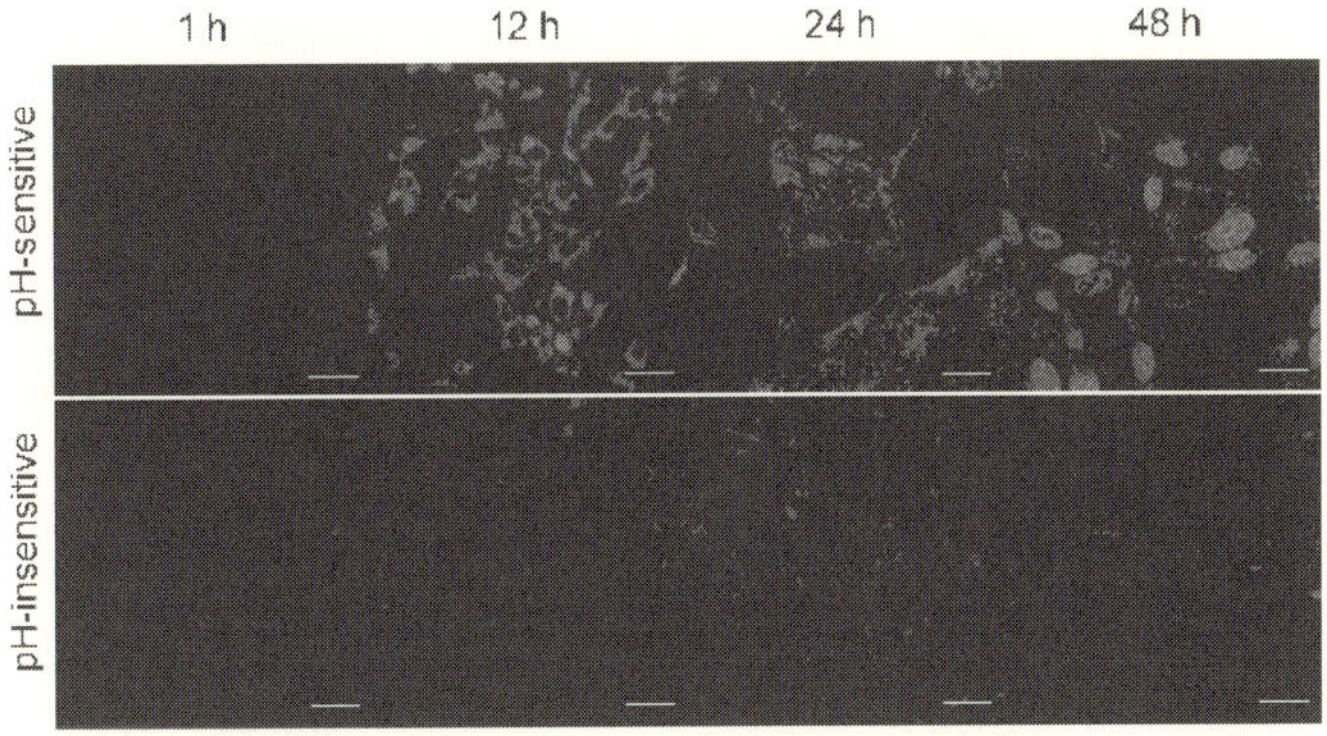

Cell: colon 26 (C26), observation: Confocal Laser Scanning Microscope (CLSM, Ar laser), objective: C-Apochromat 63X, concentration. 10 ·g/ml (ADR eq.), bar. 20 μm

図 3.15　ミセルと一緒に培養したがん細胞

ために、図3・14のようにpH非応答型とpH応答型という二つの型のミセルをつくって細胞に投与して比較しますと、図3・15のようになりました。下側の写真は、pHに応答しないアミド型でアドリアマイシンを結合したシステムです。細胞はほとんどアドリアマイシンの蛍光を発していないことがわかります。これは薬がミセル中に閉じ込められているために、蛍光が消光していることを示しています。

一方、ヒドラゾンで結合したものは、図3・15上側の写真のように、一二時間後くらいから細胞質で確かにアドリアマイシンの蛍光が観察され、四八時間経つとアドリアマイシンは完全に核まで届いていることがわかります。このように、薬を選択的に細胞内で放出できるということが、わかりました。

次に *in vivo* での血中動態を、ミセル化したアド

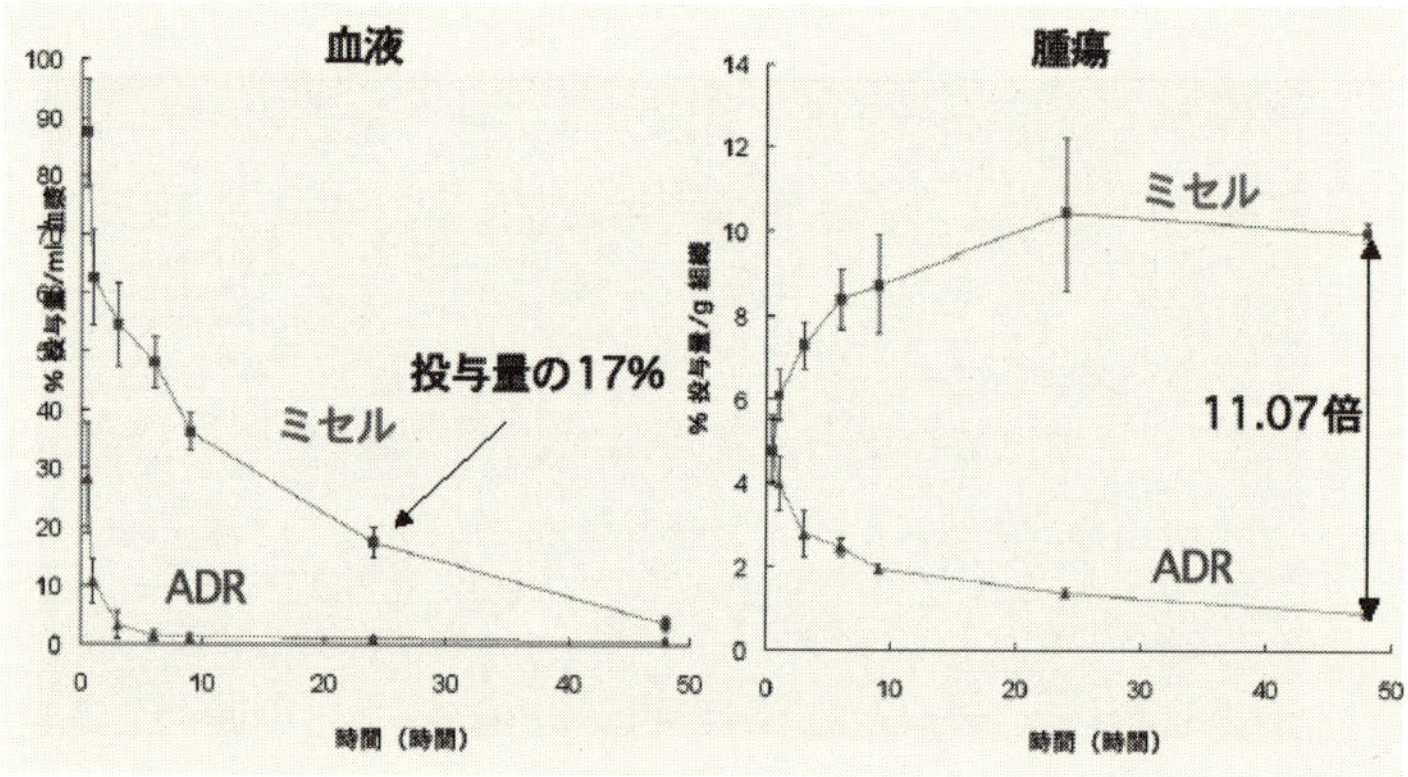

図 3. 16　ADR 内包 pH 応答型高分子ミセルの体内動態（Y. S. Bae et al, Bioconj. Chem., **16**, 122-130 (2005)）

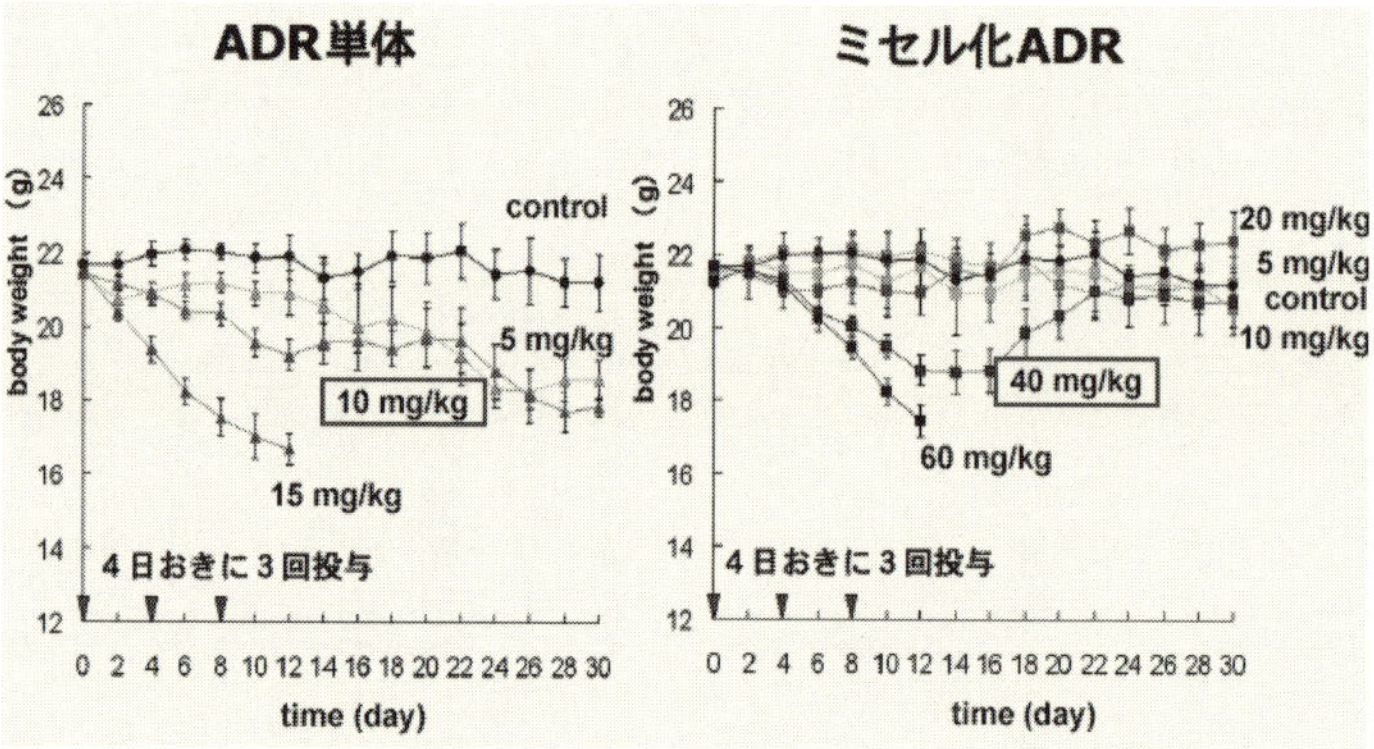

図 3. 17　体重減少から見た ADR 単体とミセル化 ADR の毒性比較

表3.1　マウス皮下移植大腸がんに対する抗腫瘍効果（Y. S. Bae et al, Bioconj. Chem., **16**, 122-130 (2005)）

サンプル	投与量 (mg/kg)	30日後の体重変化 (%)[b]	毒性死の数	腫瘍増殖抑制日数[c]	完全治癒の数
コントロール	0	-2.18±1.74	0/6	3.74	0/6
薬物 (ADR) 単体	5	-13.35±0.59	0/6	4.21	0/6
	10	-16.84±1.26	0/6	14.59	1/6
	15	–	6/6	–	–
ミセル内包薬物	5	-0.89±1.68	0/6	3.88	0/6
	10	-4.51±1.44	0/6	3.97	0/6
	20	3.13±1.60	0/6	22.05	2/6
	40	-4.07±0.92	0/6	27.83	3/6
	60	–	6/6	–	–

[a]Administrations were carried out three times with a 4-day interval, and doses were determined in free ADR equivalents.
[b]Body weights were measured on day 30 after the first injection to compare long-term toxicity between ADR and the micelles. Values are expressed as mean±SEM.
[c]Duration to reach 5-fold initial tumor volume.

リアマイシンとフリーのアドリアマイシンで比べますと、図3・16のように、このpH応答型ミセルで非常に長い血中滞留性が見られ、高い腫瘍集積性が確認されました。

細胞内pH応答型高分子ミセルを用いる利点は、薬をあちこちで放出しませんから、全身毒性が下がるということです。図3・17は最大許容投与量を、マウスの体重変化を指標として見ています。フリーのアドリアマイシンですとせいぜい10 mg/kgが限界ですが、ミセル化することによって40 mg/kg、約四倍も安全に投与できることがわかりました。

表3・1は、制がん活性のまとめです。見ていただくとわかるように、フリーのアドリアマイシンでは六匹中一匹しか完全治癒しません。一方、ミセル体では、六匹中三匹が完全に治癒しています。しかも、三〇日後の体

重変化が非常に少ないということで、副作用がなく高い制がん効果を確かに達成できることがわかりました。

おわりに

現在、物資・材料研究機構が中心となって展開しているナノＤＤＳプロジェクトで私が行っていることは、このようなpH応答型ミセルの外側に葉酸というリガンドを結合させたシステムに関する研究です。葉酸はビタミンの一種ですけれども、がん細胞に過剰発現していることが知られています。そこで葉酸を結合したミセルでより高い制がん効果を達成しようというわけです。

高分子のアッセンブリーを使うことによって、制がん剤をかなり効率よく体内の標的に送り届けることができるようになってきました。今後、高分子ミセル型ＤＤＳは、遺伝子治療や分子標的医薬のデリバリーにも有用であると、期待されています。

第四章　細胞シート組織工学

岡野光夫

第一節　細胞シートを用いた細胞のパターニング

細胞シート組織工学とは、生体組織をつくるための新しいテクノロジーです。

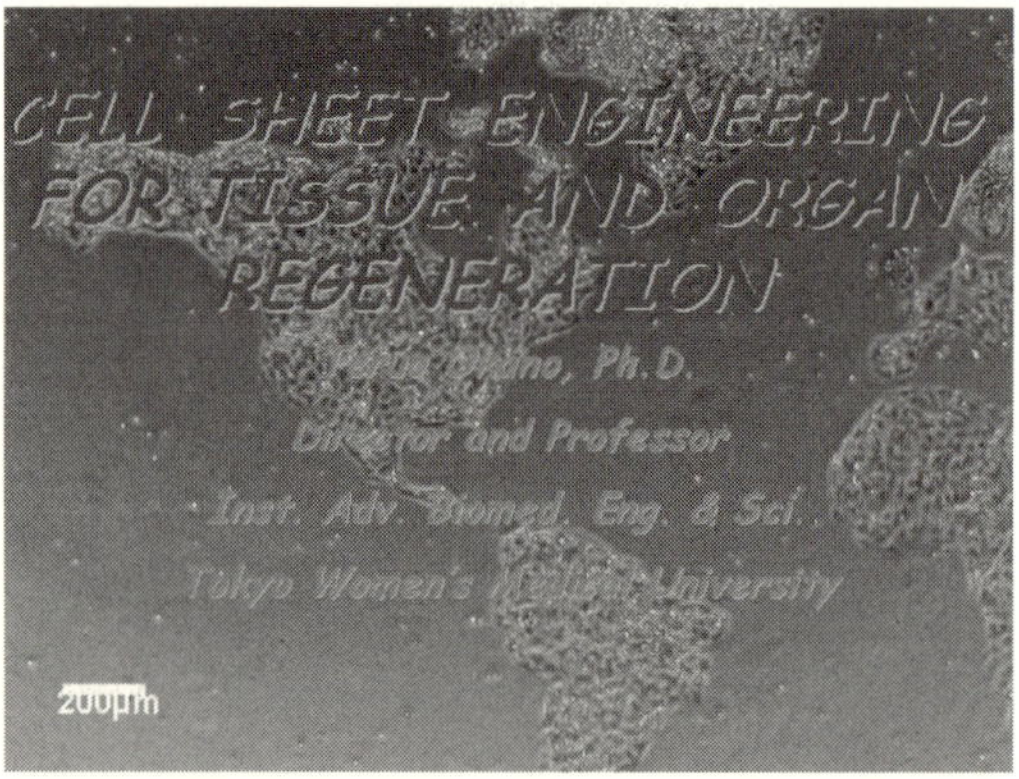

図4.1　新しい光マスク法を用いて作成した内皮細胞の世界地図

図4・1を見てください。内皮細胞でつくった世界地図です。これをどのようにしてつくるかというと、細胞を一個一個もってきて貼り絵のように絵を描くのではなくて、細胞が接着するところと接着しないところ、つまり陸地と海のところをあらかじめこのサイズで光重合でつくっておいてその上で細胞を培養するのです。ところが、これを従来の光マスク法でつくると、この絵を一枚描くのに二〇～三〇万円かかってしまいます。私のラボでは、オーバーヘッド・プロジェクターに縮小系のレンズを入れ、コンピュータの図を用いるという、少し違う仕組みでこれをつくっています。

そのコンセプトは、固体の表面に非常に親水性の

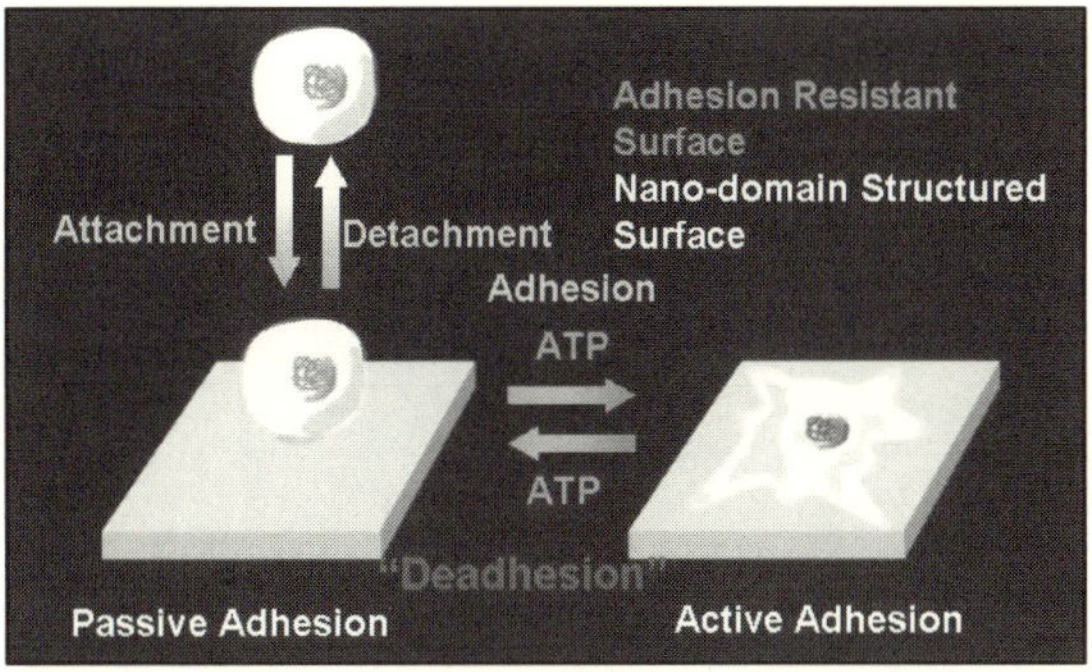

図４.２　細胞とシャーレの相互作用、細胞の接着と剥離

高い表面をつくることです。たとえば、ポリエチレングリコール、ポリジメチルアクリルアミド、ポリアクリルアミドのような非常に親水性の高い高分子で表面を修飾すると、細胞がそこに着かなくなります。ところが比較的疎水性の高い表面にしていくと、細胞は着いてくれるようになります。図４・２に Passive Adhesion と書いてありますが、細胞が着くかどうかは物理化学的な相互作用で決まります。

細胞がいったん固体表面に着くと、そこからシグナルが入り、細胞は膜流動を変化させて、右側の図のように形態変化を伴ってへばり着いた後、増殖を始めます。ここのプロセスはＡＴＰが関与した粘着過程として理解できます。このプロセスは、物理化学的な相互作用で決まる Passive Adhesion に対して、Active Adhesion として私たちは理解することができます。

形態変化して表面に接着した細胞は、増殖を始めます。増殖した細胞は、コロニー状あるいはシート状になっていきます。それを治療に使うために、剥がそうと思ってもなかなか剥がせません。そこで私が行ったのは逆向きの反応を実現させることです。これを実現することによって、細胞を増やした後剥がすことができるようになりました。細胞を着けたり剥がしたりする、このような作業を高分子表面で上手に行うことが、私の長い間の研究テーマでした。

先ほどの世界地図を描くのに、オーバーヘッドのプロジェクターに縮小系のレンズ・システム

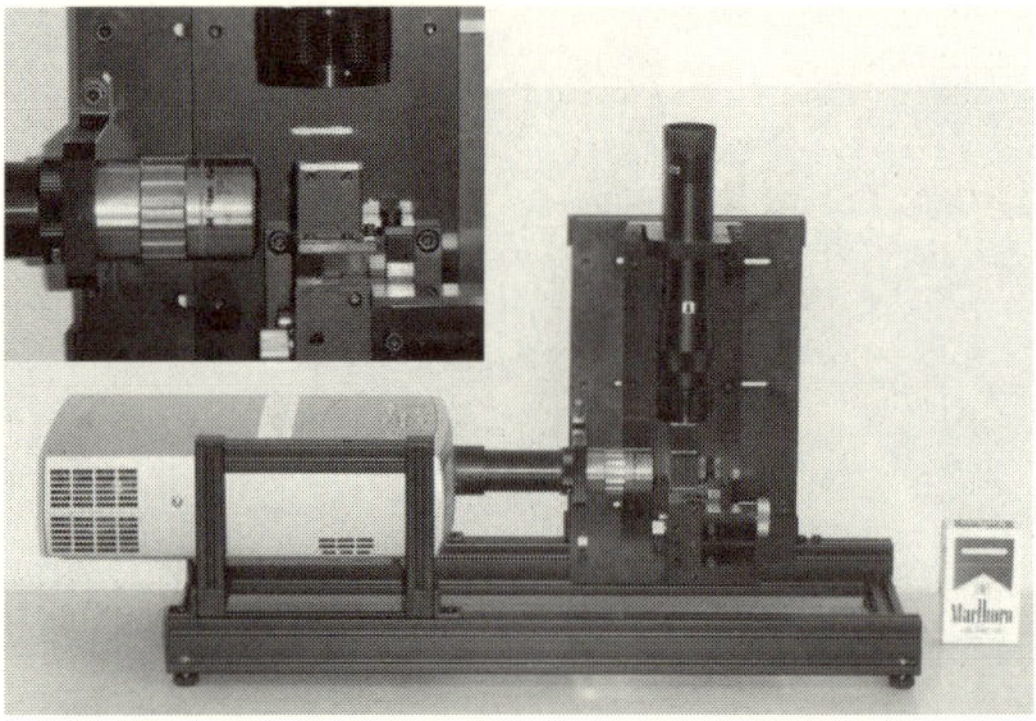

図 4.3　新しい光マスク法、マスクレス光重合法に用いるプロジェクター

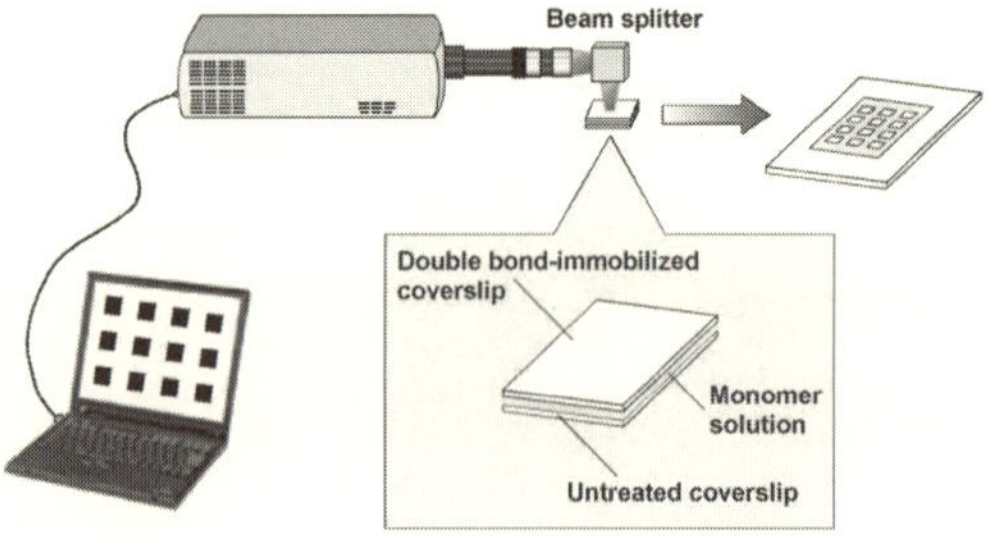

図 4.4　マスクレス光重合法によるパターニング法の概念図

を導入したものを使用します。それを、図4・3に示します。

コンピュータで描いた絵をそのまま縮小し、光をあてて光重合を起こさせます。モノマーを挟んでおくと、細胞が着くところと着かないところを描くことができます。図4・4に、概念図を示します。コンピュータで描いた絵と同じ絵を、細胞を使って、固体表面に描くことができます。

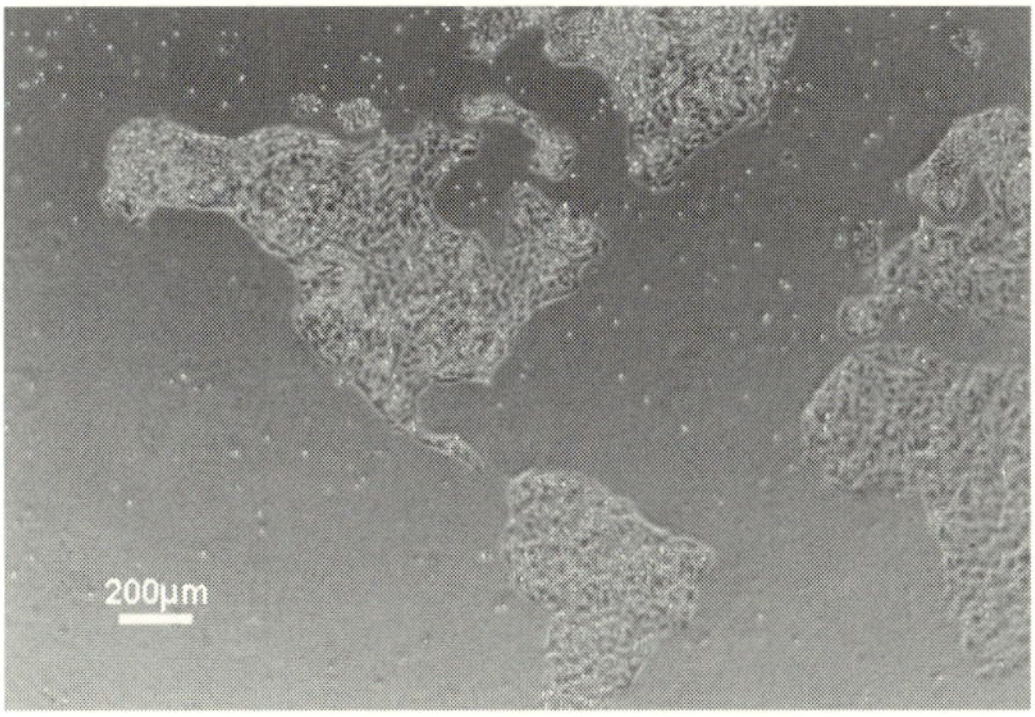

図 4.5　温度感受性ポリマーでパターニングされた世界地図への内皮細胞の接着

ガラス上に描かれた世界地図の海の部分に、ポリアクリルアミド（PAAm）の高分子を光重合しておきます。この上に細胞を載せると、ポリアクリルアミドのところには細胞が着きません。しかし、グラスのところはあらかじめフィブロネクチンなどで処理をしておくと、その部分には図4・5に示すように細胞が着いてきます。

今までのようにフォトレジストでマスクをつくらなくても、コンピュータで描いた絵と同じ絵をガラス表面に細胞で描くことができます。

図4・4の装置を使って、図4・6に示すような模様をガラス上に描きます。水蒸気をあてるとガラス上の親水性(色が濃い部分)のところは水で濡れますが、

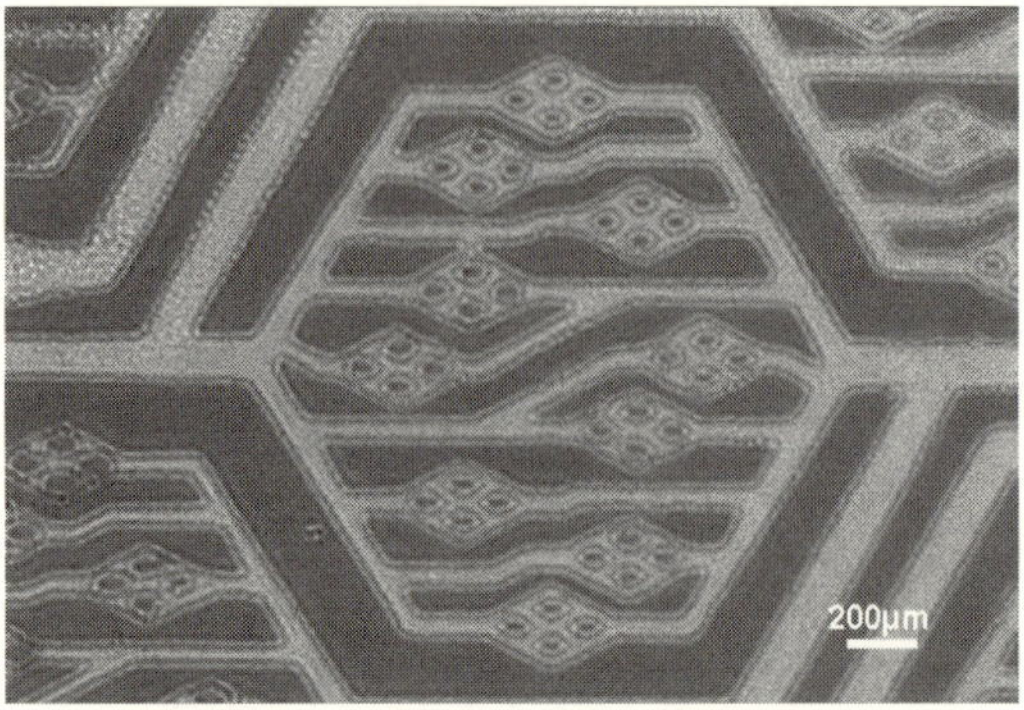

図 4.6　毛細血管モデルの表面濡れ性

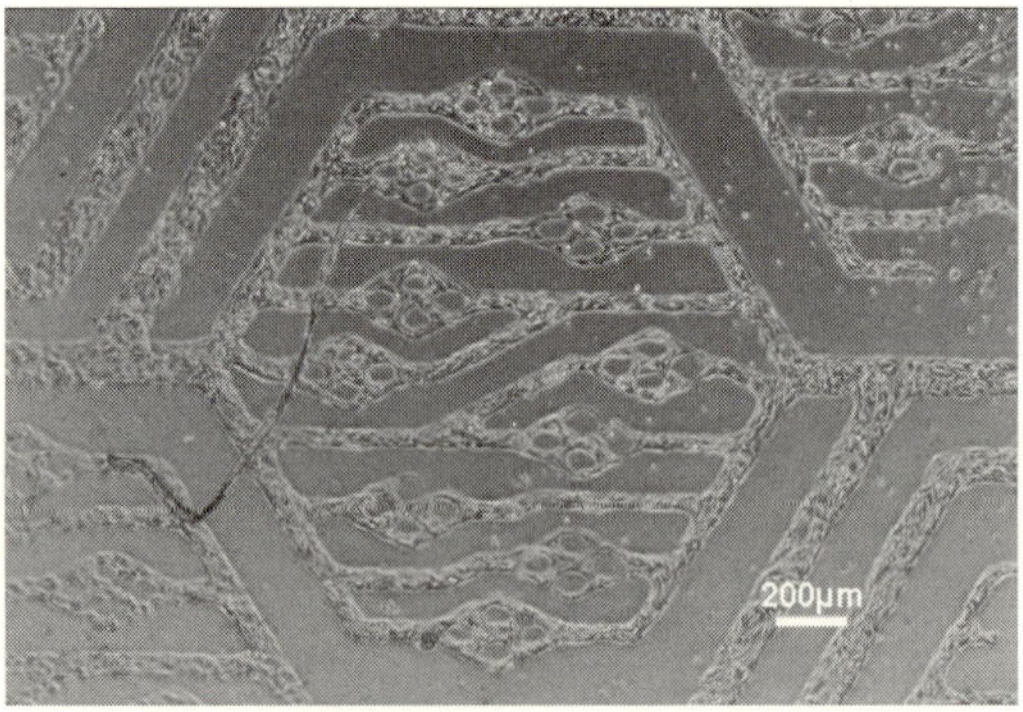

図 4.7　毛細血管モデルへの内皮細胞の播種

疎水性（色が薄い部分）のところでは水が弾かれます。血液が太い血管から細い血管に入っていく様子のモデルです。

このガラス上で内皮細胞を播種して培養すると、疎水性のところには図４・７に示すような内皮細胞のネットワークができます。このように、毛細血管のネットワーク・モデル図が作成できます。

臓器を細胞シートを用いて再生するためには、次の段階として、二種類の細胞でつくったパターンの細胞シートが必要です。さらに、せっかくつくった細胞シートを移植するためには、培養皿の上に載ったままでは移植できませんから、これを剥がす必要があります。細胞シートを剥がす方法として私たちが用いているのは、温度応答性ポリマーのナノ・スケールの表面薄膜です。

第二節　温度応答性ポリマー上の細胞接着と剥離

用いた温度応答性ポリマーは **poly(N-isopropylacrilamide：PIPAAm**, ポリ（N-イソプロピルアクリルアミド）という高分子で、プロピル基がアミド基を介して主鎖につながっています。アミド部は強く水和します。そこに水が吸着するためにプロピル基が水にむき出されたような、非常に不安定な引き伸ばされた構造をしています。三二度C近くで分子運動が大きくなってくると、イソプロピル基が水と接触しているところが非常に不安定なために脱水和を起こして、溶けていたものが沈殿するような凝集した変化を起こします。つまり、ちょうど三二度Cで透明だった溶液が沈殿を起こすような不透明の溶液に変化してしまうのです。

この分子を表面に固定しますと、低温のところでは分子は水が水和して溶けようとするのですが、分子は共有結合で表面に着いているために溶けられず、半分溶けたような表面になります（図

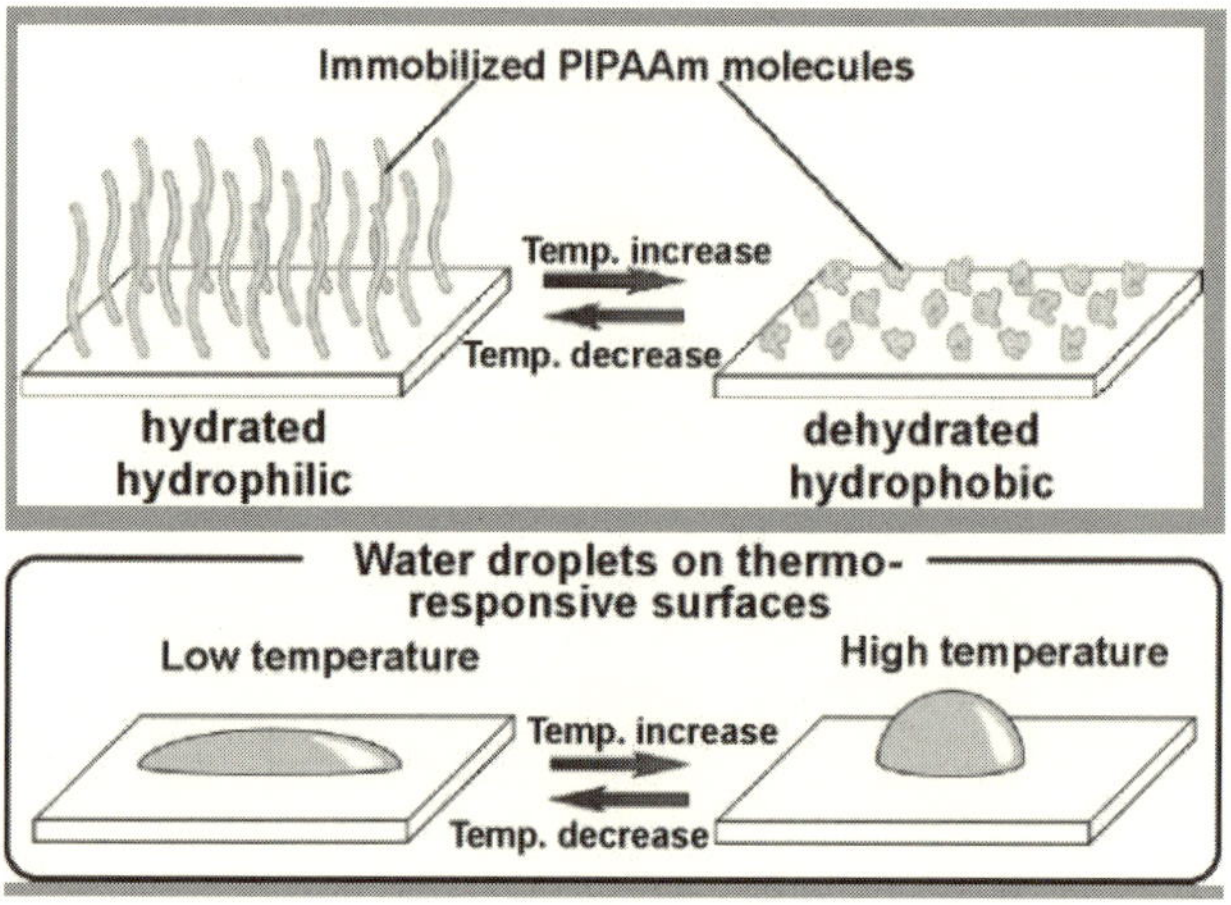

図4.8　表面固定されたPIPAAmの層転移と親疎水性の温度による変化の概念図

4・8)。

低温では強い親水性であり、高温では脱水和を起こして疎水性になります。

このようにPIPAAmで表面を修飾しておくと、三二度C以上から三二度C以下に温度を変化させることにより、疎水性から親水性に大きく変化する表面をつくることができます（図4・9)。

PIPAAm膜の親水性・疎水性の性質は、また膜厚の影響も受けます。三七度Cでは培養皿表面に接したPIPAAmは、図4・10に示すように、強く凝集した高分子鎖の層になり、非常に強い疎水性を示します。その層の膜には、細胞は接着し、増殖することができます。この凝集した層の性質は、膜厚三〇ナノメートルくらいまで保たれます。しかし、膜厚が三〇ナノメートルより厚くなると、膜表面は凝集層の影響を

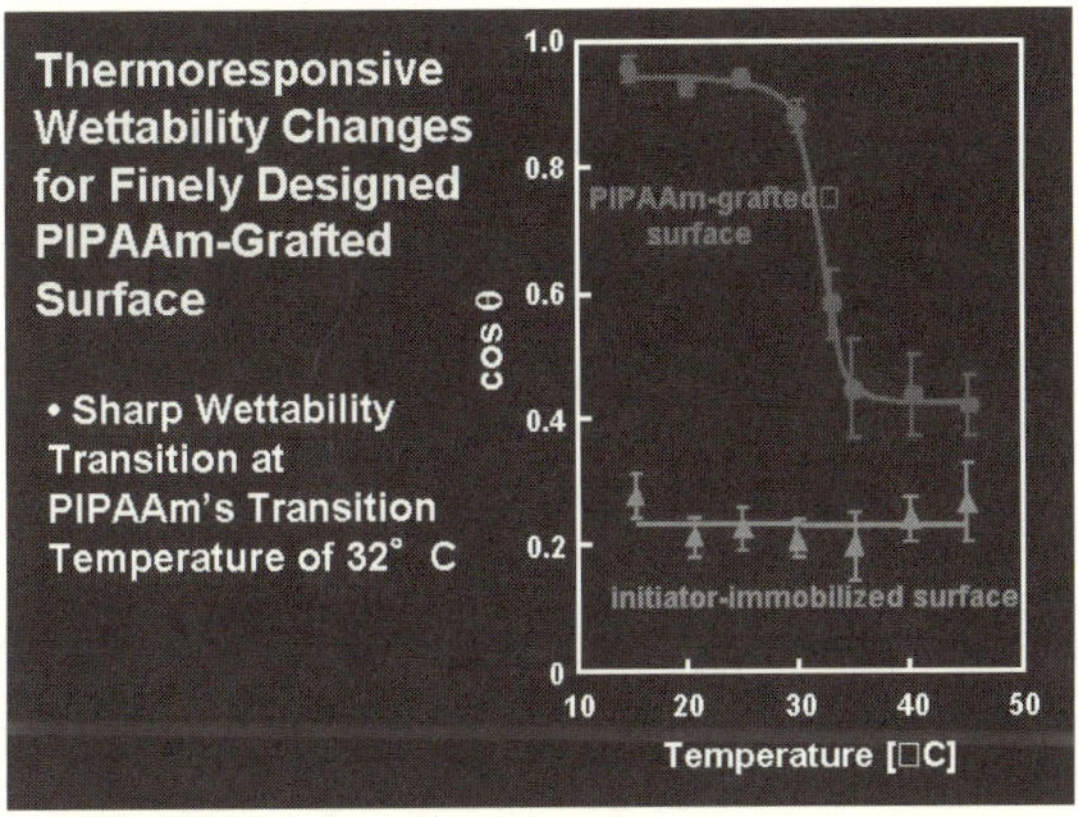

図 4.9　表面固定された PIPAAm 表面の温度による水接触角の変化

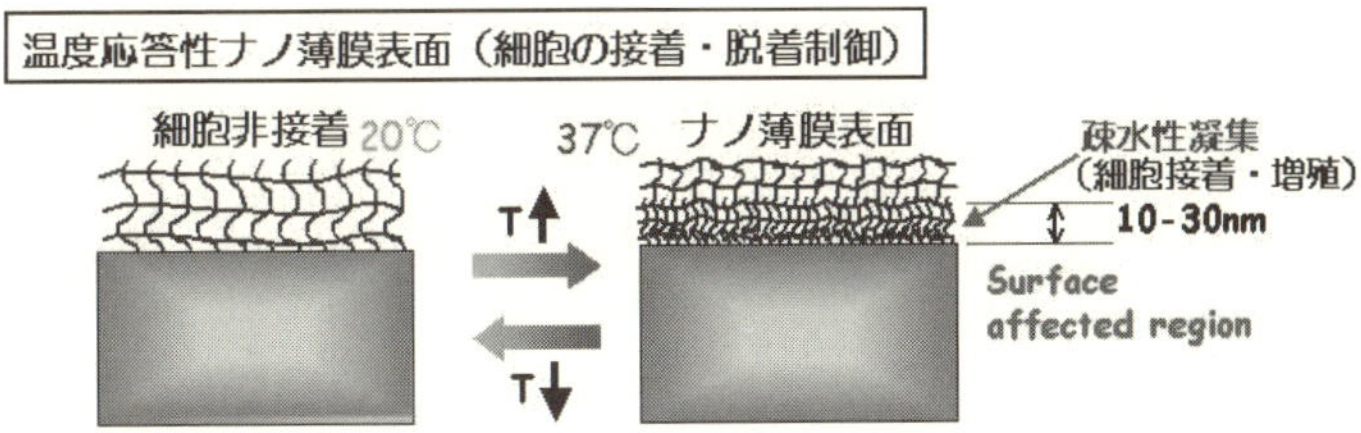

図 4.10　温度応答性ポリマーのナノ薄膜表面の細胞接着・脱着機構説明図

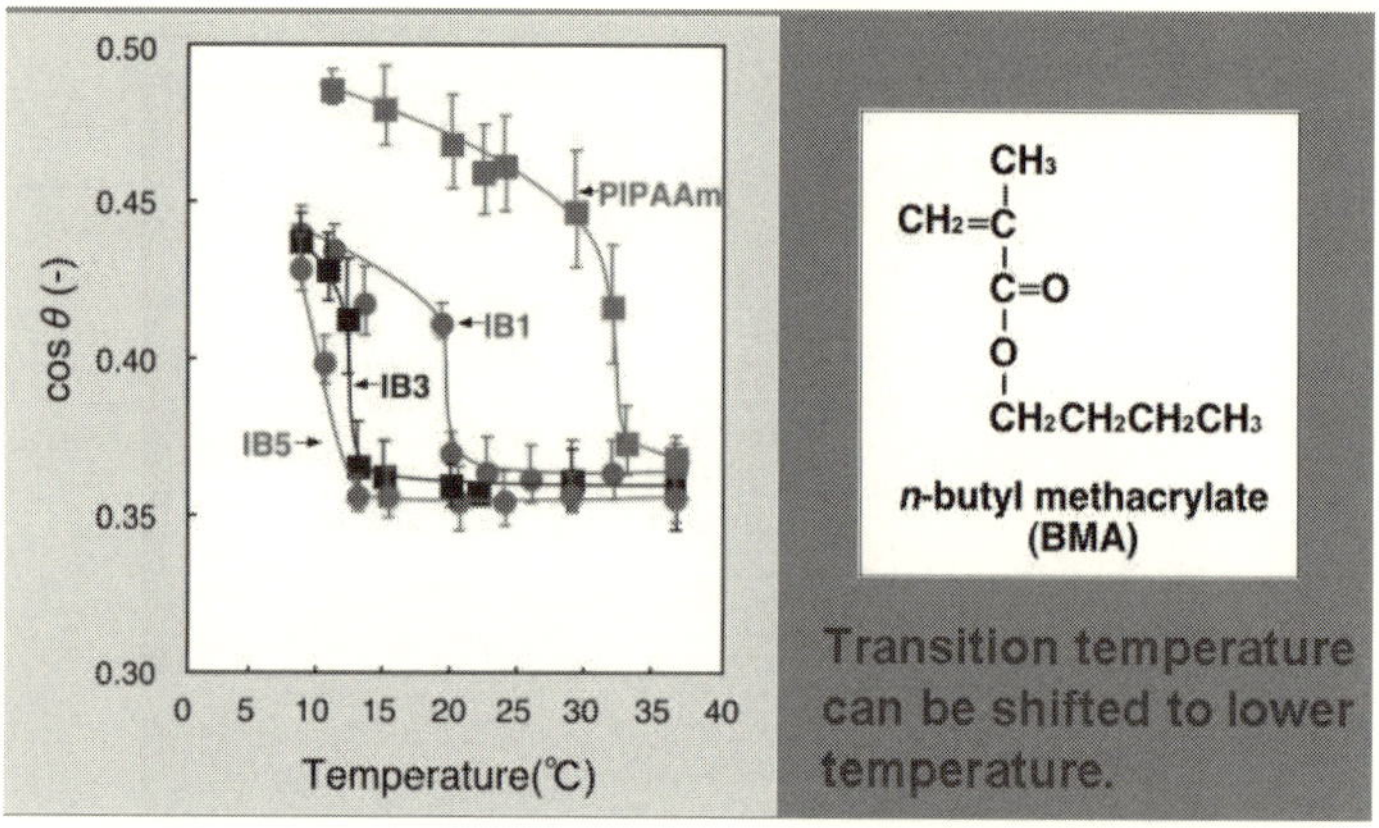

図 4.11　表面固定された poly(IPAAm-co-BMA) 表面の接触角の温度変化 (Y. Tsuda et al, JBMR2004; 69A, 70-78)

受けなくなります。そうなると、疎水性の度合は弱くなり、細胞は接着しなくなります。

この膜で培養皿表面を厚さ三〇ナノメートル以下にコーティングしておきます。三二度C以上で細胞培養して細胞シートをつくります。それを三二度C以下にしますと、細胞シートを剥がすことができます。通常の細胞培養の場合とは異なってたんぱく質分解酵素を使わないので、細胞同士の結合は損傷を全く受けずに、シート状の細胞を回収することができます。そのことについては、あとで触れます。

PIPAAm は三二度Cで親水性・疎水性が転移するという話をしました。これに疎水性のブチルメタクリレートを少量入れますと、図4・11に示すように、転移温度を低温側に下げることができます。たとえば、このブチルメタクリレートをPIPAAm に一%入れるだけで、転移温度は三二度

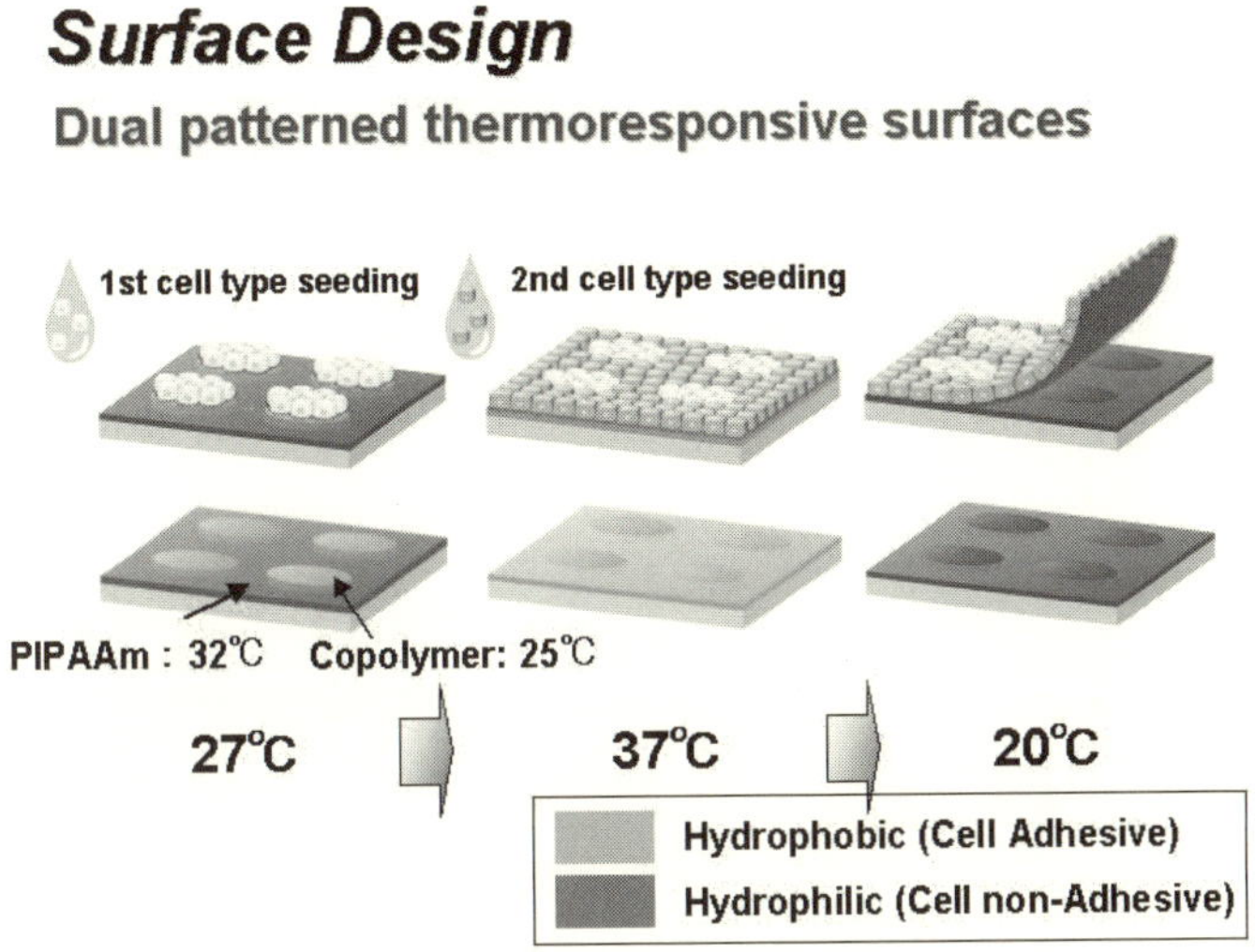

図4.12　転移温度の異なる2種類の温度応答性ポリマーでパターニングされた膜上における2種類の細胞のパターニング模式図

Cから二〇度Cまで下げられます。

PIPAAmとcopolymer(PIPAAmにブチルメタクリレートを添加したもの)の両者で表面をパターニングすると、二種類の細胞が培養できる培養皿がつくれます。たとえば、親水性から疎水性に二五度Cで転移する領域と三二度Cで転移する領域を共有する培養皿表面(図4・12)を二七度Cにすると、このcopolymerの円状領域は二五度Cの転移温度より上になりますから疎水性になります。ところがPIPAAmのほうは三二度Cよりも低い温度ですから親水性です。この培養皿に細胞を入れて二七度Cで培養すると、copolymerの領域だけ細胞が接着します。次に、温度を上げて三七度Cにし

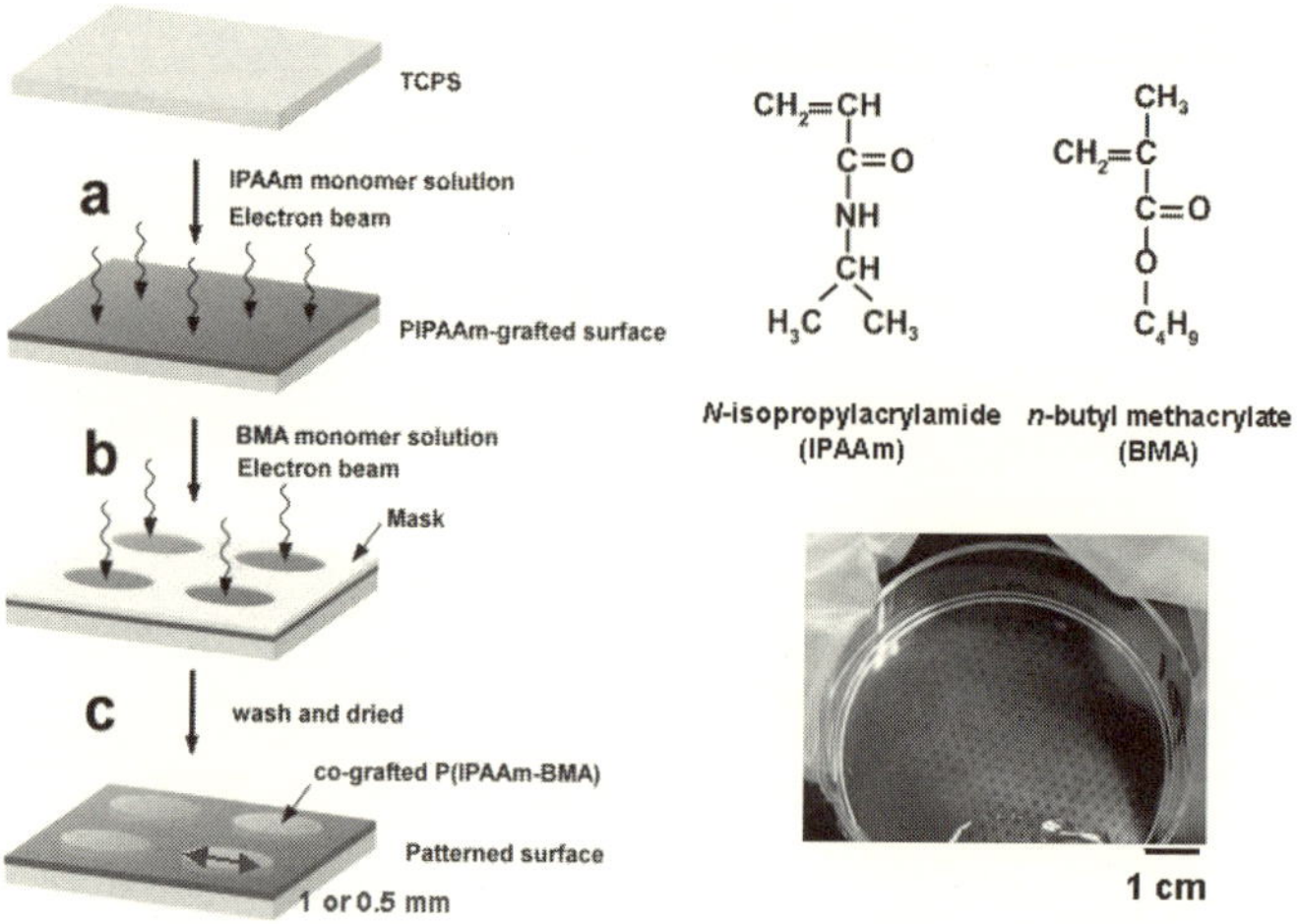

図 4.13　温度応答性ポリマーの二重パターニング作製法

ますと、このPIPAAmのところが疎水性になりますので、そこに細胞が接着できるようになります。

この培養皿を用いると、二種類の細胞をパターン化した細胞シートをつくることができます。この培養皿の温度を二〇度Cにしますと、両方とも親水性に変化しますので、細胞シートはきれいに剥離します。

図4・13のような二重にパターン化された表面は、マスクを用いた方法あるいは図4・3に示したマスクレス光重合法でマスクを使うことなくつくることができます。

三七度Cにしますと、全面が疎水性ですから細胞は表面全体に接着して増殖します（図4・14左写真）。ところが、二七度Cにしますと PIPAAm は親水性ですから、海状領域には細胞は接着できません（同図右写真）。

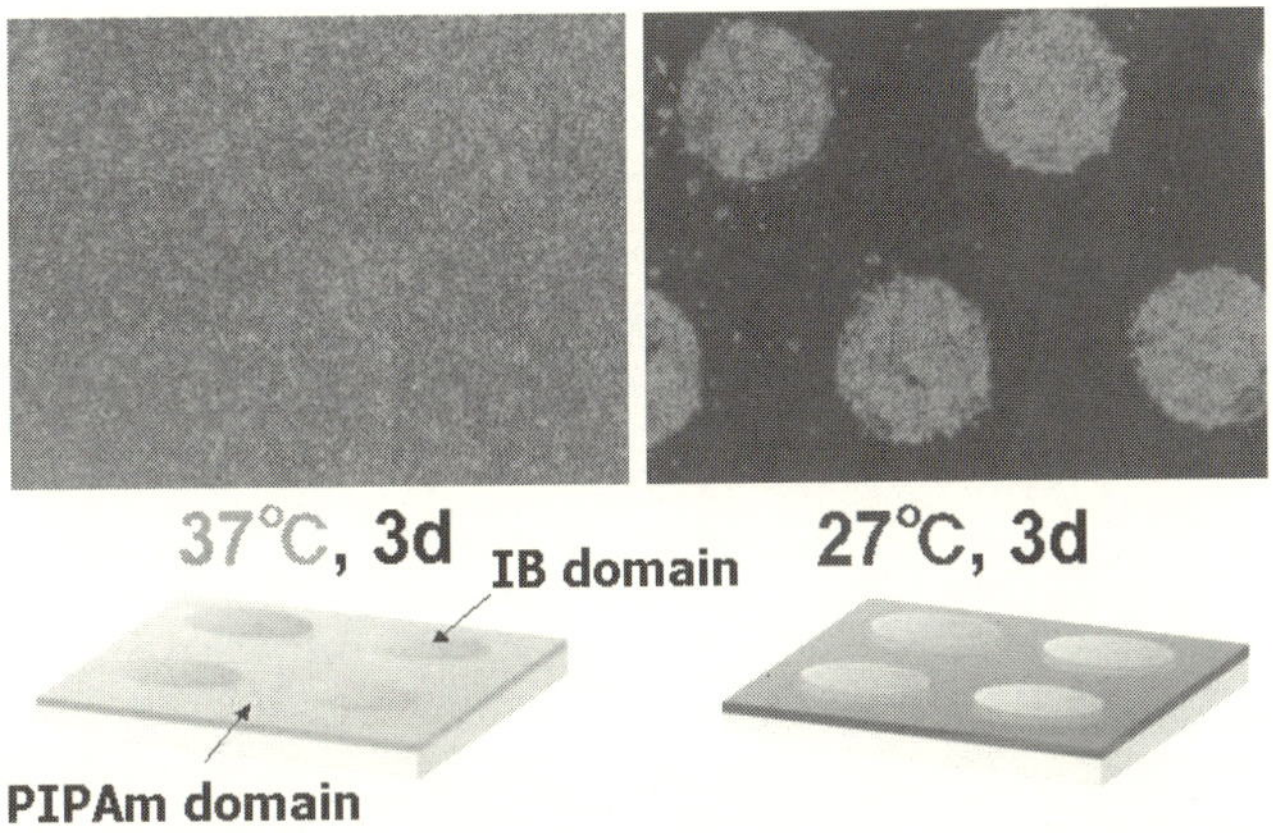

図 4. 14　温度応答性ポリマーの二重パターニング表面への細胞接着

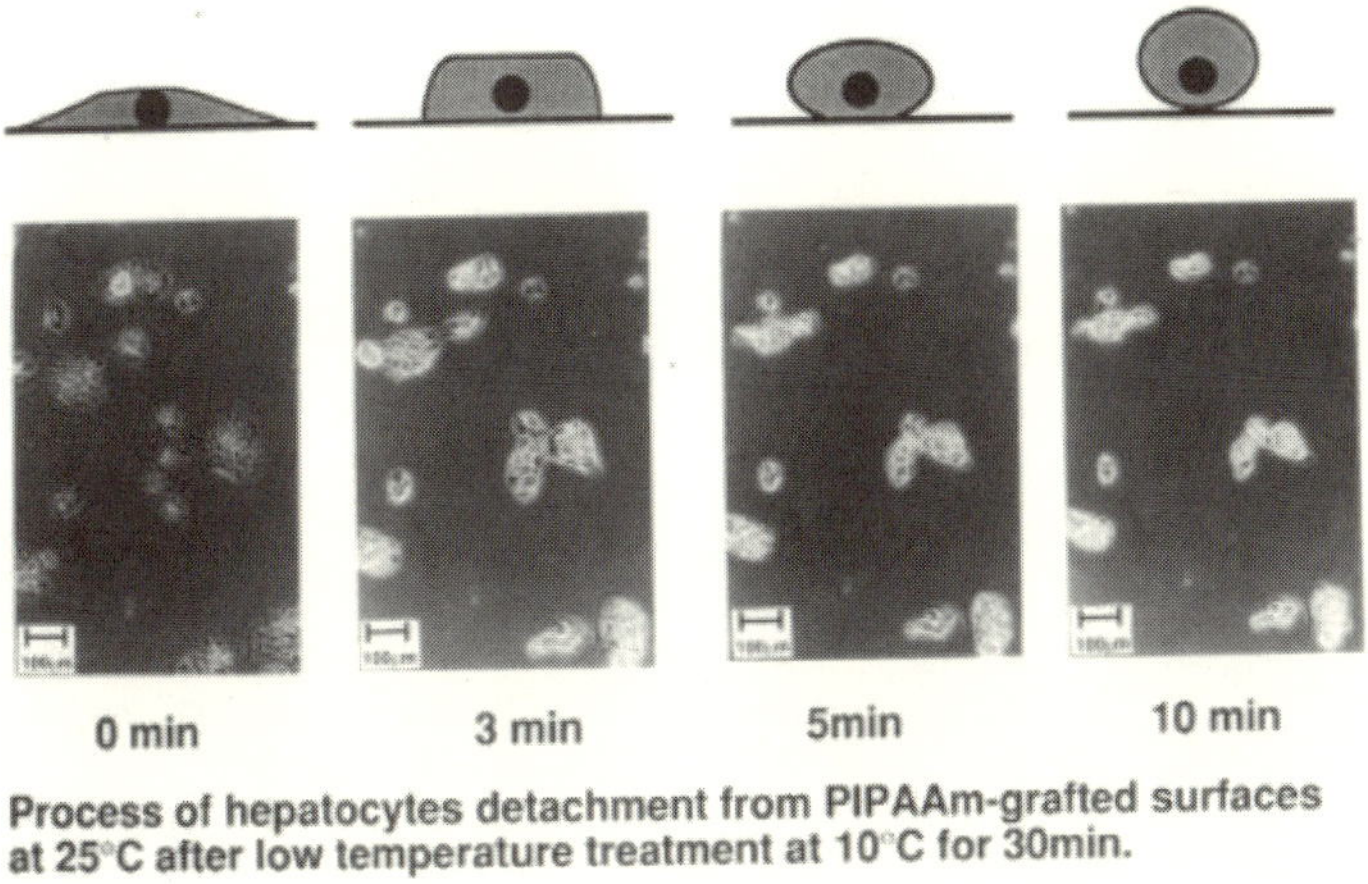

図 4. 15　温度応答性ポリマーを固定した表面からの細胞の剥離（T. Okano et al, Biomaterials, 1995; 16; 297）

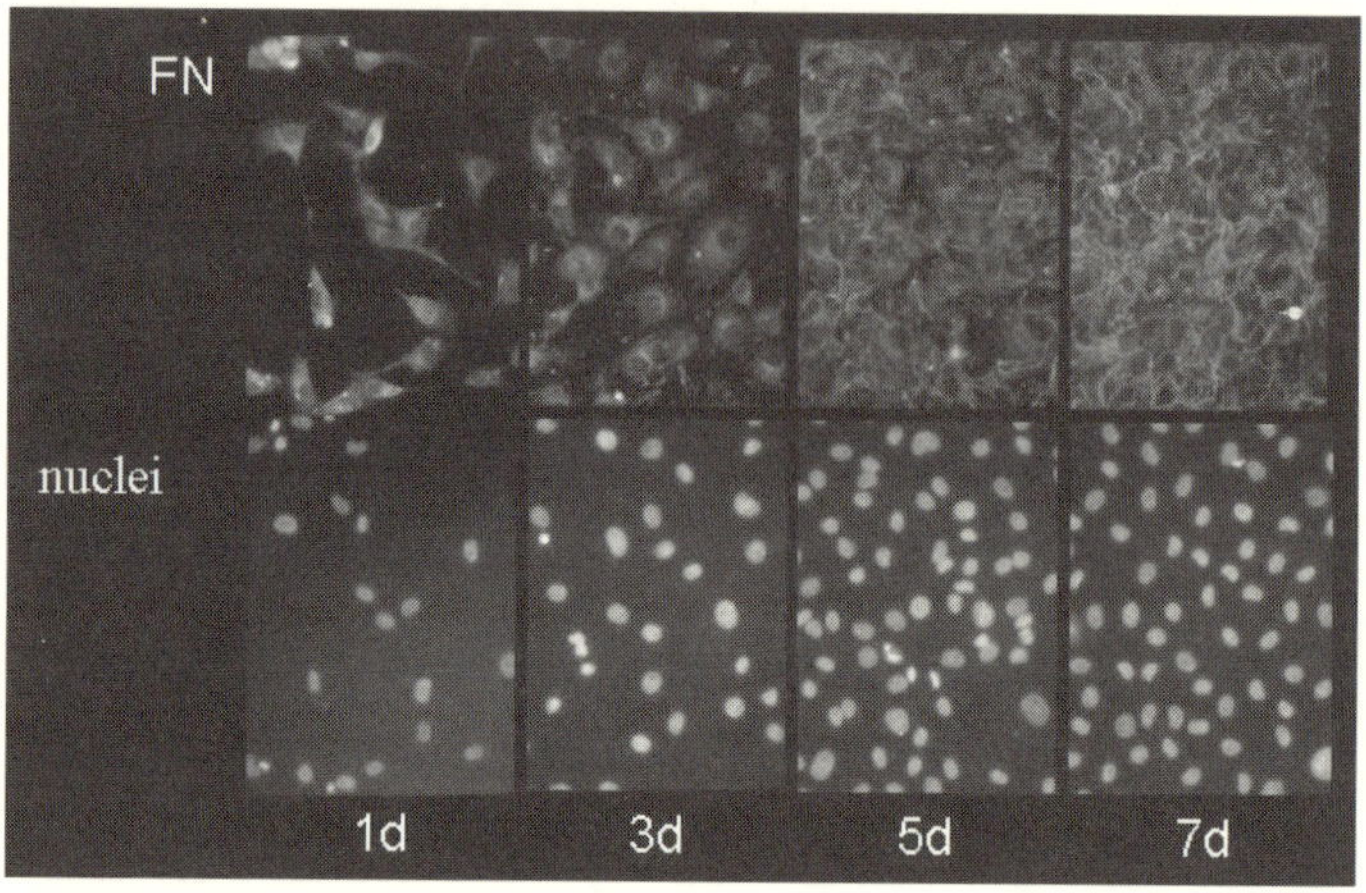

図 4. 16　細胞の増殖とフィブロネクチン

二重パターン化された培養皿を用いて、一種類目の細胞を二七度Cで培養すると島状領域に細胞は接着します。次に三七度Cにして二種類目の細胞を培養すると、海状領域に細胞は接着します。このようにして、二種類の細胞からなる細胞シートをつくることができます。次に温度を二〇度Cに下げると、この細胞シートは培養皿の表面から剥離しますので、それを回収できます。

細胞自身が分泌したラミニン5やフィブロネクチンのようなたんぱく質あるいは血清中に存在する接着たんぱく質が培養皿表面に吸着して、そこにインテグリンを介して細胞は接着します。

細胞が接着している培養皿の温度を下げると、膜表面と細胞の間に水和層ができて、水が入ってくるので、このたんぱく質と同時に細胞全体が剥離します（図4・15）。細胞の構造と機能を損なうことなく、剥離・回収することができます。

今までは、単層の細胞シート作製後、酵素処理やトリプシン処理をすると、接着たんぱく質が切られるのと同時に細胞間のジャンクションが切られてしまいました。

新しい方法で、接着たんぱく質とジャンクションたんぱく質を維持したままで、細胞シートを取り出せるという技術を実現することに成功しました（図４・16）。

第三節　細胞シート工学の再生医療への応用

二〇〇四年に文部科学省の二十一世紀ＣＯＥに応募したテーマが採択されました。東京女子医大の私のいる研究所で心筋・膀胱・食道などの組織や臓器をつくり、形成外科のグループが皮膚をつくり、眼科のグループが網膜色素上皮細胞シートをつくり、そして阪大との共同研究で角膜の上皮・内皮細胞シートをつくっています。

歯根膜が破壊されると、歯槽骨が落ちてきて歯がグラグラして、抜けてしまいます。歯の表面に歯根膜細胞シートを移植すると、歯槽骨が再生してきて、きれいな界面ができて、歯が安定します。倫理委員会を通りましたので、近いうちにこの臨床を始めたいと思っています。これは、東京医科歯科大の口腔外科と一緒に始めている治療です。

一枚のシートは、二次元です。二層以上重ねると、三次元になります。動く心臓の筋肉を図４・17に示すような方法で多層にすると、単に構造的に重ねるだけではなく、機能的にもつながった

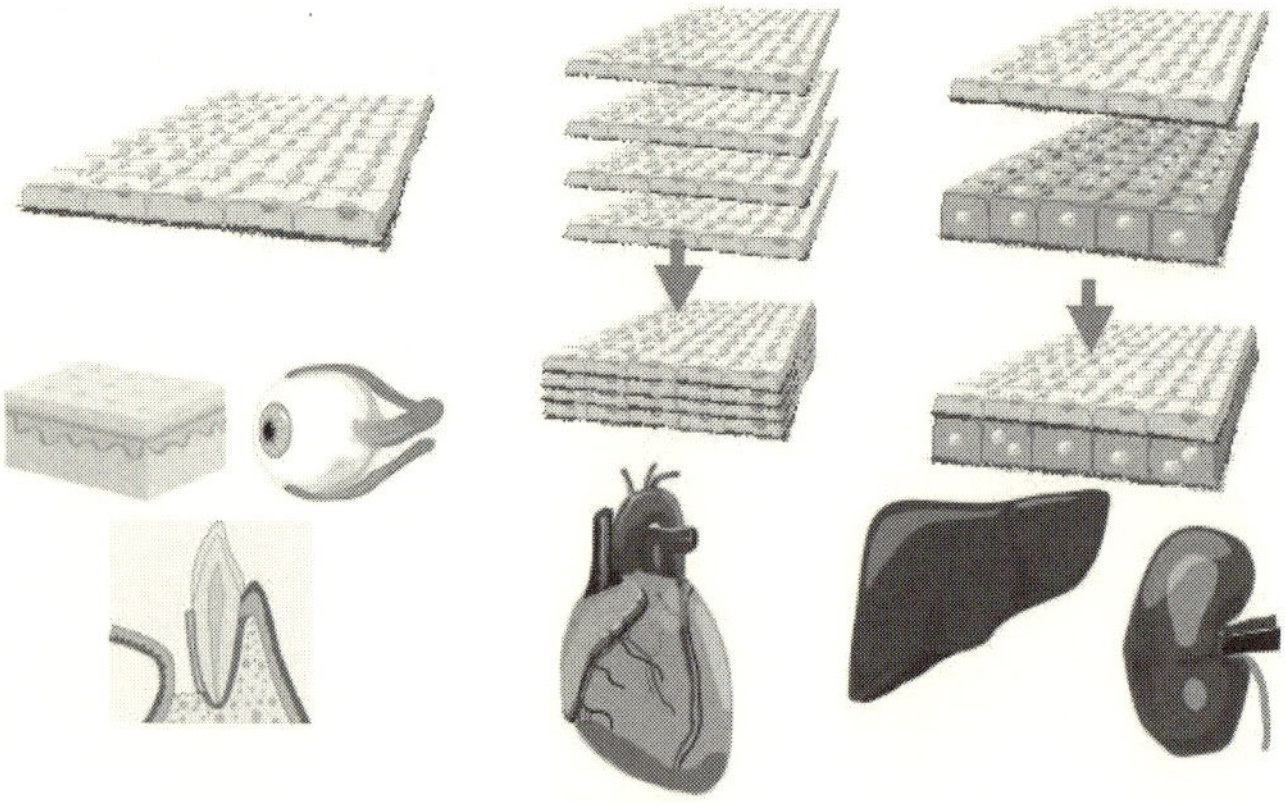

図 4.17　三次元細胞シートによる組織再生模式図

組織をつくることができます。また、肝臓や腎臓の三次元組織もつくり始めています。

角膜シート

細胞シート工学による治療のイメージをつかむために、角膜治療の話をします。

ご存知のように、角膜はコンタクトレンズが乗っている眼の一番外側の透明な組織です。我々の身体の中で血管のない組織は角膜と軟骨です。図４・18は、角膜の構造と模式図です。この上皮細胞シートをつくっておいて、移植して治療をします。

図４・18に示したように、上皮層、それから角膜実質があって、最内側は角膜内皮層があります。たとえば、図４・19左写真に示すように、アルカリで目をやられて角膜上皮のステムセルがなくなってくると、結膜というまわりの組織が入ってきて、角膜の透明性が失われ、目が見えなくなってしまいます。

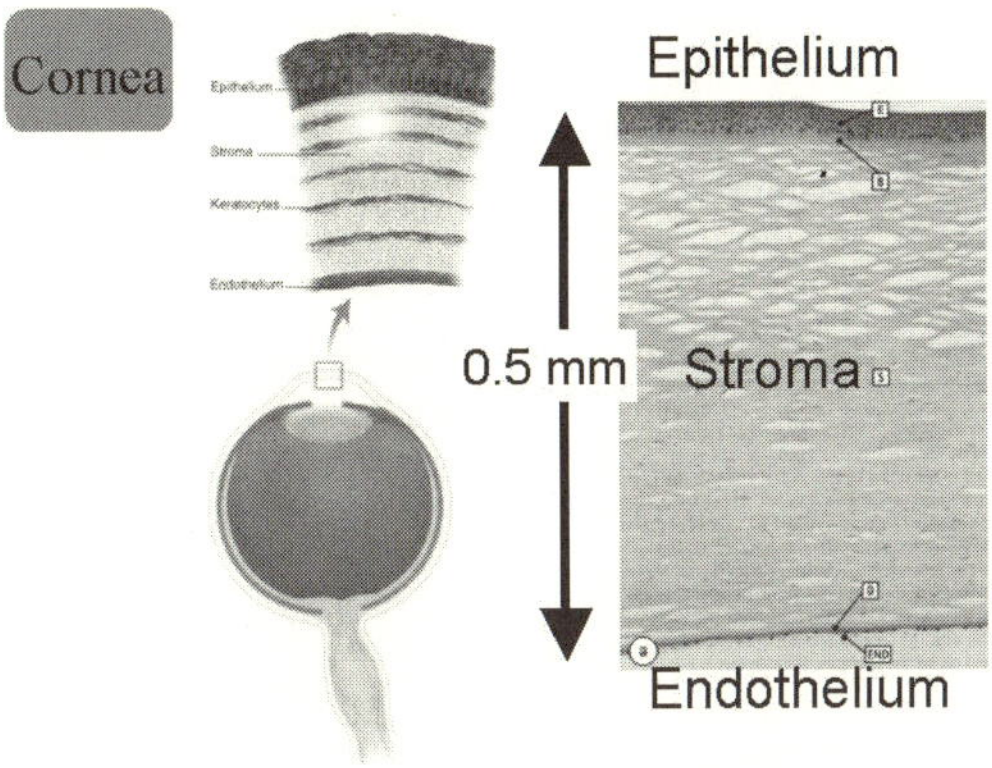

図 4. 18　角膜の構造と模式図

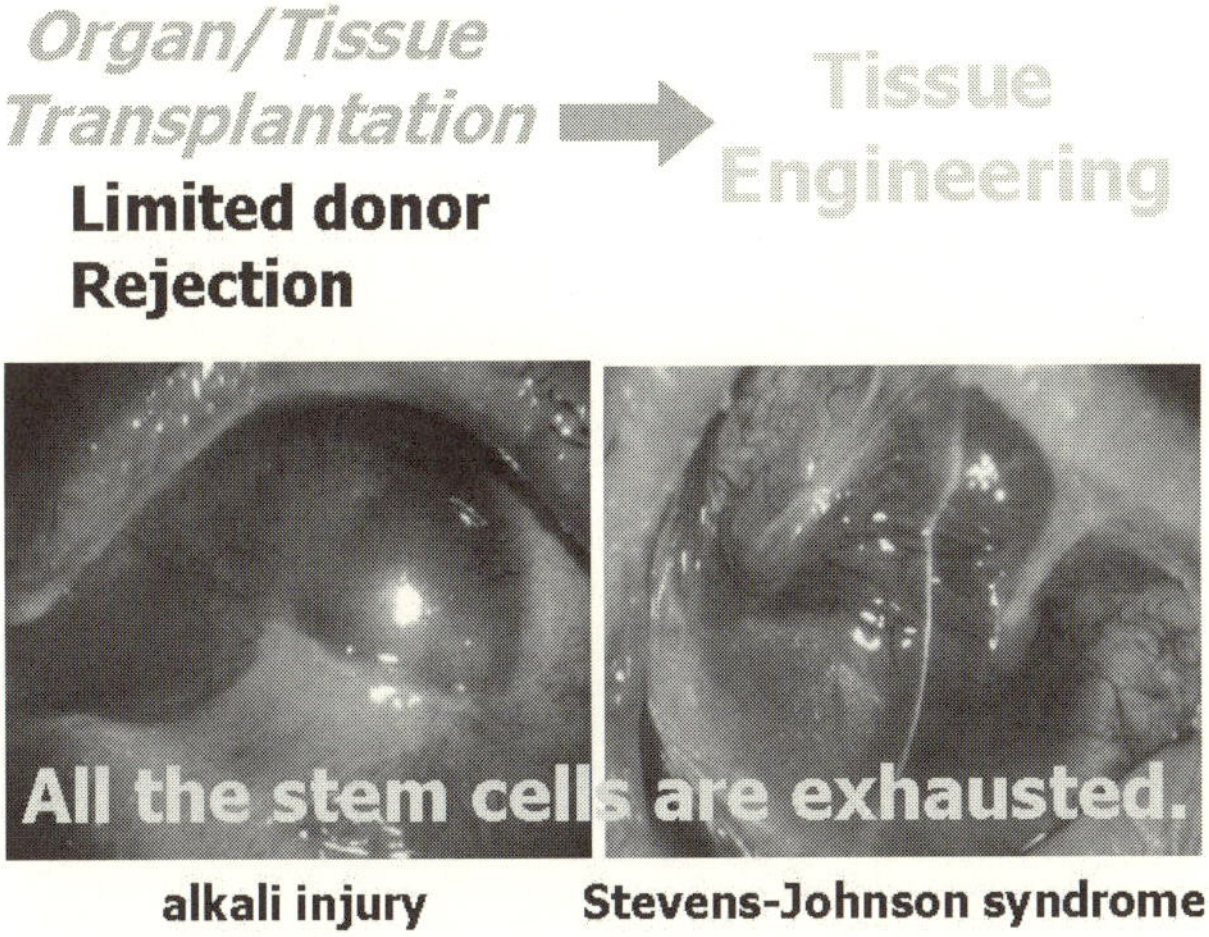

図 4. 19　再生医療が必要な角膜疾患（左写真：アルカリによる損傷、右写真：スティーブンス・ジョンソン症候群）

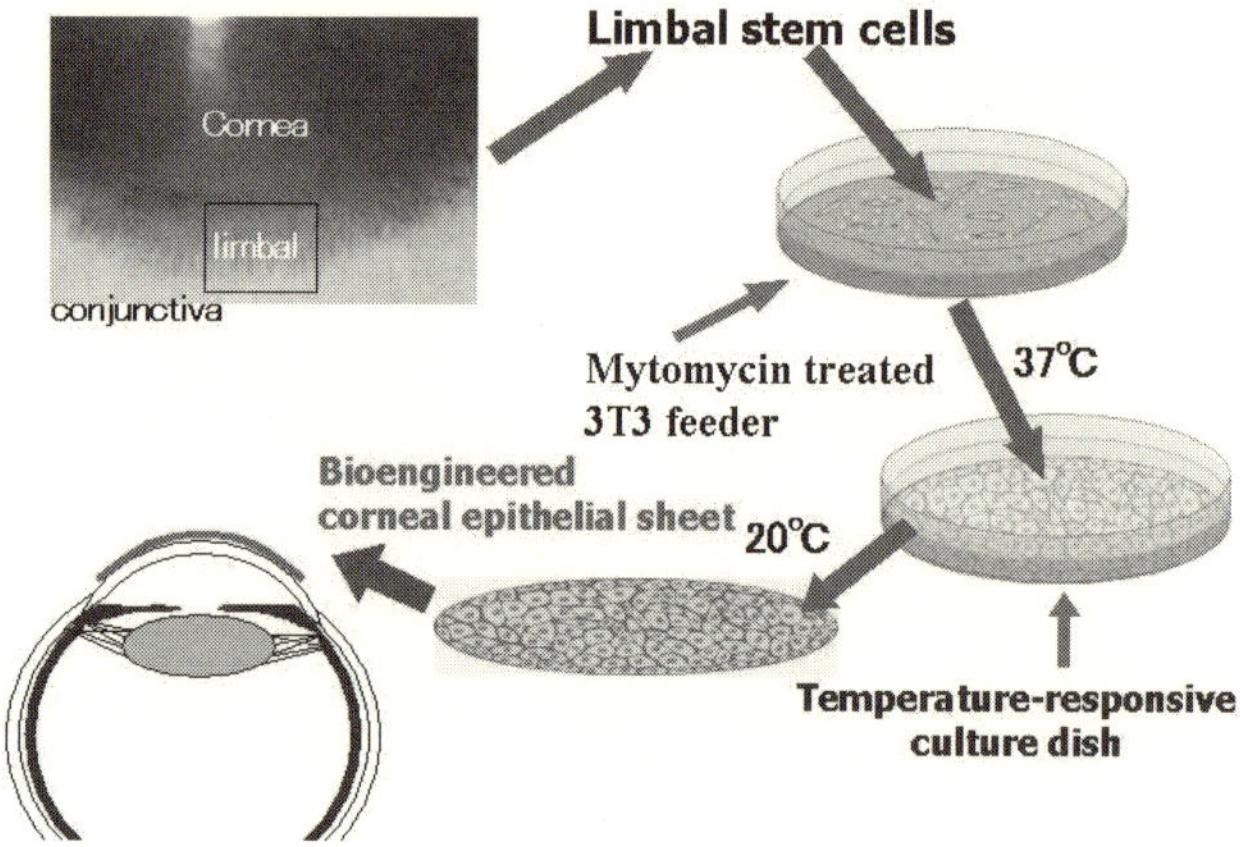

図 4.20　細胞シート工学を用いた角膜上皮の再生医療

また、薬の副作用であるスティーブンス・ジョンソン症候群（同図右写真）という病気ですが、上皮細胞がなくなると結膜が入ってきて透明性がなくなってきます。

東北大の眼科西田教授との共同研究で臨床を始めてからこれまでに三〇数人の患者を治しており、細胞シートを使った新しい治療法を成功させています。どのようなことをしているかというと、黒目と白目の間の輪部角膜から細胞を二平方ミリメートル採ってきて、それをマイトマイシンで処理した 3T3 feeder 細胞とコカルチャーして三層くらいの上皮細胞シートをつくり、それを温度を下げて剥離させ、これを目に貼りつけます（図4・20）。

細胞シートは通常三七度Cで培養してつくります。二平方ミリメートルの細胞からこの大きさのものをつくります。一枚の細胞シートになるまで、だいたい二週間かかります。シート作製後三七度Cから二〇度Cに温度を下げて、ていねいに端を外しておきます。細胞シートを剥離しやすくするために、ドーナツ型の支持膜を細胞シート上にのせて、両者を一緒に剥がします。そうすると片面にフィブロネクチンやラミニン5のような

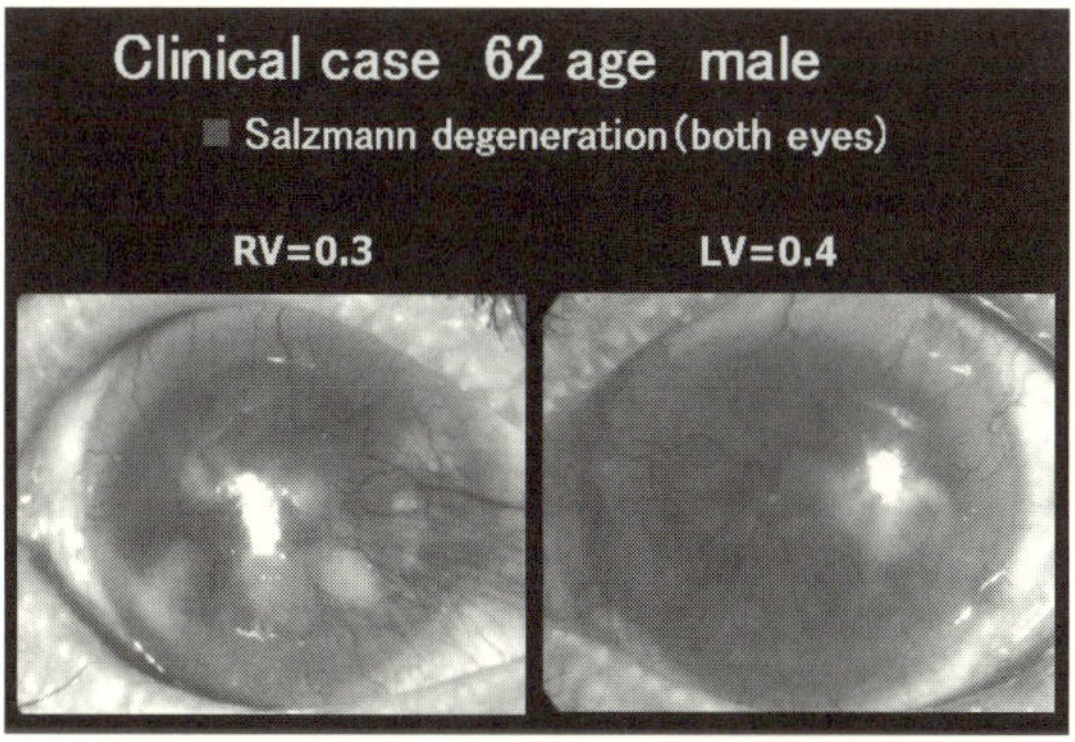

図4.21　ザルツマン変性症患者の臨床症例

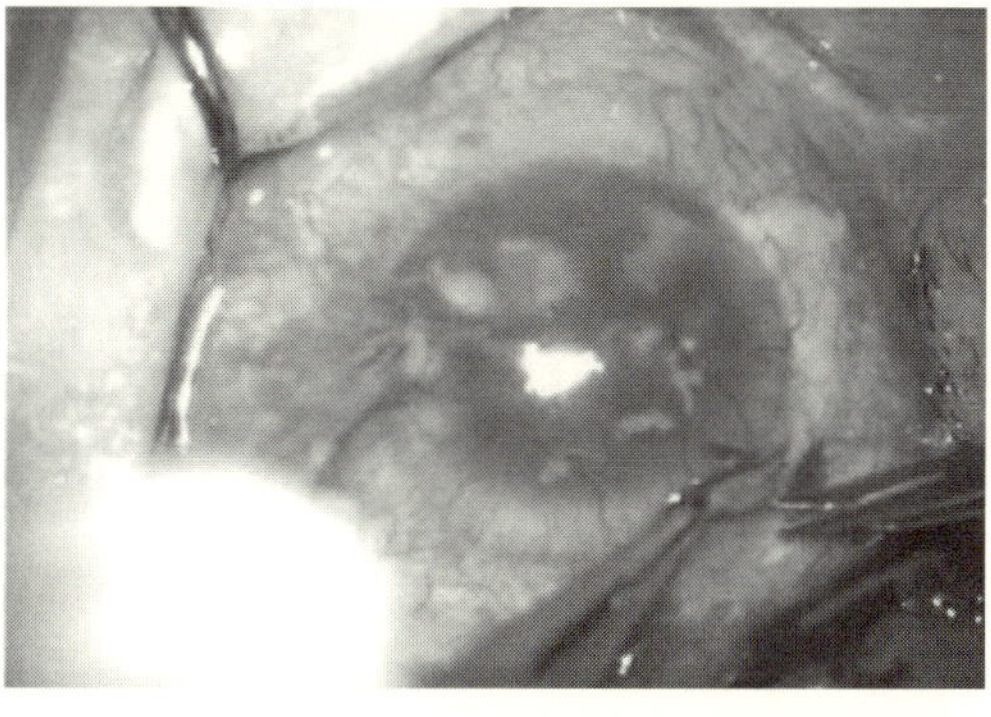

図4.22　ザルツマン変性症患者に対する再生治療

接着たんぱく質が保持されたまま、細胞シートをきれいに剥がし出すことができます。

私たちの細胞シートを使った最初の臨床は、ザルツマン変性症の六十二歳男性の眼の治療でした。図4・21に示すように、角膜上皮のステムセルがなくなり、血管が入ってきて濁ってきています。

外科的に結膜組織を外してしまえばしばしば視力が回復します。ですから結膜組織を外して（図4・22）、上皮の細胞シートを目の上にのせて上から押さえれば、全く縫合することなく接着します。これで手術は完了です。

口腔粘膜細胞シート

両眼の上皮細胞がない人に対しては、親や兄弟から二平方ミリメートルもらって細胞シートをつくり、それを移植しています。今までは角膜を死体から採っていました。それで一つの角膜を一人にしか移植できなかったので、圧倒的にドナー不足でした。私たちの方法ですと、一体の死体からとった角膜から、五〇〜一〇〇人分くらいの角膜シートがつくれるのです。それより、ドナーがなくても親や兄弟という生きている人からの細胞を使うことができます。問題は、これまで他家移植（アロジェニック）は、免疫系が非常に亢進した患者には、適用できませんでした。我々の方法ですと、そういう患者に対しても、本人の口腔粘膜細胞を用いることによって、目の治療ができます。この方法で目を治した後には、図4・23に示すようなきれいな目になります。

この人は現在二年くらい経っていますが、きれいに治っています。

免疫系が非常に亢進して、角膜移植を何回やっても全部落ちてしまう患者に対して、患者本人の口から採った口腔粘膜の細胞を使って、角膜上皮細胞シート治療が可能になりました。

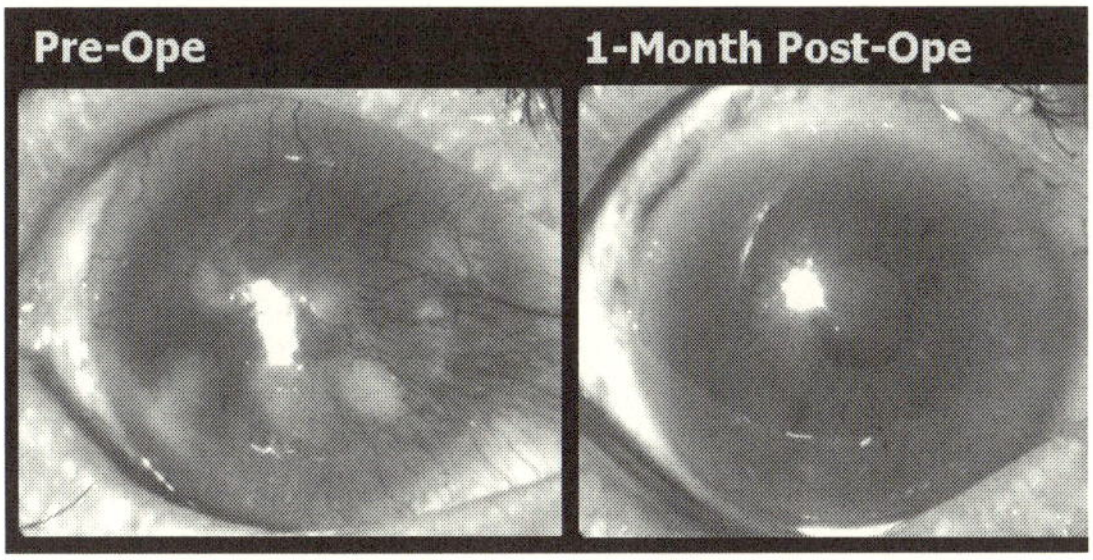

図 4. 23　治療後の角膜。血管の進入が認められない。

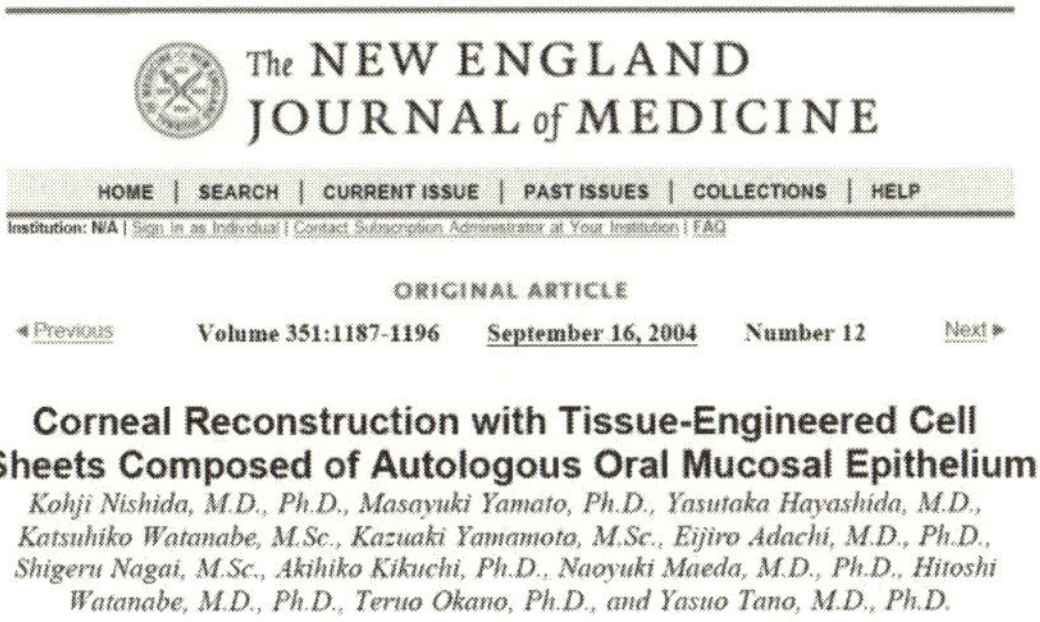

The NEW ENGLAND JOURNAL of MEDICINE

HOME | SEARCH | CURRENT ISSUE | PAST ISSUES | COLLECTIONS | HELP

Institution: N/A | Sign in as Individual | Contact Subscription Administrator at Your Institution | FAQ

ORIGINAL ARTICLE

◂ Previous　Volume 351:1187-1196　September 16, 2004　Number 12　Next ▸

Corneal Reconstruction with Tissue-Engineered Cell Sheets Composed of Autologous Oral Mucosal Epithelium

Kohji Nishida, M.D., Ph.D., Masayuki Yamato, Ph.D., Yasutaka Hayashida, M.D., Katsuhiko Watanabe, M.Sc., Kazuaki Yamamoto, M.Sc., Eijiro Adachi, M.D., Ph.D., Shigeru Nagai, M.Sc., Akihiko Kikuchi, Ph.D., Naoyuki Maeda, M.D., Ph.D., Hitoshi Watanabe, M.D., Ph.D., Teruo Okano, Ph.D., and Yasuo Tano, M.D., Ph.D.

図 4. 24　口腔粘膜上皮細胞シートを用いた角膜上皮の再生医療。アメリカのトップのバイオ系ジャーナルに掲載。

自己の口腔粘膜細胞シートを目に貼りつけることによって、口腔粘膜を角膜にできるということを臨床で行いました。四人の患者を一年半フォローして、二〇〇四年九月『The New England Journal of Medicine』という雑誌に発表しました。

口腔粘膜上皮細胞シートによる食道がんの治療も試みています。シートを、食道の上皮を切除したところに貼りつける方法です。犬と豚の実験では、成功しています。

一〇〇～二〇〇マイクロメートルの厚さの薄い層に関しては、拡散で酸素とグルコースを補給することができますので、血管はいりません。これでかなりいろいろな治療ができると思っています。しかし、三次元に積み重ねられた細胞シートがあまり厚くなると、血管が必要になります。そして、細胞シートを重ねていったときに、本当に構造と同時に機能がつながっていくかという問題が生じます。

心筋細胞シート

心筋の細胞は、離れていると別々に動きます。これが、細胞同士がくっつくと同期して動くようになります。コネキシン43番を抗体で染色しますと染まることから、きれいなギャップジャンクションができて、二つの細胞が電気的につながることがわかります。つまり、構造がつながると同時に機能がつながってくるわけです。

細胞シートをつくると、細胞シートの全面にこのコネキシン43が発現してきて、ギャップジャ

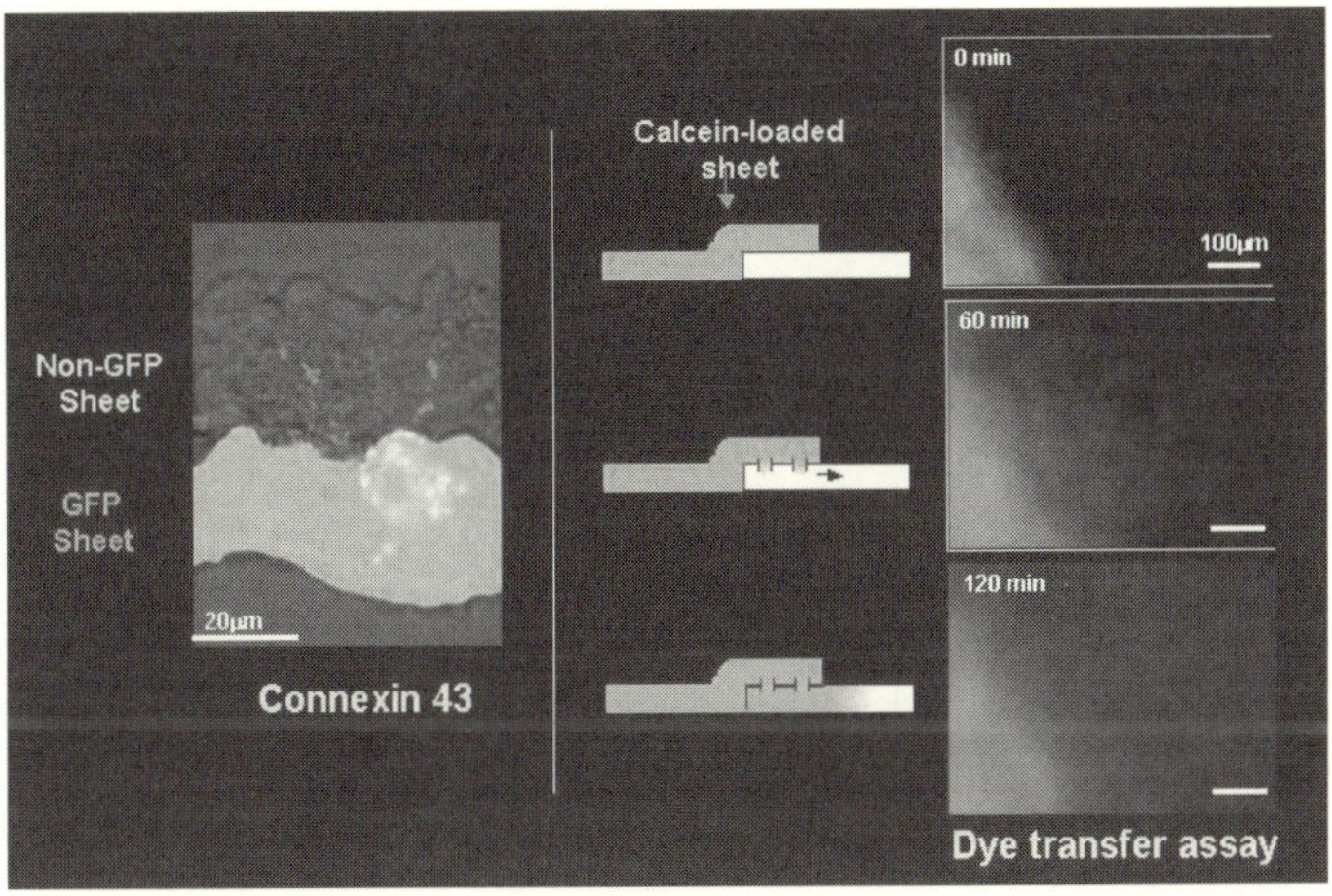

図 4. 25　心筋細胞シートと他の細胞集団の機能的結合。色素移動アッセイの結果、結合が確認された。

ンクションができています。細胞シートAとBを重ねたときに、シートAだけにカルセインという色素を入れておきます。そうしますと、重ねたばかりのときはギャップジャンクションができていませんから、この色素はシートAからシートBに入っていきません。ところが六〇分くらい経ってくると、この色素がだんだんシートBに拡散していくのがわかります。よく見ますと、ちょうど細胞シート間にコネキシン43が発現してきているのがわかります（図4・25）。

シートAの上にシートBをのせているのですが、細胞は別々に動いています。ところがよく見ていますと、シンクロ（同期）してきます。つまり、二つのシートがある時間経つと同期してくるのです（図4・26）。

いつ同期するかということを、電極を用い

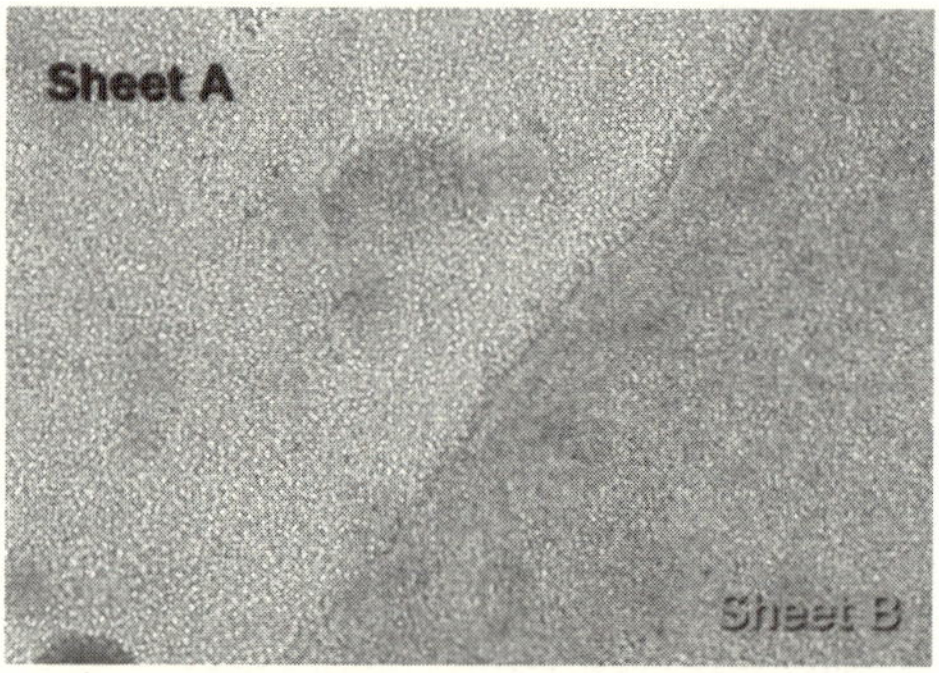

図 4.26　心筋細胞シートと他の細胞集団の機能的結合。拍動の同期が観察された。

てもう少し詳しく調べました。A、B、Cのところでシグナルを取ってみます。Aではシート1のシグナルが取れて、Cではシート2のシグナルが取れるのですが、Bでは両方の細胞シートのシグナルが取れています（図4・27）。

これを時間で追っていきますと、三四分くらいからだんだん近づいてきて、四五分くらい経つとこれらの二つの細胞シートは完全に同期してしまいます。これは先ほど説明したギャップジャンクションが、細胞シート間で三〇～四五分で完全に電気的につながることを示しています。

すなわち、細胞シートと細胞シートを重ねたときに、コネキシン・ヘキサマーが二つ結合し、これがギャップジャンクションになるのです。細胞シート間でコネキシン・ヘキサマーが動き、ギャップジャンクションを形成し、電気的な結合を起こします。この時間が三〇～四五分であることがわかりました。

図4・28は、**collagen membrane** の上に心筋細胞シートを四層重ねたものです。この新しい心筋細胞シートは、グルコースと酸素を供給すれば動き続けます。今までは顕微鏡下で細胞が動

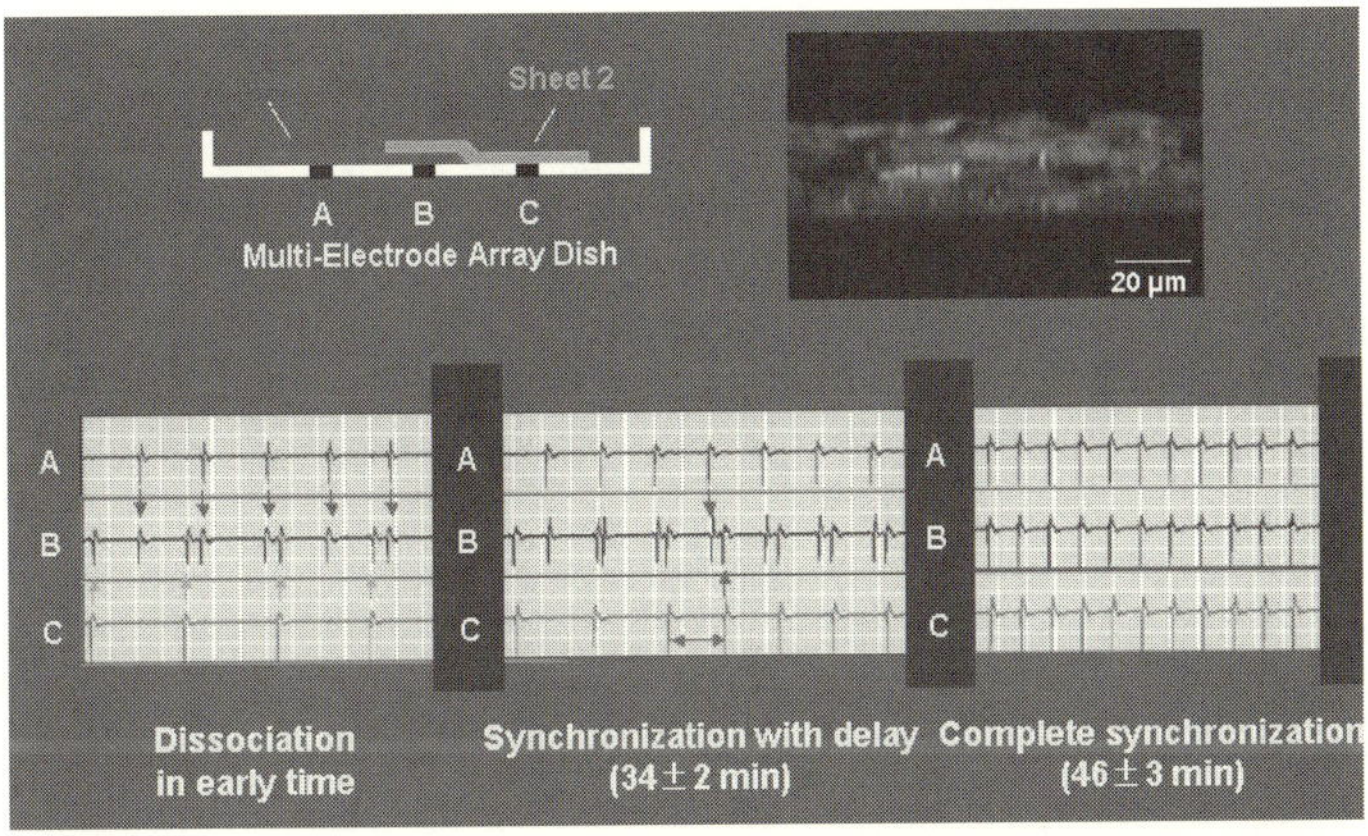

図 4. 27　心筋細胞シートと他の細胞集団の機能的結合。心電図の同期が観察された。

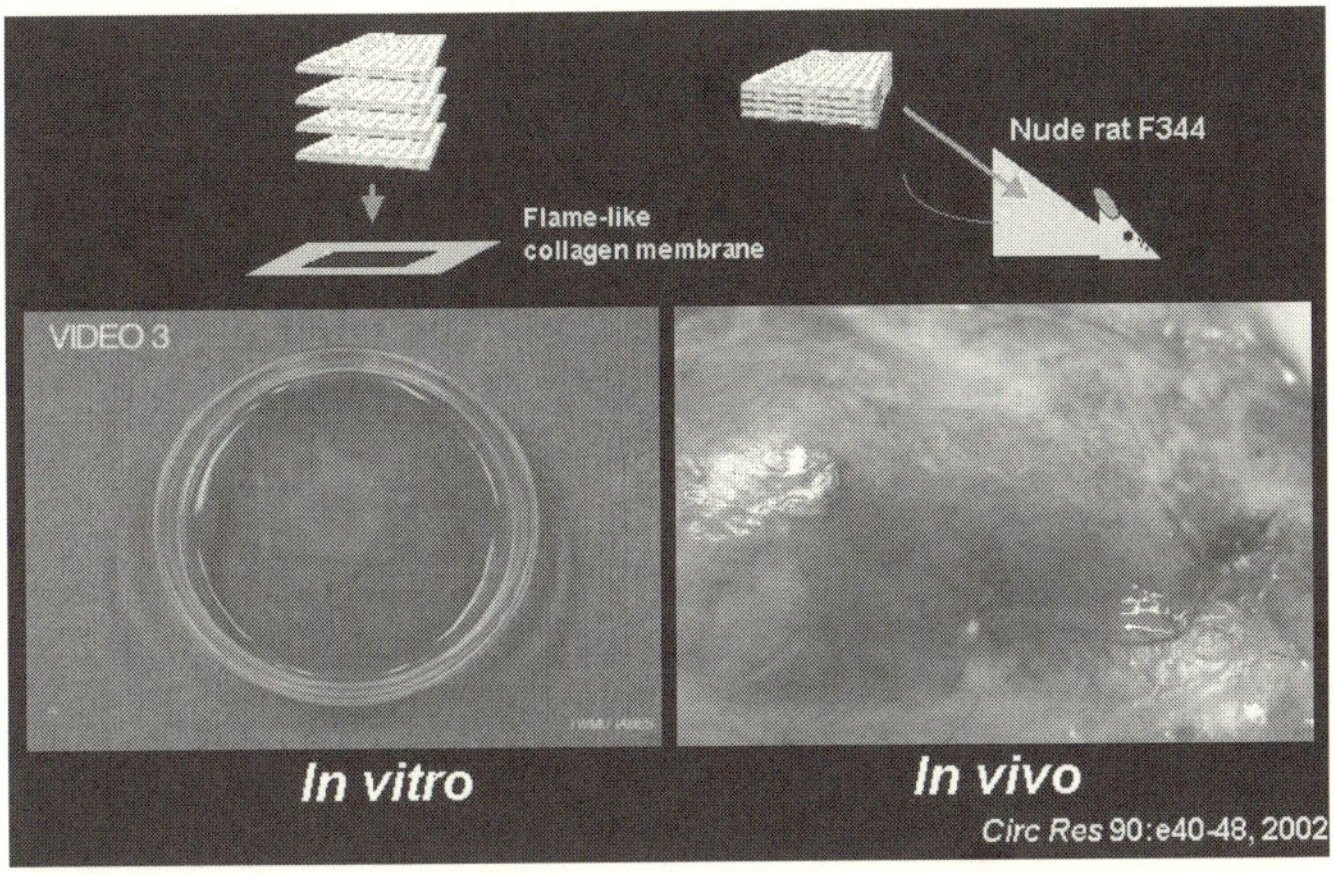

図 4. 28　4 層の心筋シート（左）とヌードラットへの移植（右）。二つの心電図が取れるラットの作製に成功した。多層化された心筋細胞シートは同期して拍動する。

くことはあったのですが、目視下で、手で触れる筋肉が拍動して動く細胞シートは、私たちのグループが最初につくったのだろうと思います。

これを皮下に入れるのですが、皮下に入れたときにどれくらい拍動が維持されると思いますか。四層だと一〇〇マイクロメートルくらいになるのですが、これは血管がなくても生きられるギリギリの厚さです。これを皮下に入れると、皮下で一年以上にわたって動き続けています。最初は、そんなに長く拍動し続けるとは思っていませんでした。もともとの心臓の心電図と、背中の心筋の心電図の二つの心電図が取れるラットがつくれます。この心筋は皮下で活性を弱めることなく、その拍動をずっと繰り返して、非常に安定しています。一日以内にこの心筋の中に毛細血管が入ってくるのです。心筋は非常に酸素消費とエネルギー消費が激しいので、虚血状態になっています。そのために強烈に毛細血管を引き込んでくるのです。

毛細血管がどういうふうに引き込んでくるかを調べました。我々は生まれたばかりのラットの心臓の細胞を培養しています。その心筋の細胞の中に一〇％くらいの血管内細胞が入っています。血管内細胞を含んだものでシートをつくっているのですが、GFPという蛍光の色が出るようなものでつくった心筋シートをノーマルのラットに入れます。逆にGFPを発現しているラットにノーマルの心筋シートを入れます。この両方法で毛細血管生成の様子を調べてみました（図4・29）。私たちは最初、ホスト側から血管が入ってくるのだろうとばかり思っていました。

図4・30の左上写真の灰色の部分と右上写真の黒い部分が、移植した心筋のグラフトです。よ

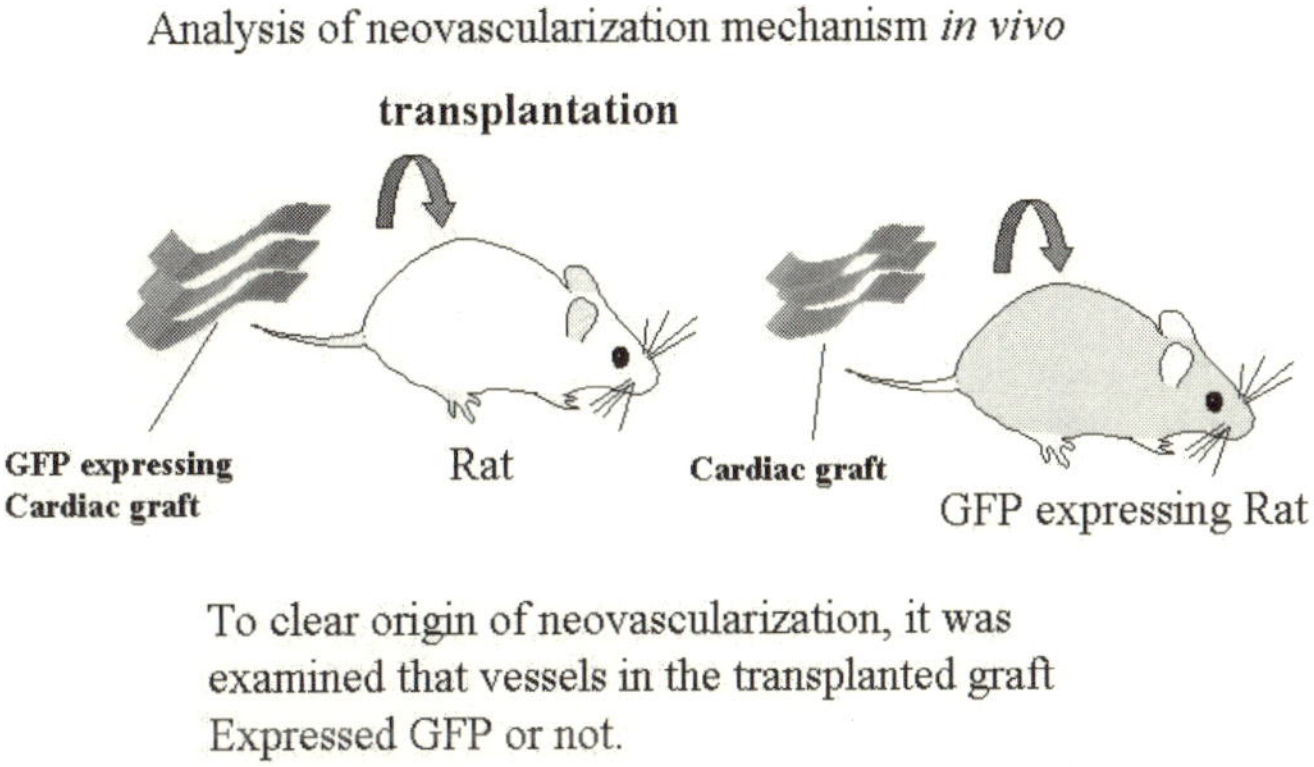

図 4.29　GFP 発現ラットで作製した心筋シートの通常ラットへの移植（左）と通常ラットで作製した心筋シートの GFP 発現ラットへの移植

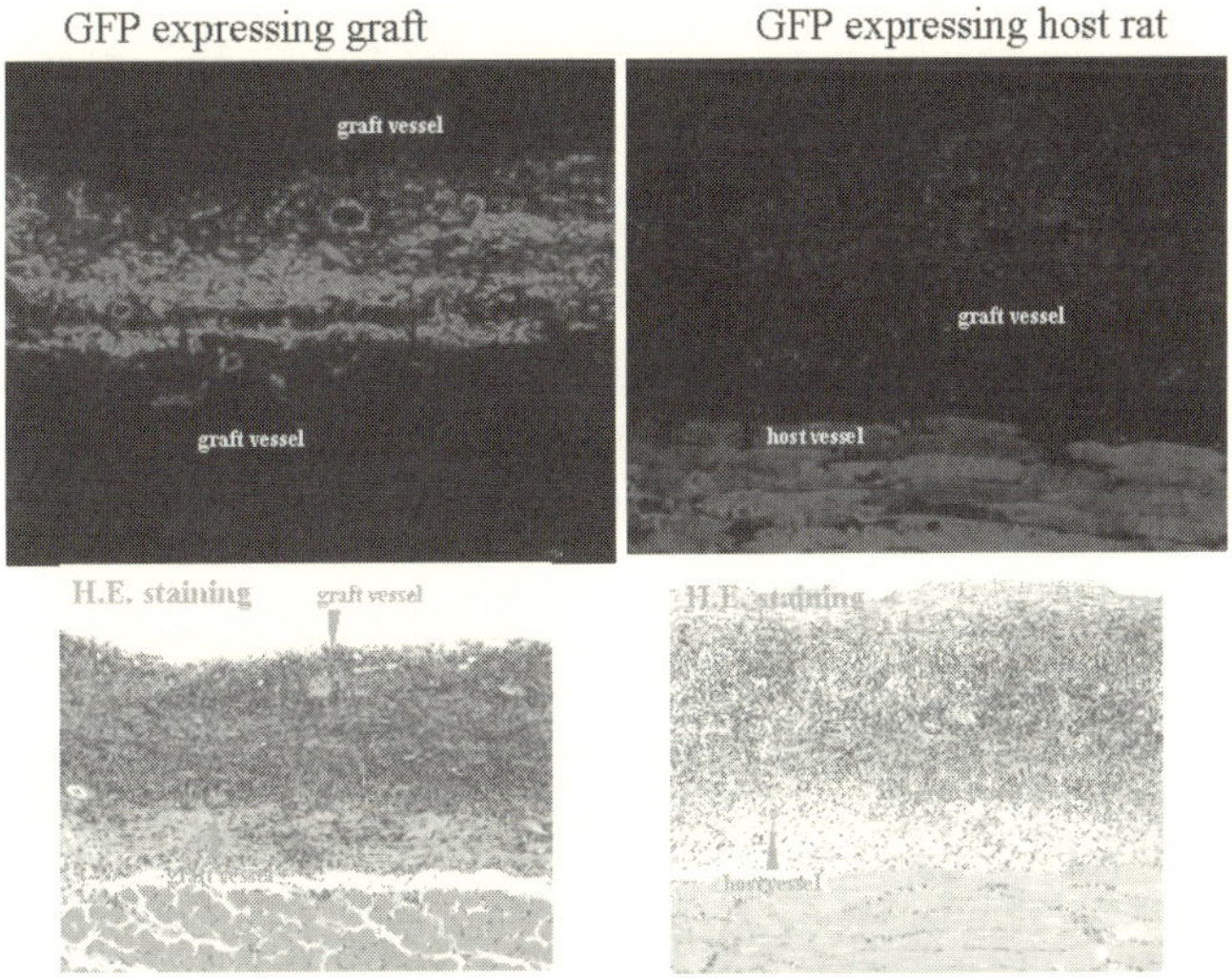

図 4.30　心筋移植ラットの血管形成。ホストからの血管形成ではなく、移植細胞による形成が観察された。

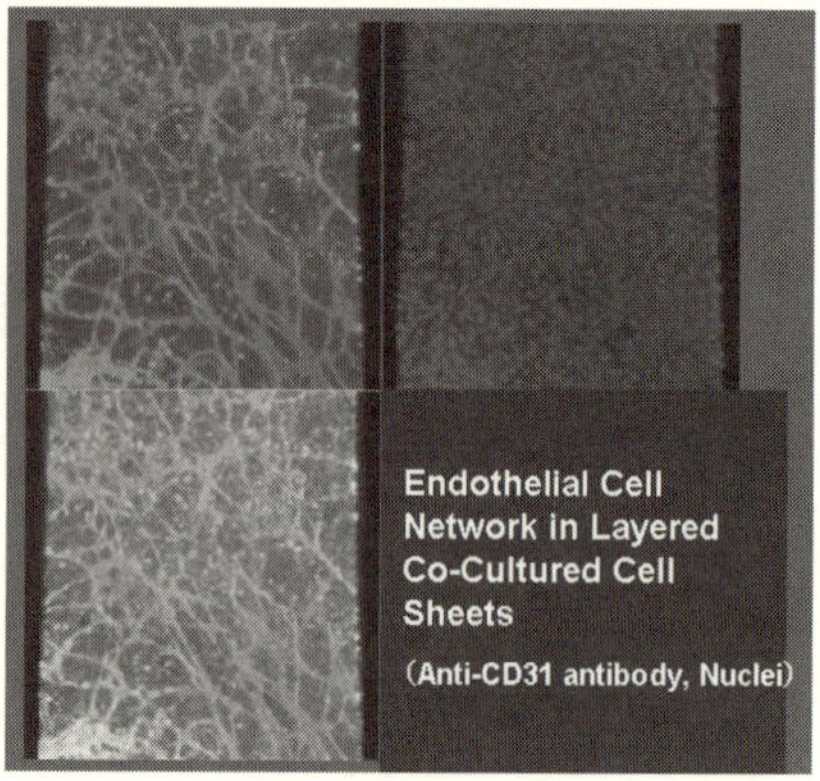

図 4.31　重層化した心筋シートの血管化。Anti-CD31 抗体の染色で確認された。

く見ると、左側の系では心筋組織内の毛細血管の内細胞はすべて色がついています。すなわち、移植心筋組織側からの細胞である毛細血管内の内皮細胞が血管をつくっているのです。右側の系では、ホスト側から血管が入ってくるのであれば、そこに毛細血管ができているはずです。ホストのほうがGFPを発現していますから、毛細血管があれば、それに色がつくはずです。しかし、これでは色はついていません。

　培養してシートを重ねているうちに毛細血管ができあがってくるのです。最近、**Anti-CD31** 抗体で血管内細胞を選択域的に染めることに成功しました（図4・31）。見ていきますと、培養していく間に心筋組織に血管の内皮細胞が毛細血管網をつくり、これをシートで重ねていくことによって、シャーレの中で毛細血管ができてくるわけです。これを身体に移植したときにホスト側の血管と一気につながって、ここに血液が流れるだろうと私たちは考えています。

　厚さ一〜二ミリメートルの大きい心筋組織を一度に細胞シートを重層化させてつくっても、中でネクローシスが起きてしまいますが、厚さ一〇〇マイクロメートルくらいにつくっておくと拡

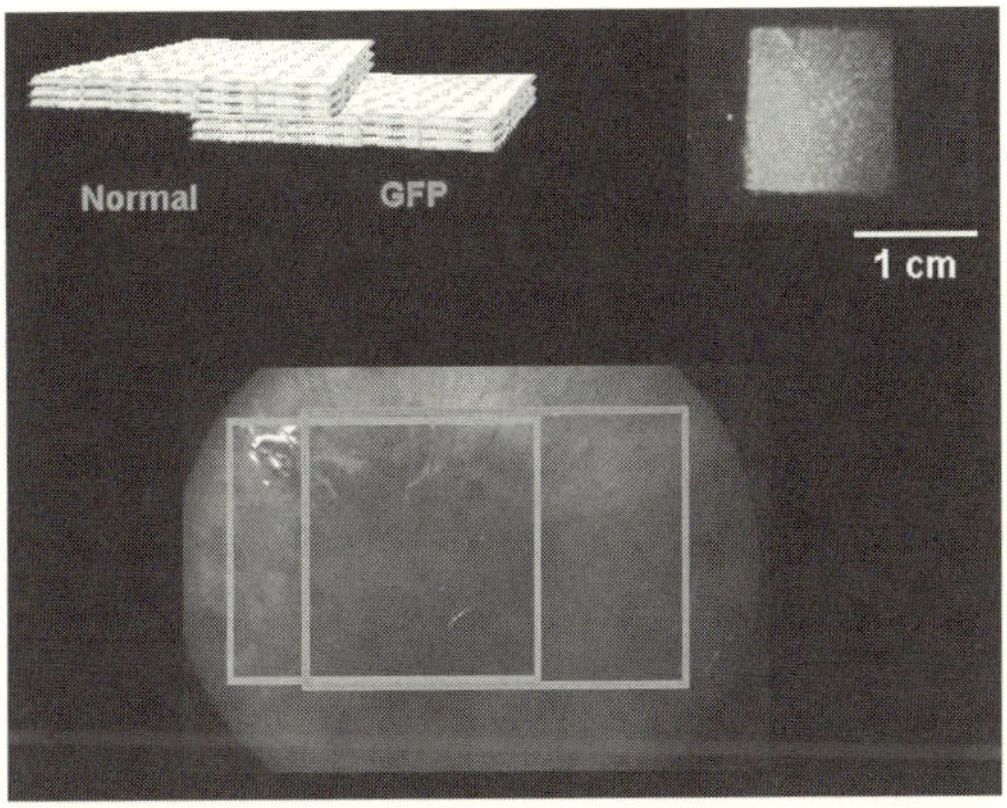

図4.32　3層の心筋シートを2回移植することにより、6層の強固なシートをネクローシスすることなく移植することに成功した。

散で酸素と栄養が供給され、その間に血管がすぐにつながります。つながった後に三層とか四層にして再び移植する方法で大きくしていくことができます。図4・32は、三層の上に三層を重ねたもので、一日目にグリーンに染めた心筋シートを入れておいて、血管ができた後に次の三層を入れると、その三層と三層の二つがつながってくるわけです。六層のものを一時に入れると、栄養や酸素が供給できないためにネクローシスが起きるので、このような方法で厚くしていきます。

我々はこの移植を繰り返すことで、厚さ一ミリメートルとか二ミリメートルの心筋のシートをつくることができます。

おわりに

細胞からシートをつくって、それを移植して治療する話をしました。薄いものに関しては、今の方法で何とかできるようになってきています。厚さ二〇〇マイクロメートルから一ミリメートルくらいのシートに関しても何とか血管ができるようになってきていますので、これからは少し厚い組織に挑戦しながら新しい治療ができるような局面を探っていきたいと思っています。

この領域の研究は、医学と工学が融合したプロジェクト編成が必須です。大和准教授、清水准教授はそれぞれ細胞生物学、循環器内科学を専門とする研究者であり、私のプロジェクトチームを強力に推進させています。この場を借りて謝意を表します。

第五章　臨床に直結した研究の推進を

宮永　豊

はじめに

私は整形外科医で、関節リウマチや変形性関節症といった関節疾患を中心に手術や治療をやってきました。人工関節による手術や治療は、一九七〇年代初頭、東大にも導入されました。最初はいろいろな試行錯誤がありました。その後、人工関節研究の一端を担ったことや治療の責任者だったこともあり、私たちは臨床的な現場においてさまざまな問題点に遭遇することになりました。それらの解決を図るために行った研究についてお話しします。

第一節　人工股関節の発展と課題

表5・1は、股関節を中心とした人工関節の歴史です。骨セメント、レジンをビスで留めるというのは十九世紀の頃にあったようです。近代的な意味では、ボストンのスミス・ピーターソンが股関節にカップ関節形成術を行ったのが最初だろうと思います。その頃、さまざまな工夫が世界中で行われてきましたが、最終的に現代の基礎をつくったのは一九五九年、イギリスのジョン・チャンレーです。彼が **low frictional arthroplasty**（低摩擦性人工関節）をつくりました。今の人工関節の始まりであると考えてもいいと思います。ジョン・チャンレーは人工股関節を完成させましたが、素材やメタル対プラスチックのコンビネーションに関しては、ありとあらゆる四肢の人工関節の基本になっています。特に股関節においては、今でもチャンレーのスタイルがゴール

ドスタンダードであるといってもいいと思います。その後さまざまな工夫がありました。健全な骨を削ってしまうのはもったいないから、表面だけ削って置き換えてしまおうという試みもあったのですが、これはみんな失敗しています。

その後はできるだけ大腿骨の切除量を少なくするためにかなり短いステムを使用する種類のものも開発され、今のところ成績はよいのですが、将来どうなるかわかりません。

表 5.1　人工関節の歴史

1840	J.M.Carnochan	顎関節（木片）
1890	Thomas Gluck	ivory ball & socket joint 骨セメント（レジン、漆喰、軽石の粉末）、ビス
1923	Smith-Petersen	Cup arthroplasty plastic → SS、CoCr
1938	Philip Wiles	THR(SS)
1939	E.J.Haboush	THR(CoCr)
1946	R.Judet	acrylic femoral head
1950	A.T.Moore	CoCr femoral head
1952	F.R.Thpmpson	CoCr femoral head
1951	G.K.Mckee	THR
1959	J.Charnley	low frictional arthroplasty
1964	P.A.Ring	THR
1978	MAR.Freeman、HC.Amstutz	表面置換型
1989	BF Morrey	short stemmed、uncemented
1996	KR.Hilton	metal-matal

最近ではリバイバルですが、メタル対メタルでどうなるかというトライアルもやっています。ヨーロッパでは盛んですし、日本でもやっておられる方がいます。

図５・１は、だいぶ前にチャンレー先生のところで見た写真です。使用されている人工関節は基本的なスタイルです。ステムはステンレス鋼です。骨盤側にはポリエチレン製のソケットが入っています。骨とこれらをつなぐスペーサーとして、白いものが写っています。それが骨セメント（ＰＭＭＡ）です。骨頭径は二二ミリ

メートルです。向かって右のソケットは正常です。一方、左を見ていただくとおわかりと思いますが、非常に薄くなっています。これは、このソケットが摩耗していることを意味しています。

三〇年くらい前にチャンレー先生のところにいったとき、先生は一日一〇例くらい手術するのですが、実にその半分くらいはソケット交換でした。しかも両側のソケットの交換が非常に多か

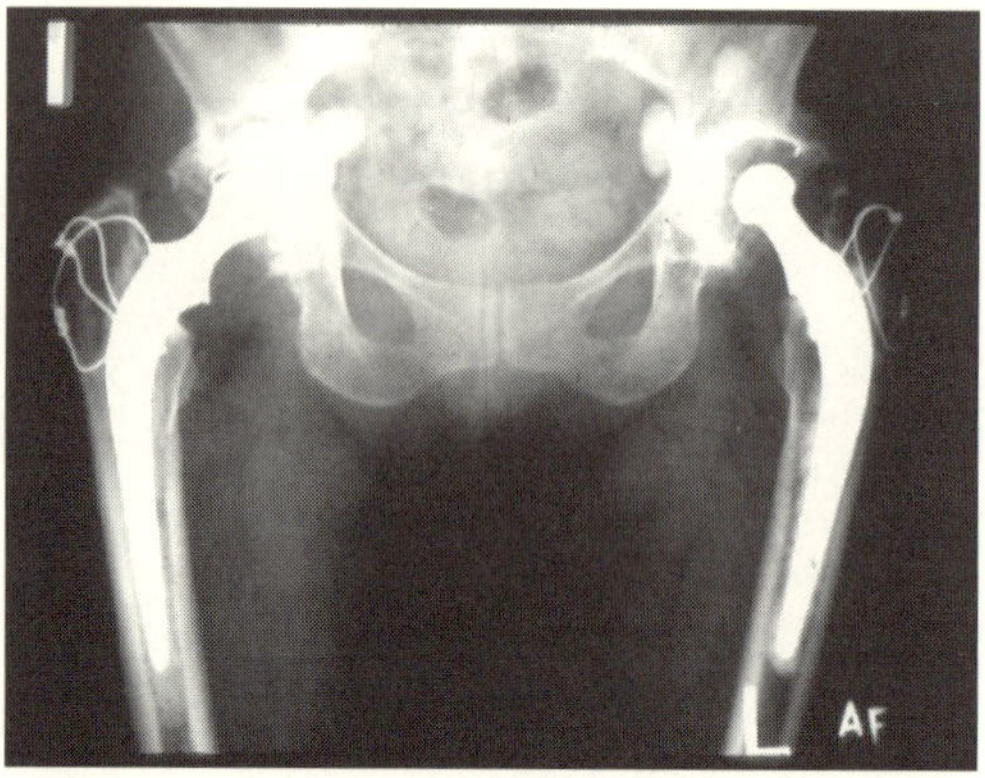

図 5.1　人工股関節置換術後のX線像（チャンレー症例）

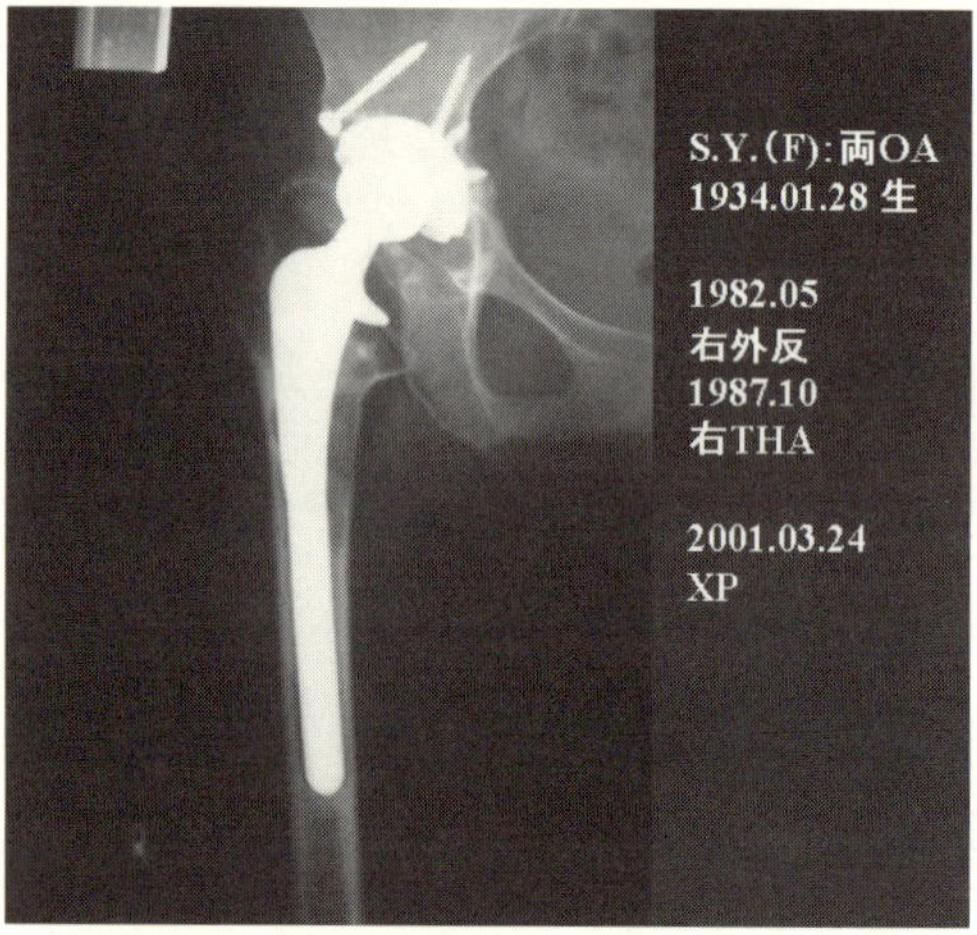

図 5.2　右人工股関節置換術後のX線像（右大腿骨の骨融解を示す）

ったのを記憶しています。

図５・２は、手術後十四年目の自験例です。このソケットも薄くなっています。その摩耗粉が骨と金属の間から入り、大腿骨が融解している状態です。

第二節　人工関節用ＨＤＰ素材の研究

基本的に人工関節には摩擦・摩耗の問題があります。これは避けられないのですが、何とか減らせないのかが大きな臨床的課題でした。摩擦・摩耗が摩耗粉を生じさせ、さまざまな生体の組織反応を起こし、骨を溶かし、関節そのもののベアリング機構を損なうため、トータルで関節機能が非常に低下してきます（図５・３）。

一九七〇年代の後半は、関連病院も含めて再手術例が非常に多い時期

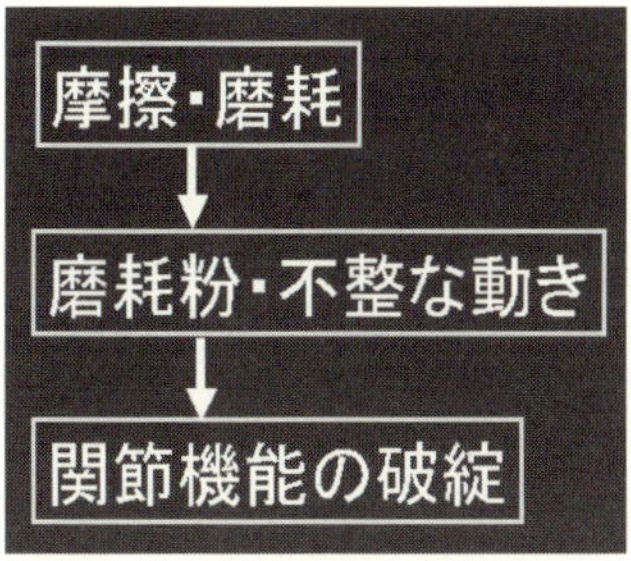
摩擦・磨耗
磨耗粉・不整な動き
関節機能の破綻

図 5.3　人工関節素材 HDP（ハイデンシティ・ポリエチレン）の問題

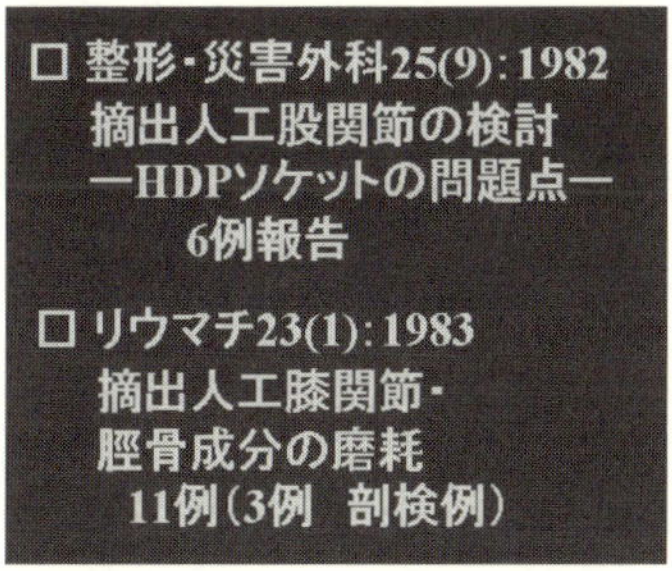
□ 整形・災害外科25(9):1982
摘出人工股関節の検討
―HDPソケットの問題点―
6例報告
□ リウマチ23(1):1983
摘出人工膝関節・
脛骨成分の磨耗
11例（3例　剖検例）

図 5.4　摘出人工関節の研究

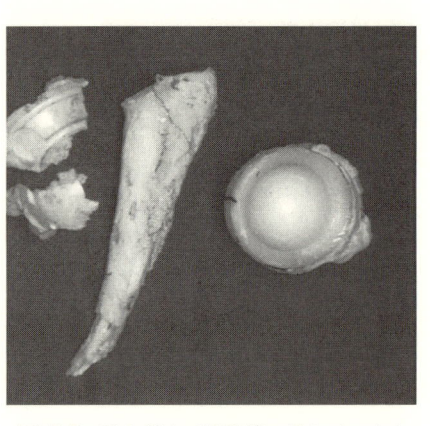

図 5.5 弛んだ人工股関節の骨セメントとソケット

でした。大変興味があったので、それらを集めました（図5・4）。一九八〇年の早期に、人工股関節と人工膝関節の摘出評価を行いました。この中には死亡された方もいますが、ほとんどは再手術例です。

再手術時にインプラントを取り出してチェックしました。

図5・5は、弛んだ人工股関節から取り出した骨セメントです。右が骨盤側のソケットの部分でまわりにセメントがついています。中央は大腿骨側のセメント（外套）で、この中に金属（ステム）が入っています。

表5・2は、人工股関節の六例を示しますが、経過の短いのはだいたい一年、長くて一〇年です。抜去理由は、弛み、脱臼あるいはセメントの折損などです。もちろん症状があったから再手術に至ったわけです。

図5・6は、取り出したソケットです。表面が不整に見えます。これにインクをつけて観ると、摩耗あるいは折損している場所が非常によくわかります（図5・7）。

図5・8は、図5・7を模式的に示したものです。内面にはさまざまなゆがみ、ピッティング、

表 5.2　人工股関節抜去症例

症例	年齢	性	人工関節挿入期間	人工関節の種類	原疾患	抜去理由
1	71	M	6年8カ月	Müller	変股症	弛み
2	52	F	1年3カ月	Müller	変股症	弛み、セメント折損
3	60	M	10年1カ月	Müller	変股症	遅発性感染
4	69	M	4年8カ月	Charnley	大腿骨壊死	再脱臼、弛み
5	68	F	11カ月	Charnley	大腿骨壊死	再脱臼
6	51	F	2年2カ月	東大式	変股症	弛み、セメント折損

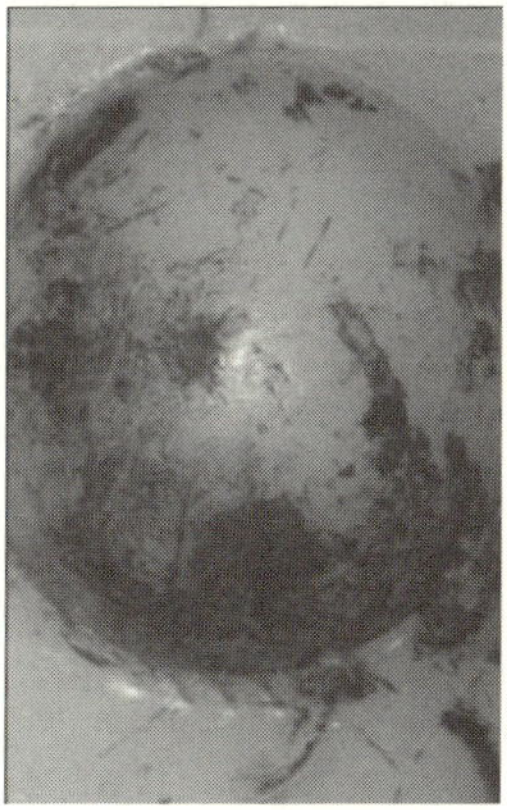

図 5.7　摘出ソケットの関節面

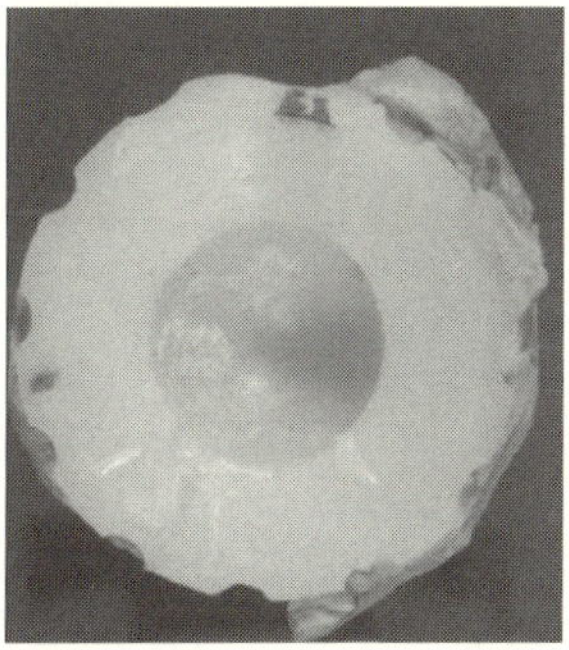

図 5.6　摘出ソケットの関節面

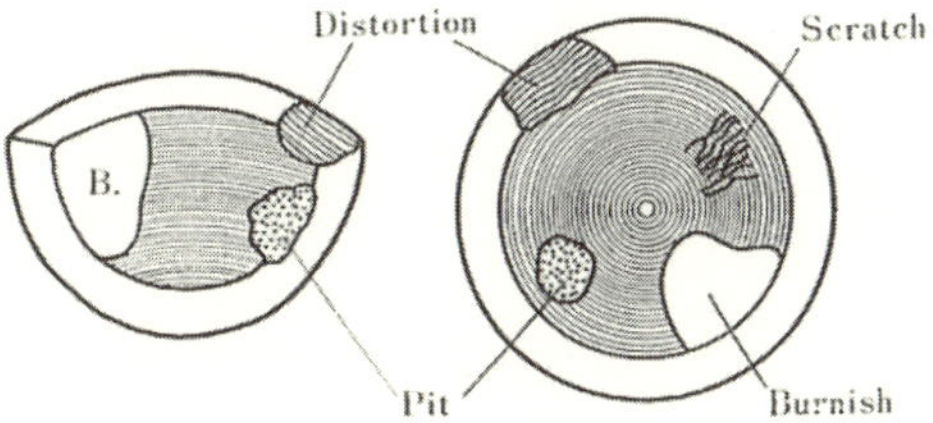

図 5.8　ソケット内面の変化の模式図

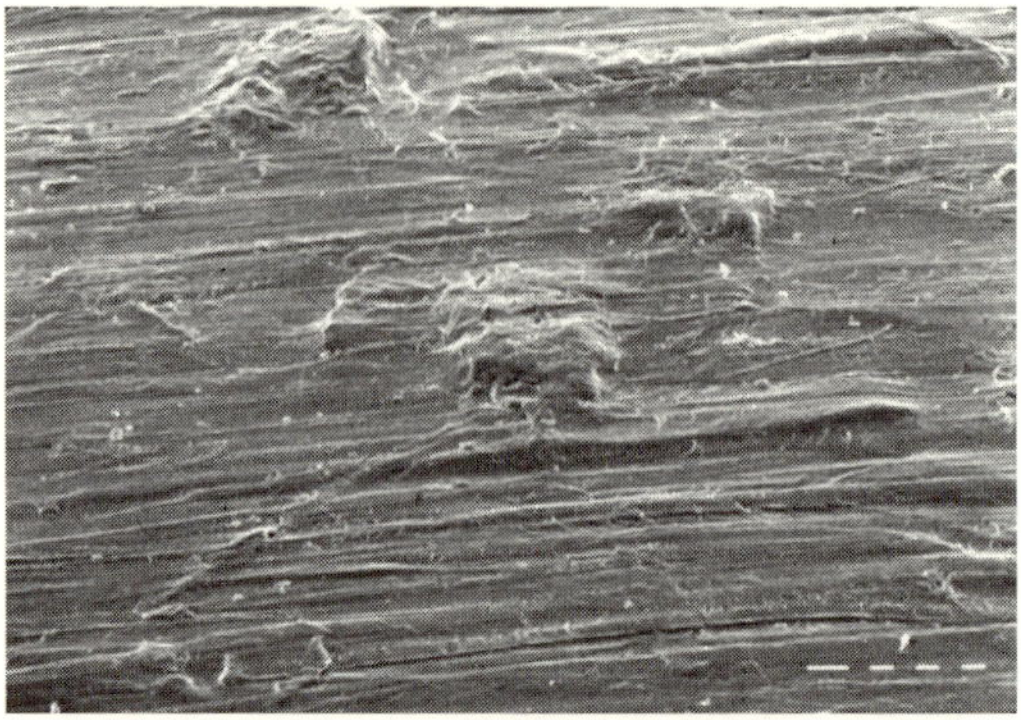

図 5.9　ソケット内面の走査電子顕微鏡像

		CASE (mm)					
		1	2	3	4	5	6
I. D.	A	32.3	32.2	32.6	22.6	22.4	27.9
	B	31.8	32.3	32.6	22.2	22.4	28.0
	C	31.6	32.2	32.8	22.4	22.8	28.0
	D	32.4	32.3	32.2	22.2	22.4	28.0
Max.-Min (mm)		0.8	0.1	0.6	0.4	0.4	0.1

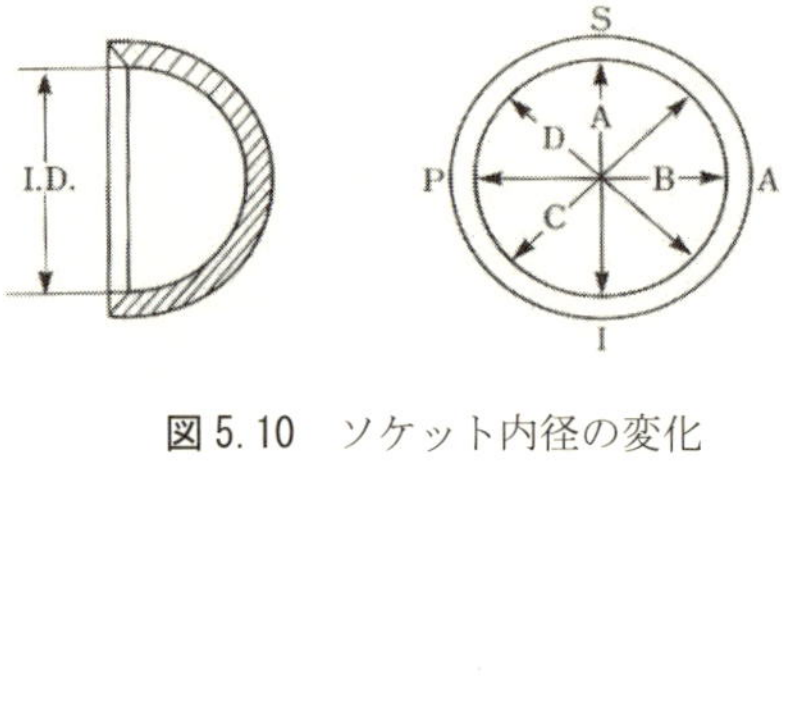

図 5.10　ソケット内径の変化

それからバーニッシングを起こしているところやスクラッチもあり、さまざまな損傷が観察されます。

図５・７を走査電子顕微鏡で観察すると、へこんで摩耗しているところが逆に盛り上がって見えます（図５・９）。程度の差はありますが、全例でこのようなパターンが見られました。

ソケットの内径がどう変化しているのかを調べますと、図５・10のようになります。症例１、２、３は直径三二ミリメートルの骨頭を使っています。それから、症例４、５は二二ミリメートルのものを、症例６は二八ミリメートルのものを使っています。摘出例では、たとえば、症例２、３ではすべての方向で三二ミリメートルよりも大きい内径となっています。二二ミリメートルの場合もそうです。他の症例でも、大部分の方向で内径は大きくなっています。ソケットが削れている証拠です。程度の差はありますが、ほとんどの例で摩耗しているのが見られました。

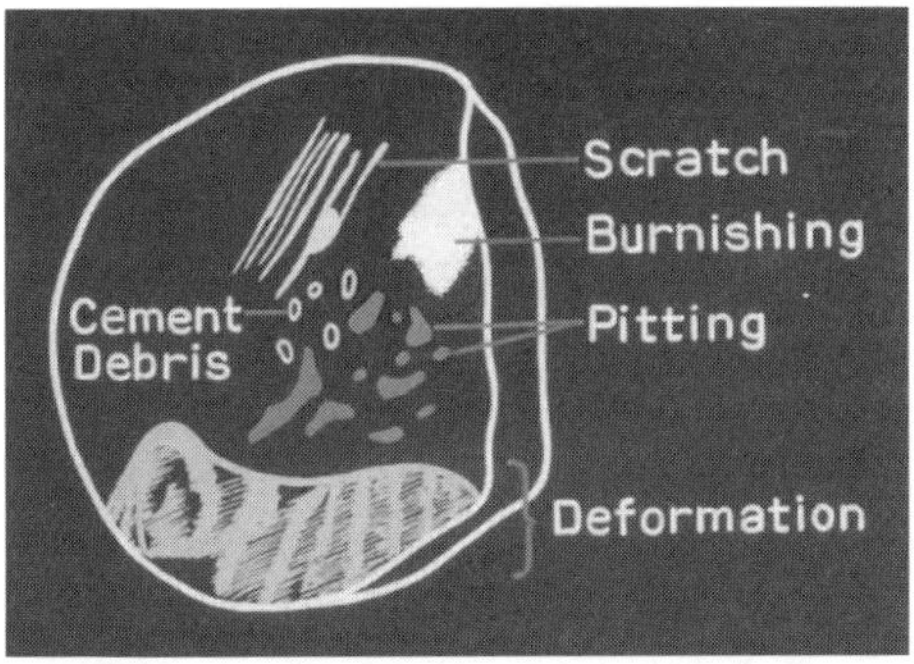

図 5.11　人工膝関節脛骨コンポーネントの摩耗の種類

次に人工膝関節脛骨コンポーネントの摺動面を分析しました。模式図を、図５・11に示します。先ほど説明したようなスクラッチング、バーニッシング、ピッティングあるいはセメントの破片が見られます。材料はＨＤＰ（高分子ポリエチレン。近年超高分子量のものが多い）です。表面に変形が見られることがあります。全例でこのような状態を見ました。損傷の原因はデザインの問題もあるかもしれませんが、ほとんどは素材そのものに問題があるだろうと、当時思っていました。

図５・12は、別の人工膝関節の手術例です。その頃ＰＯ

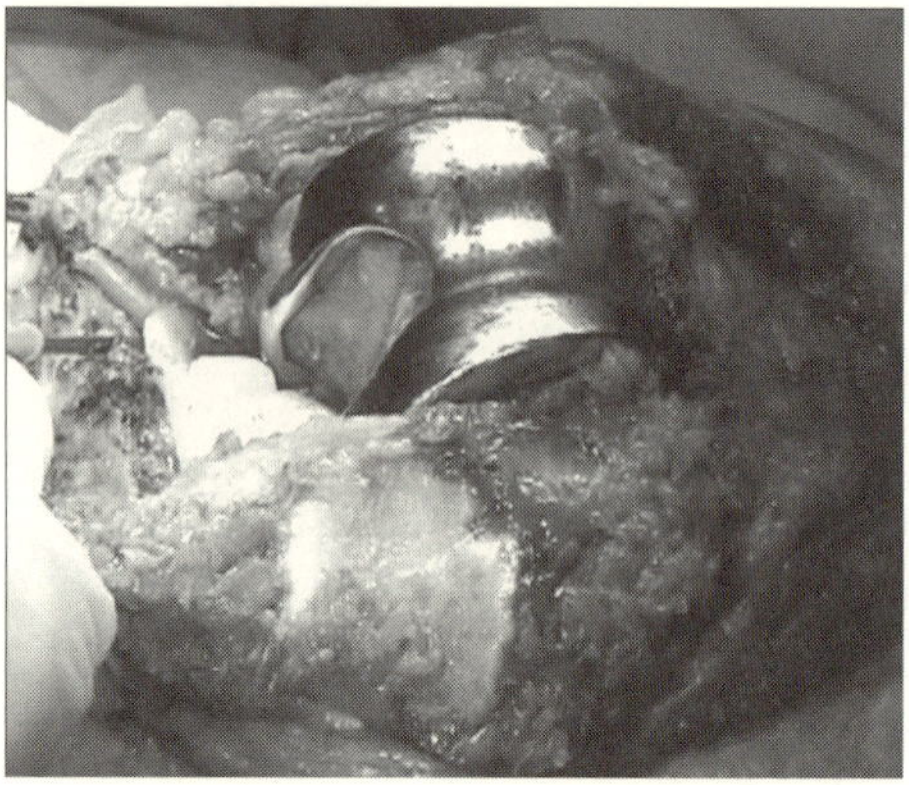

図 5.12　人工膝関節の再手術例。関節内が黒色に変化している。

ＬＹ-Ⅱという、ポリエチレンの中にカーボン繊維を入れて強化した製品があり、これを使いました。ところが、関節内が真っ黒になった例が見られました。調べたところ、意外にも金属の摩耗粉が黒くなった原因でした。これは、繊維強化したポリエチレン製ソケットにより摺動相手の金属が摩耗した例です。

非常に厄介な問題です。我々としても何とか新しいものを開発できないかと考えていたのですが、さまざまな制約があってできませんでした。

最近、やっとポリエチレンの表面に光グラフト重合でホスホリルコリン基-メタクリロイル基をくっつけてＭＰＣ（2-メタクリロイルオキシエチルホスホリルコリン）を吸着させる工夫（ＭＰＣポリマー）や、放射線照射によってＨＤＰの強化を図る工夫が各社で行われています（図５・13）。現在、線量はそれぞれ違いますが何らかの処置をしたものがいくつか出ています。

クロスリンクポリエチレン比較では、架橋により摩耗量が減って摩擦係数も少なくなる結果が出ていますが、まだ決定打は出ていません（表５・３）。ですから、今後どうなるかわかりません。

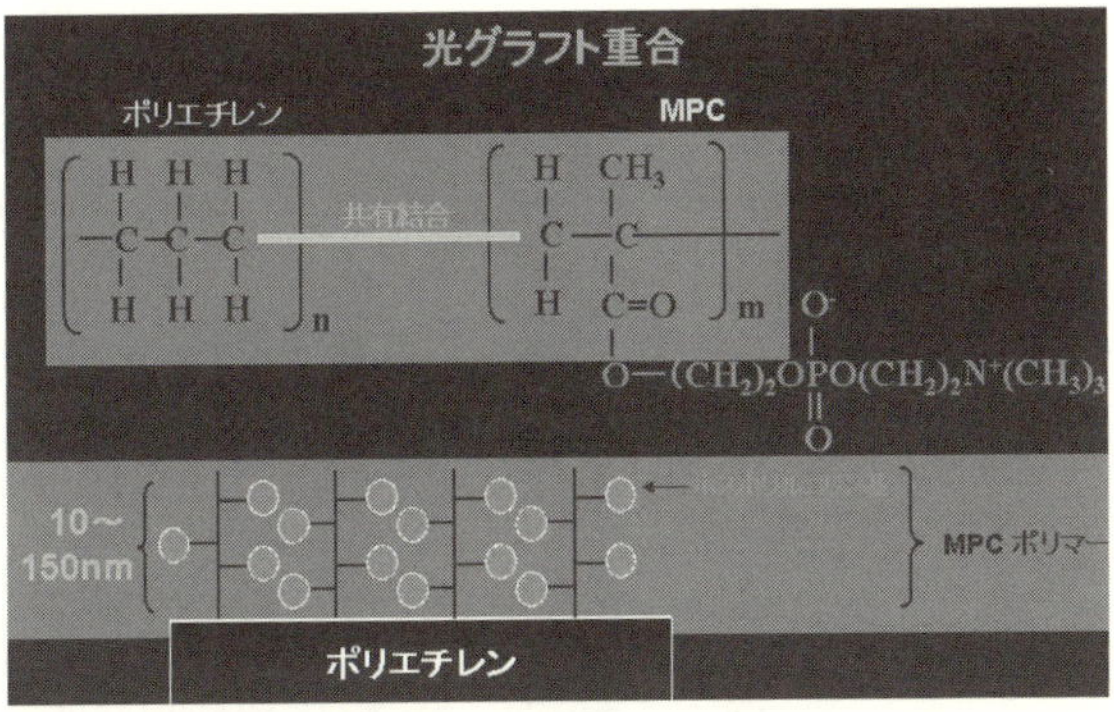

図 5.13　MPC ポリマー処理

表 5.3　各種クロスリンクポリエチレンの比較

XLPE	線量 (Mrad)	摩耗減 公称値	融解	滅菌
Crossfire	7.5	90%	120℃	γ-N2/Vac
Durasul (E-beam)	9.5	Undet.	150℃	EOG
Longevity (E-beam)	10.0	90%	135℃	Gas Plasma
Marathon	5.0	85%	150℃	Gas Plasma
S&N	10.0	96%	147℃	EOG

ここで、クロスリンクポリエチレンとは、ポリエチレンの分子を網目状に結合させた（架橋した）ポリエチレンのことです。

図５・14は、先ほど紹介した弛んだ人工股関節症例ですが、ステムを抜いてまた埋め込む再手

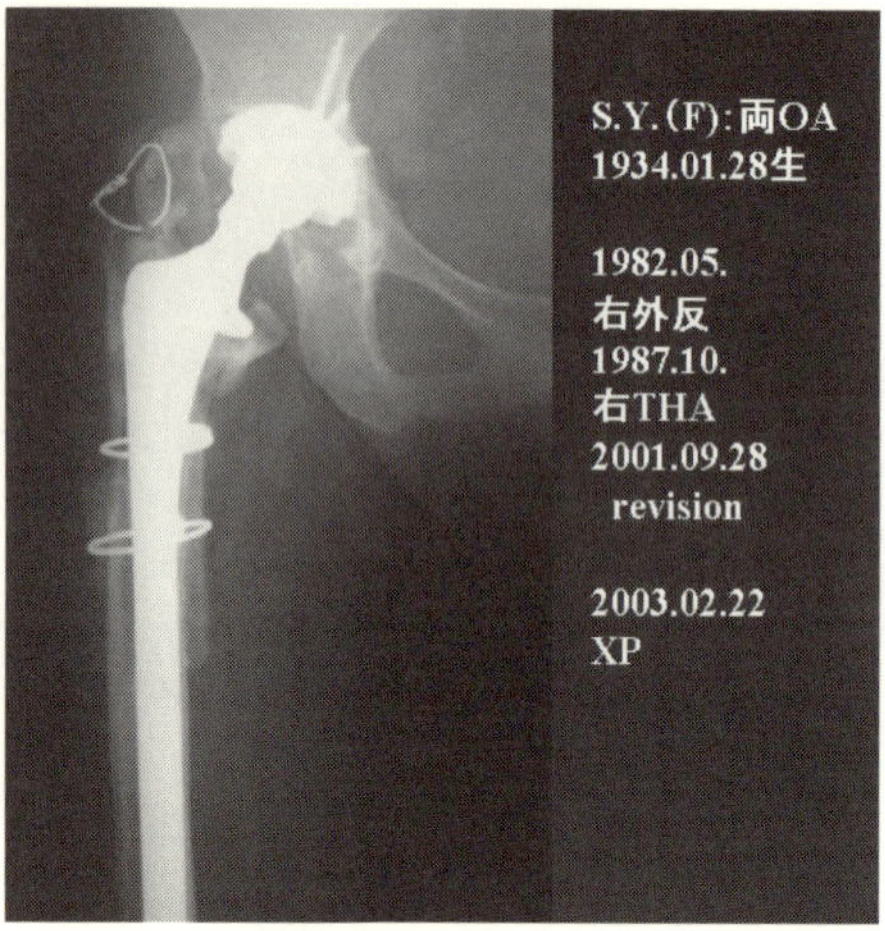

図 5.14　図 5.2 の人工股関節の再手術後

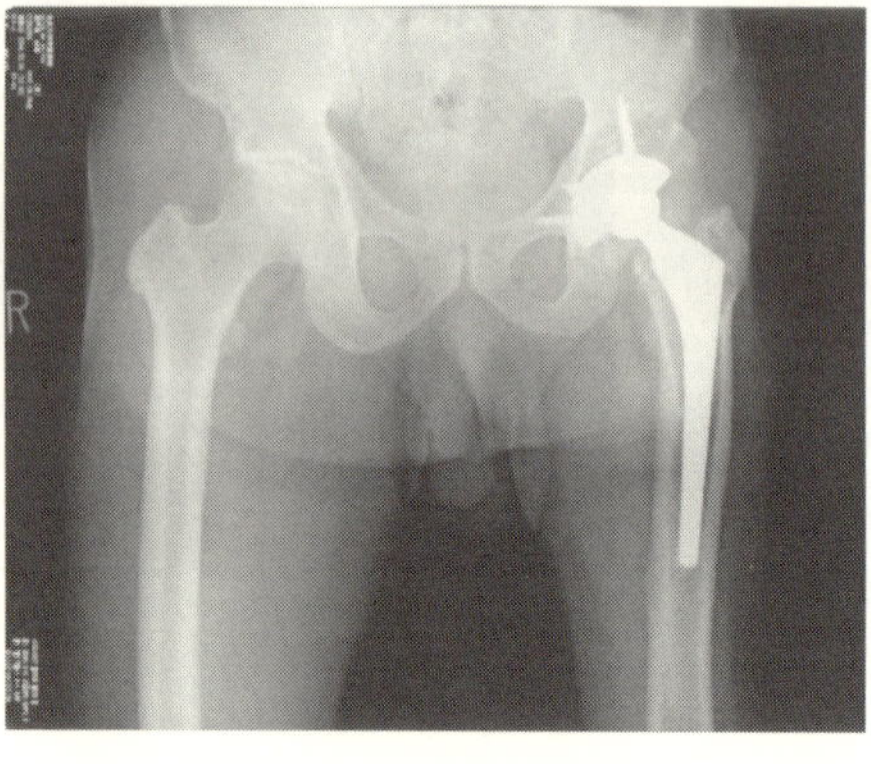

図 5.15　人工股関節置換後 9 年の例

術をしています。残された骨の量が手術のたびに減少するために、人工関節の再手術は非常に大変です。この人は骨切りの手術を前に一回されていますので、計三回の手術を受けたことになります。ともかく人工股関節の手術を何回も繰り返すのは難しく、患者さんに負担となります。

一方、最近の手術例ですが、六十九歳で人工股関節置換手術後九年の間に、ゴルフを六〇〇ラウンドプレーした例があります（図5・15）。人工関節の機能は良好で、幸いに弛みやソケット

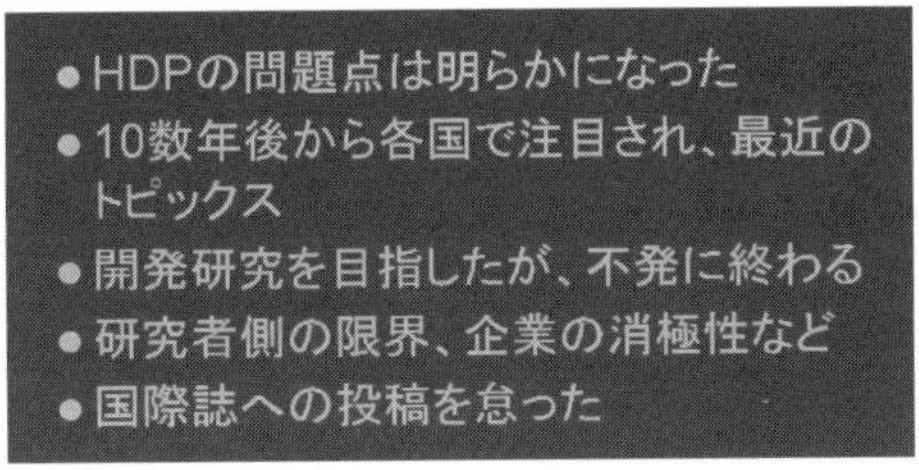
● HDPの問題点は明らかになった
● 10数年後から各国で注目され、最近のトピックス
● 開発研究を目指したが、不発に終わる
● 研究者側の限界、企業の消極性など
● 国際誌への投稿を怠った

図 5.16　人工関節 HDP 素材の研究成果と教訓

の摩耗も認められません。

摘出標本から分析的な研究をした結果、超高分子ポリエチレンの問題点がやっと明らかになったのです（図５・16）。その当時新たな開発に至らなかったのは、私たち研究者の手腕の限界であり、企業が話に乗ってくれなかったことがあったと思います。

本研究結果を国際誌へ投稿などしていればトピックになったのではないでしょうか。国内誌に載せていたのが、敗因になったようです。人工膝関節にしても人工股関節にしても、そうでした。これが一九八〇年の少し前で、その一〇数年後から各国で注目されるようになり、やっと最近、トピックスのひとつになっています。これは今でも残念に思うテーマです。

第三節　日本人に適した人工股関節の工夫

次の話は人工股関節の工夫についてです（図５・17）。二次性股関節症は圧倒的に日本で多いのです。これは世界的にも非常にユニークで、イタリアが似たような状況です。イタリア系移民がドイツに多いのでドイツにも多いということはありますが、基本的には日本人やイタリア人に非常に多いです。これは脱臼が多いからです。しかし最近は日本人も少なくなりました。脱臼そのものは後天性で、その結果として二次性股関節症が非常に多いのです。大腿骨側にも問題がありますが、骨盤側が臼蓋形成不全という微妙な格好になっています。こういった症例に輸入品で手術をすると適合性が悪いので、何か工夫はできないかということになります。

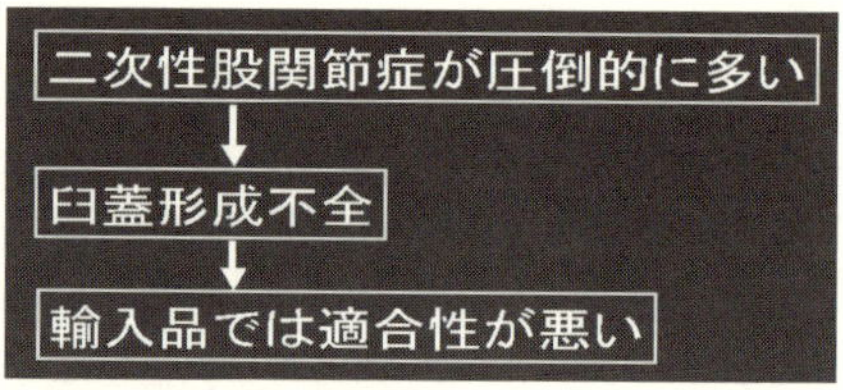
二次性股関節症が圧倒的に多い
臼蓋形成不全
輸入品では適合性が悪い

図 5.17 日本人に適した人工股関節の工夫：臨床的課題

二次性股関節症とは、何らかの原因で構造的変化を生じ、関節の摩耗や破壊に至るタイプを意味します。日本では先天性股関節脱臼や臼蓋形成不全がこの関節症の原因となることが多かったです。

図5・18（左）は、臼蓋形成不全例を図示したものです。これは左側の股関節を正面から見ていると思ってください。左の絶壁のような骨盤に丸いソケットをもってきても、歩行の際の繰返しせん断力のためにソケットがどんどんずれてしまうわけです。そこでさまざまな工夫がされましたが、骨セメントで埋めるのが一般的でした。

その後特殊な形のソケットをつくってはどうかということになり（図5・18（右））、図5・19に示すような人工股関節をつくりました。骨頭径は二八ミリメートルにしました。ステムにはその当時あったT28というステムを使いました。これは頸部が台形で円形ではありません。そういう組み合わせで人工股関節をつくって、この効果をまず実験レベルで確認しました。

乾燥骨盤に実験用の人工股関節をセットし、レーザーホログラフィーによる分析をしました（図５・20）。静荷重をかけてニュートラル、外転位、内転位の状態でこのソケットとその周辺の骨の干渉縞を検討しました。

その結果、臼蓋形成不全に特殊ソケットを用いた場合の干渉縞のパターンや間隔が、正常臼蓋

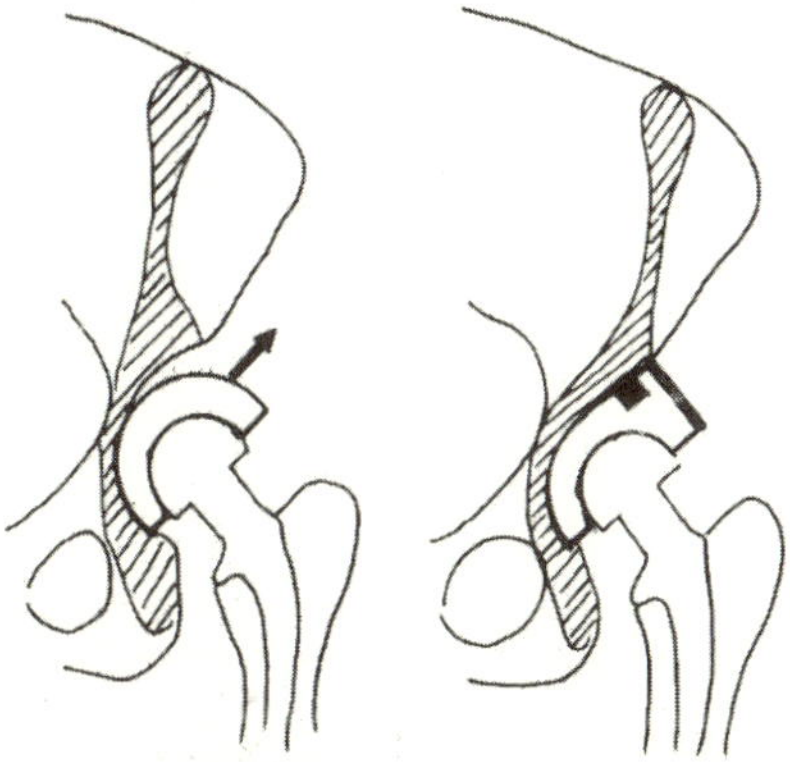

図 5.18　臼蓋形成不全例に通常のソケット（左）と特殊ソケット（右）を用いた例

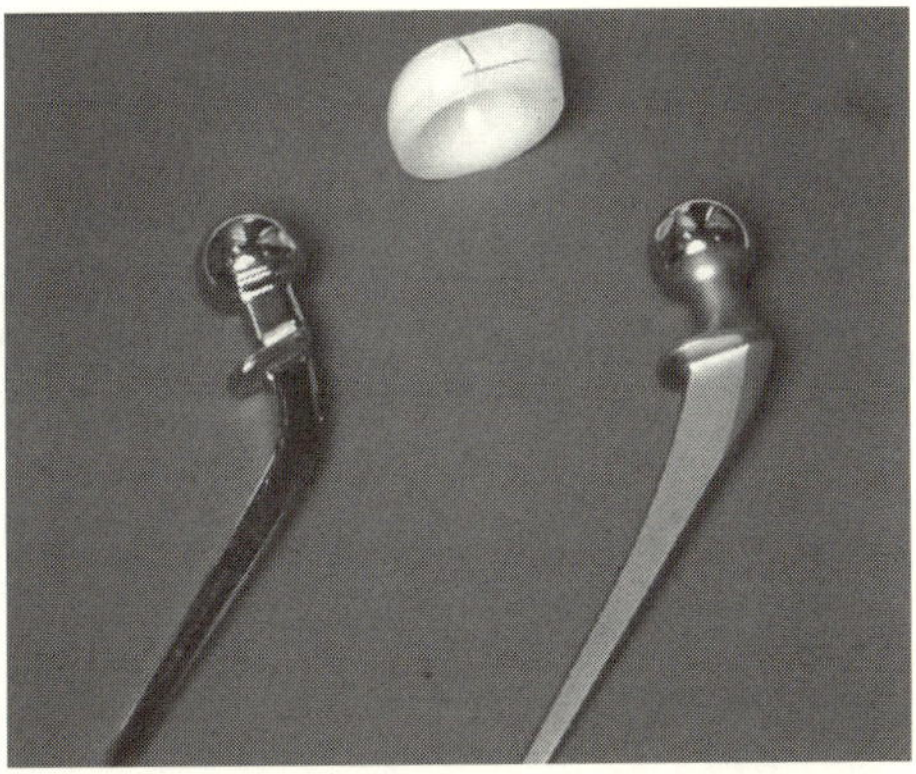

図 5.19　特殊ソケットとステムの組み合わせ

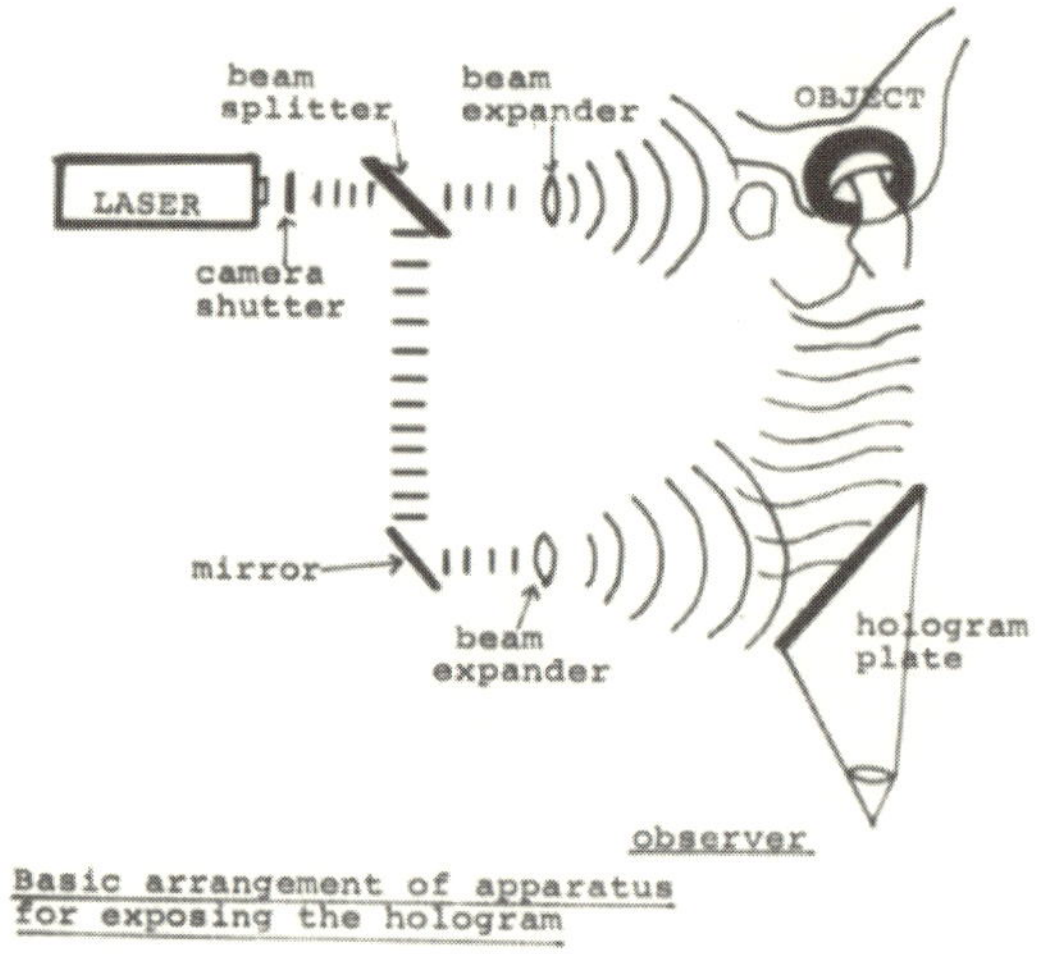

図 5.20　人工股関節のレーザーホログラフィーによる分析例

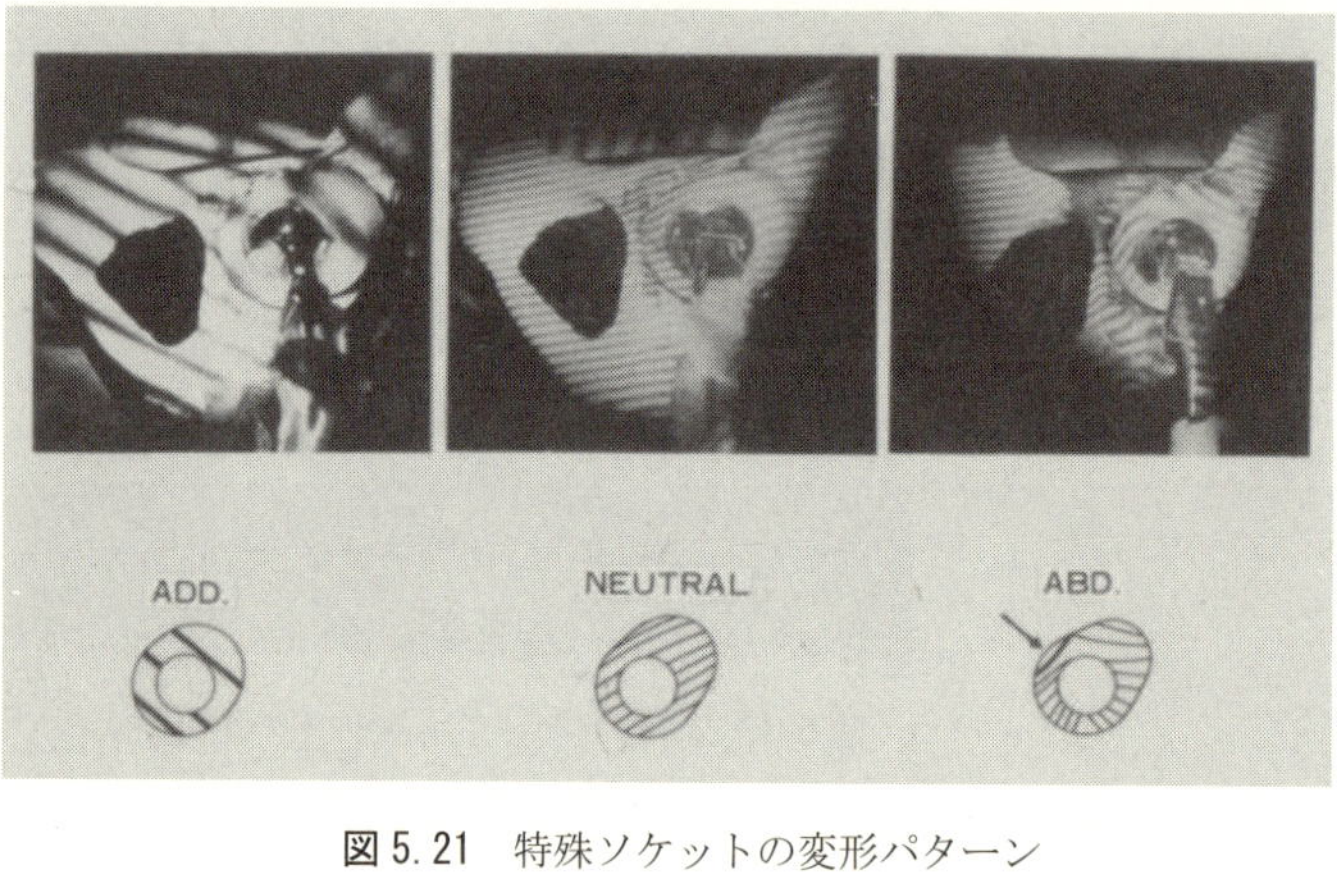

図 5.21　特殊ソケットの変形パターン

に通常の球形ソケットを用いた場合とほぼ同様であることがわかりました（図5・21）。これにより両者のひずみ変形の差や不連続性がないことがわかり、他の力学試験結果と併せると、実用に供しうると思いました。

図5・22は、典型的な二次性変形性股関節症の女性で、術前と術後二年目のレントゲン像です。骨頭位は解剖学的な位置にあり、ソケットと臼蓋との関係も良好です。

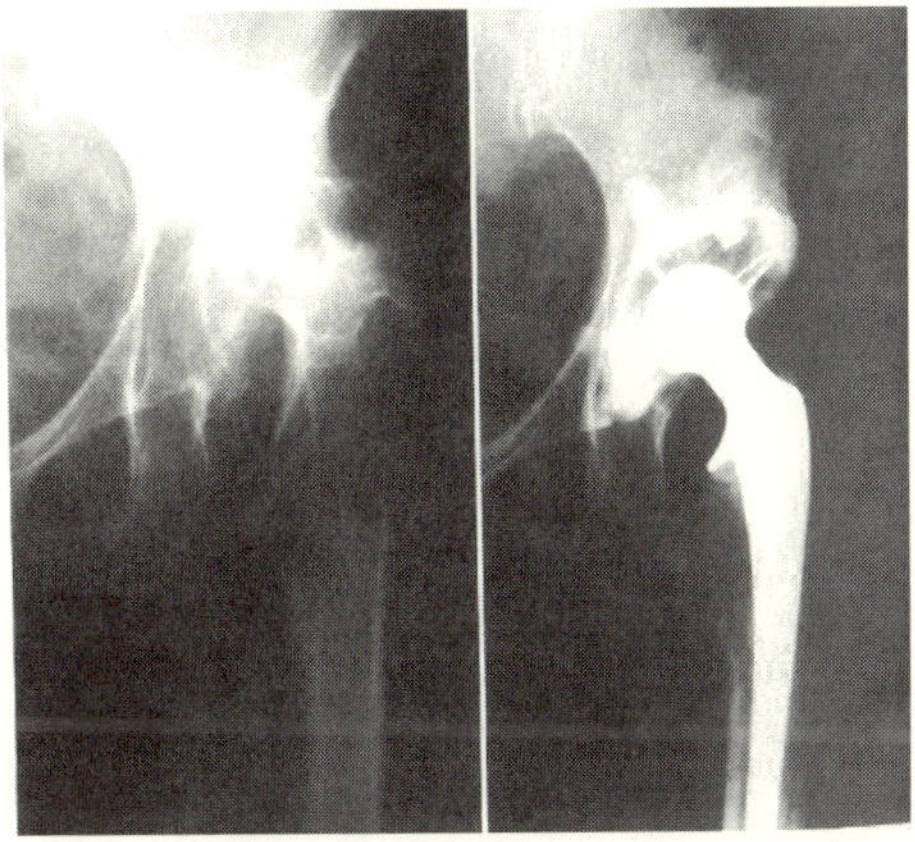

図5.22　人工股関節置換術前・後のX線像（左：術前、右：術後）

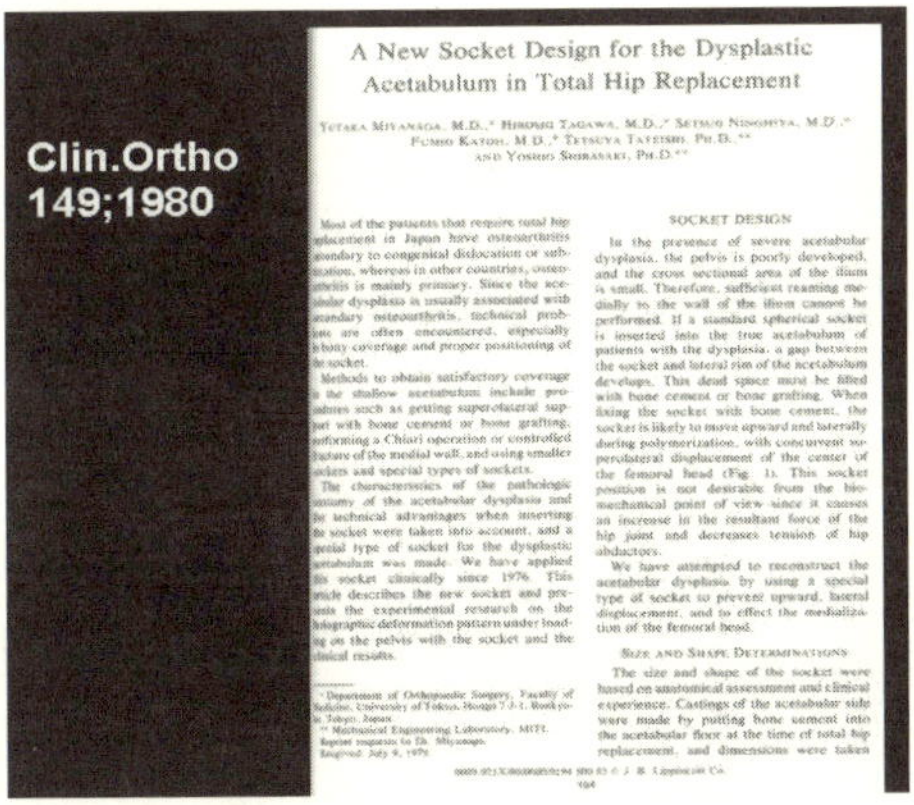

A New Socket Design for the Dysplastic Acetabulum in Total Hip Replacement

Yutaka Miyanaga, M.D.,* Hiroshi Tagawa, M.D.,* Setsuo Ninomiya, M.D.,* Fumio Katoh, M.D.,* Tetsuya Tateishi, Ph.D.,** and Yoshio Shibasaki, Ph.D.**

...placement in Japan have osteoarthritis ...condary to congenital dislocation or sub...xation, whereas in other countries, osteo...thritis is mainly primary. Since the ace...bular dysplasia is usually associated with ...condary osteoarthritis, technical prob...ms are often encountered, especially ...bony coverage and proper positioning of ...e socket.

Methods to obtain satisfactory coverage ...the shallow acetabulum include pro...dures such as getting superolateral sup...rt with bone cement or bone grafting, ...rforming a Chiari operation or controlled ...acture of the medial wall, and using smaller ...ckets and special types of sockets.

The characteristics of the pathologic ...atomy of the acetabular dysplasia and ...e technical advantages when inserting ...e socket were taken into account, and a ...ecial type of socket for the dysplastic ...etabulum was made. We have applied ...is socket clinically since 1976. This ...ticle describes the new socket and pre...sents the experimental research on the ...lographic deformation pattern under load...ing on the pelvis with the socket and the ...inical results.

SOCKET DESIGN

In the presence of severe acetabular dysplasia, the pelvis is poorly developed, and the cross sectional area of the ilium is small. Therefore, sufficient reaming medially to the wall of the ilium cannot be performed. If a standard spherical socket is inserted into the true acetabulum of patients with the dysplasia, a gap between the socket and lateral rim of the acetabulum develops. This dead space must be filled with bone cement or bone grafting. When fixing the socket with bone cement, the socket is likely to move upward and laterally during polymerization, with concurrent superolateral displacement of the center of the femoral head (Fig. 1). This socket position is not desirable from the biomechanical point of view since it causes an increase in the resultant force of the hip joint and decreases tension of hip abductors.

We have attempted to reconstruct the acetabular dysplasia by using a special type of socket to prevent upward, lateral displacement, and to effect the medialization of the femoral head.

Size and Shape Determinations

The size and shape of the socket were based on anatomical assessment and clinical experience. Castings of the acetabular side were made by putting bone cement into the acetabular floor at the time of total hip replacement, and dimensions were taken

* Department of Orthopaedic Surgery, Faculty of Medicine, University of Tokyo, Hongo 7-3-1, Bunkyo-ku, Tokyo, Japan.
** Mechanical Engineering Laboratory, MITI.
Reprint requests to Dr. Miyanaga.
Received: July 9, 1979.

194

図5.23　特殊ソケットに関する掲載論文

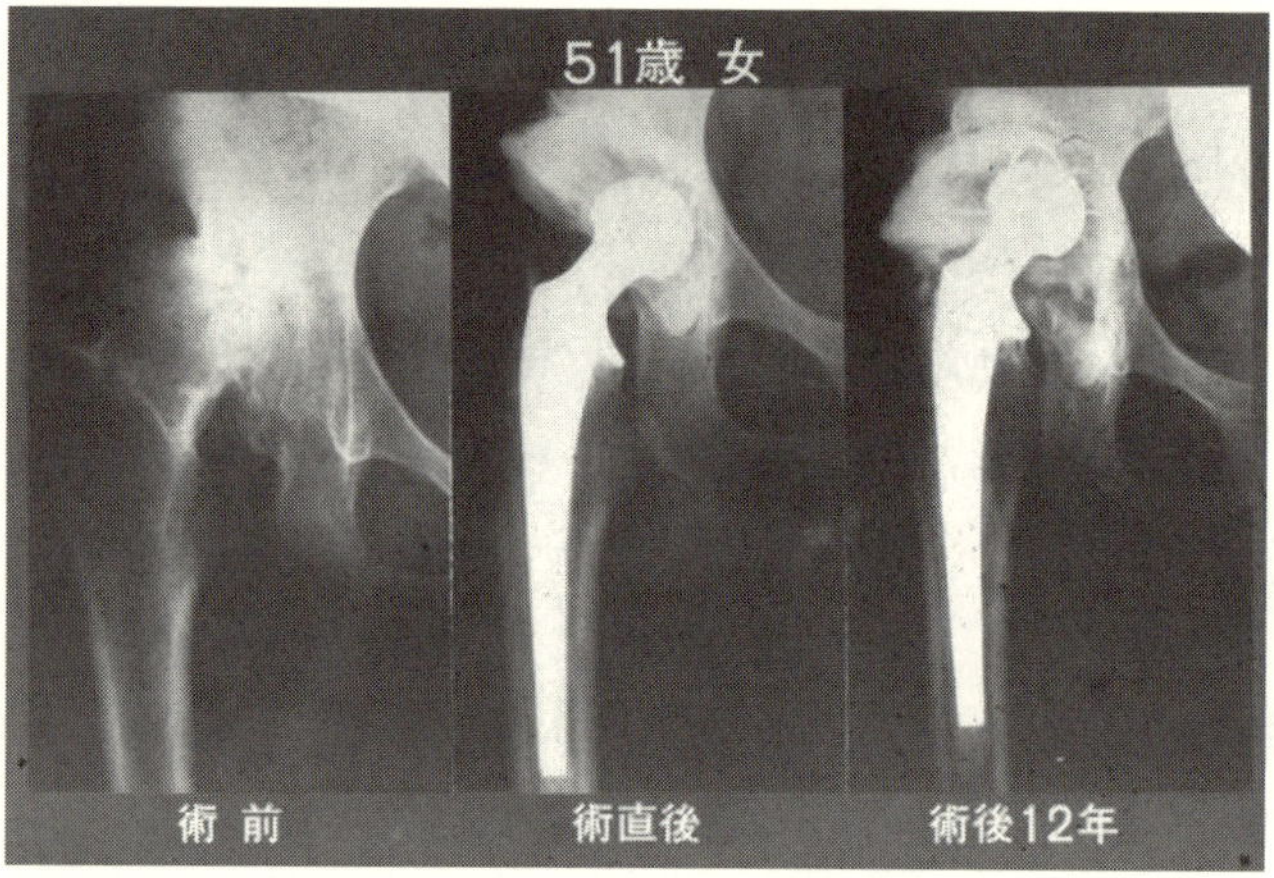

図 5. 24　人工股関節置換術後の経過

二年後の経過もよいので、他の症例とともに一九八〇年に『Clinical Orthopaedics』に基礎実験結果と臨床例を出しました（図5・23）。

その後一〇年以上の成績をずっと見たところ、図5・24に示すように、破綻する割合が多くなりました。手術前の状態、手術直後、二年後、五年後、一二年後くらいまで見ています。一二年後の写真を見ますと、セメントとソケットと骨との間にずれがあってソケットが回転しています。

一〇年以上経過した三〇例の中で似たような症例は半分くらいでした。半分悪いということでは話にならないわけです。ですから、結論的には失敗作だと我々は考えています。トータル五〇〜六〇例は手術していますが、この数は私たちの人工股関節手術の数からいえば一割程度だと思います。この変形（改良）ソケットに適応するような症例に対して、置換手術を行ったわけです。メカニカルなテストもさまざまやり、合理的な結果が得られましたが、生体内ではなかなか理屈どおりにはいかないという見本だと思います（図５・25）。

　何といっても股関節には非常に大きな力、体重の数倍の力が片脚起立のときにはかかってきます。これを支持し、うまく遠位の骨に伝達する能力を長期にわたって果たしてもらわなければいけません。その点で耐久性に問題があったわけです。一番の問題は骨とソケットのインターフェイスにあると思います。なお、この変形ソケットは臼蓋形成不全の対策として打ち出したものですが、今でも本格的な解決策を得るには至っていません。よく行われているのは、急峻な臼蓋と円形ソケットのスペースに骨を入れることです。摘出した骨頭を植えて、それをスクリューで留めて人工的な臼蓋をつくり、そこに丸いソケットを入れるのが今のスタイルです。

　図５・25の一番下の「木に竹をつなぐ」というのは、「異物は生体組織とは異なり、あくまでも異物である」ことを言いたいわけです。どのような優れた人工材料をもってきても、やはり天然の生体組織とは違うのです。どんなに生体適合性があるといっても、最終的にうまく馴染んでくれるかどうか、いつまでも不安が残ります。馴染ませる努力はもちろん必要だと思いますが、人工物と生体とではミスマッチ

- 失敗作
- Mechanical test通りにはいかない
- 長期的な有用性が問われる
- 臼蓋形成不全例への対策は未解決
- 「木に竹をつなぐ」

図 5.25　人工股関節開発研究の成果と教訓

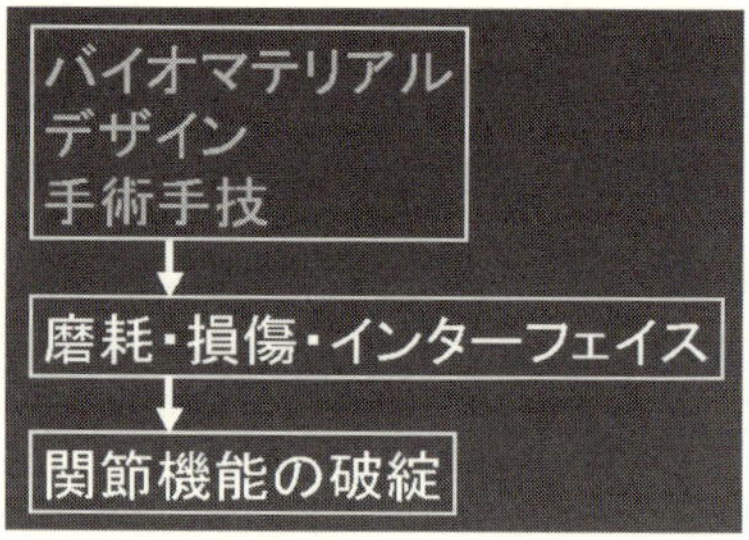

図 5.26　人工関節成功の要素

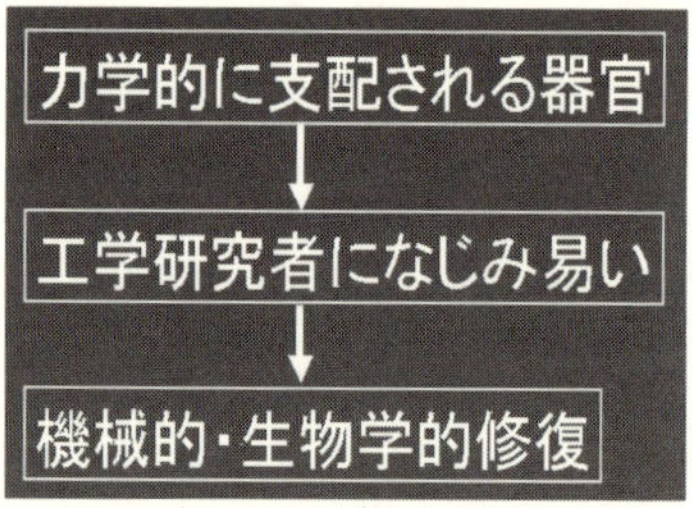

図 5.27　骨・関節の代替材料の開発

は起こるものだということを理解した上で、利用すべきではないかと思っています。

成功の鍵は、バイオマテリアル、デザイン、手術手技の三点と、この組み合わせが非常に重要になると思います。皆さん方に関係があるのは、このマテリアルやデザインの問題だろうと思います。外科医の力も非常に大きいのですが、この三者が一〇〇%機能しなければいけません（図5・26）。埋め込み後一、二年は、どんなものを入れても成績はよいのです。しかし五年、一〇年、一五年と経過した場合には、そうはいきません。生体内でのバイオメカニカルな条件をクリアするものをつくらなければだめだと思っています。これが考慮されないと、インターフェイスに問題が起こるし、摩耗の問題も起こるし、人工関節としては全く機能しない状況になると思います。先ほどポリエチレンの話をしましたが、このポリエチレンもマテリアルの問題であるし、変形ソケットはデザインの問題になると思います。

図５・27は、人工関節に関する私たちの研究のまとめです。骨・関節の代替材料の開発は、工学研究者には非常にアプローチしやすい研究課題だと思います。なぜなら、力学的に支配される要素が非常に強いからです。そういう意味で、工学的な研究者には非常にわかりやすいと思いますが、医者には非常にわかりにくいのです。バイオメカニカルな話となると、医者はほとんどダメです。応力、弾性率などの用語に対して頭が痛くなる医者がいっぱいいるわけです。ですから、ここは工学部研究者の出番ではないかと思います。この節では、機械的な修復だけではなく生物学的な修復も図らなければ、良好な臨床成績は持続できない例をお話ししました。

第四節　医学・医療の変革に合ったパートナーシップ

医工連携については、さまざまな状況の変化が出てきています（図５・28）。医療を取り巻く環境において、高齢化、医療の高度化・専門化が進み、同時に国民の医療情報を欲しがる意識は非常に高まっています。このために医療現場においてはインフォームドコンセント、ＥＢＭ（Evidence-Based Medicine：根拠に基づいた医療）などの話題があふれています。それから、最後の研究推進に向けて必要なところ、たとえば、環境の整備、研究者の養成、アイデア、あるいは企業との交流などはだいぶ進んでいると思いますが、まだシステマティックなところまでなかなかいっていません。

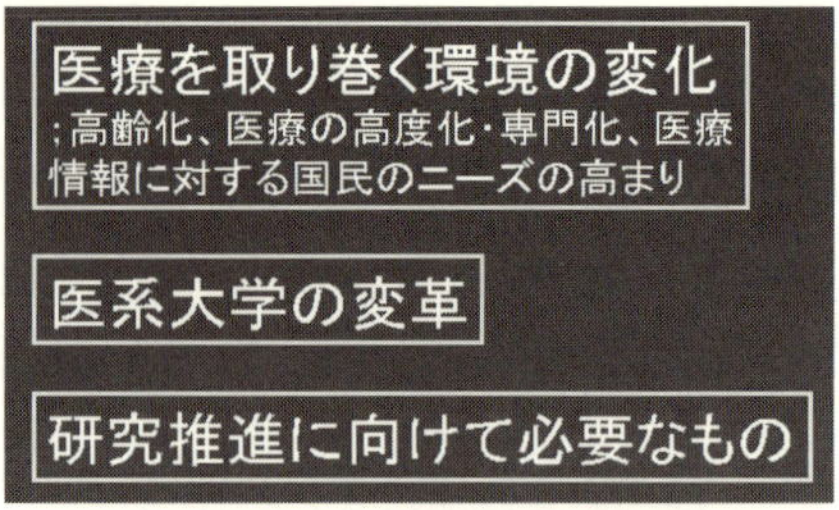

図 5.28　医学・医療の変革

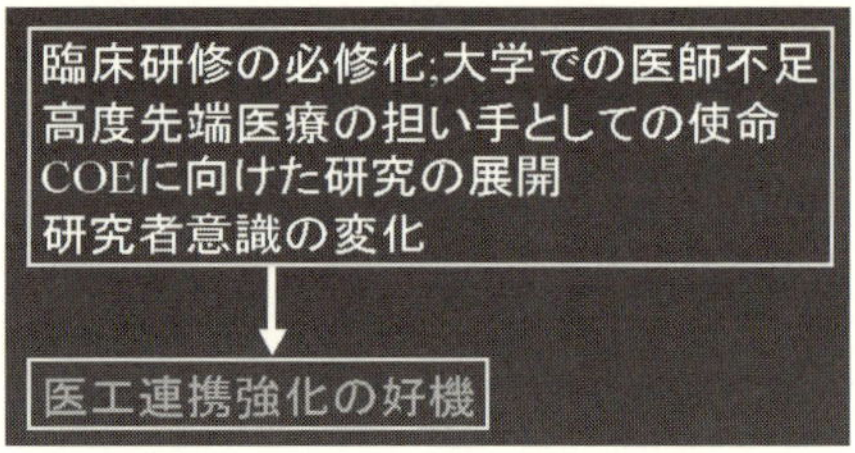

図 5.29　医系大学の変革

現在、医系大学の変革として非常に重要なポイントに差し掛かっているのではないかと思います（図5・29）。ひとつは、臨床研修の必修化です。今までも努力義務規定としてはあったのですが、昨年度から二年間の臨床研修を必修化しています。この制度は医師を主要な病院に配分する結果となり、大学での医師不足が生じています。

筑波大学を例にとると、医師の数は確保されると思いますが、それでも、二年間新しい人が入ってこない、つまり新入社員がいないのですから大変なのです。診療業務の負担が重くなってきます。そうはいっても医系大学は高度先端医療の担い手としての使命があるので、これも何とか果たしたいと考えています。

一番の問題はＣＯＥだと思います。文部科学省がＣＯＥをやりだしたものだから、皆これを目指して研究をやらなければいけません。基礎的な研究に限らず、臨床的な研究でもいいのですが、ＣＯＥを獲得しなければいけないということで、大きなストレスになっているのです。

もうひとつは、研究者意識の変化です。今までの研究者意識は学位指向でした。学位のためだけの研究はだいたい単発で終わって後でほとんど何の役にも立ちません。これまで系統的な研究をしている暇も余裕もありませんでした。しかし、研究する側にも「本格的に研究するのなら片手間ではダメだ」という意識の変化がだんだん出てきたのではないかと思います。そういう状況

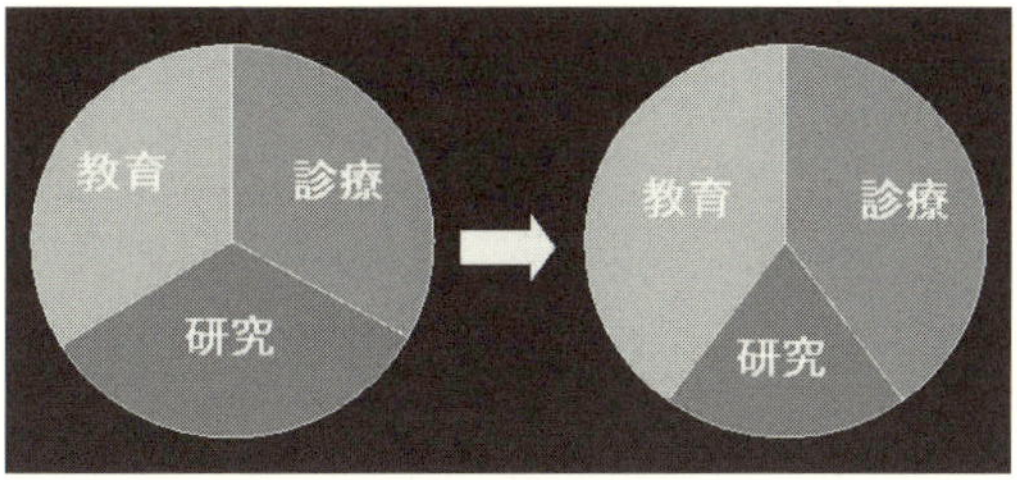
教育
診療
研究
教育
診療
研究

図 5.30　医系大学の役割の変化

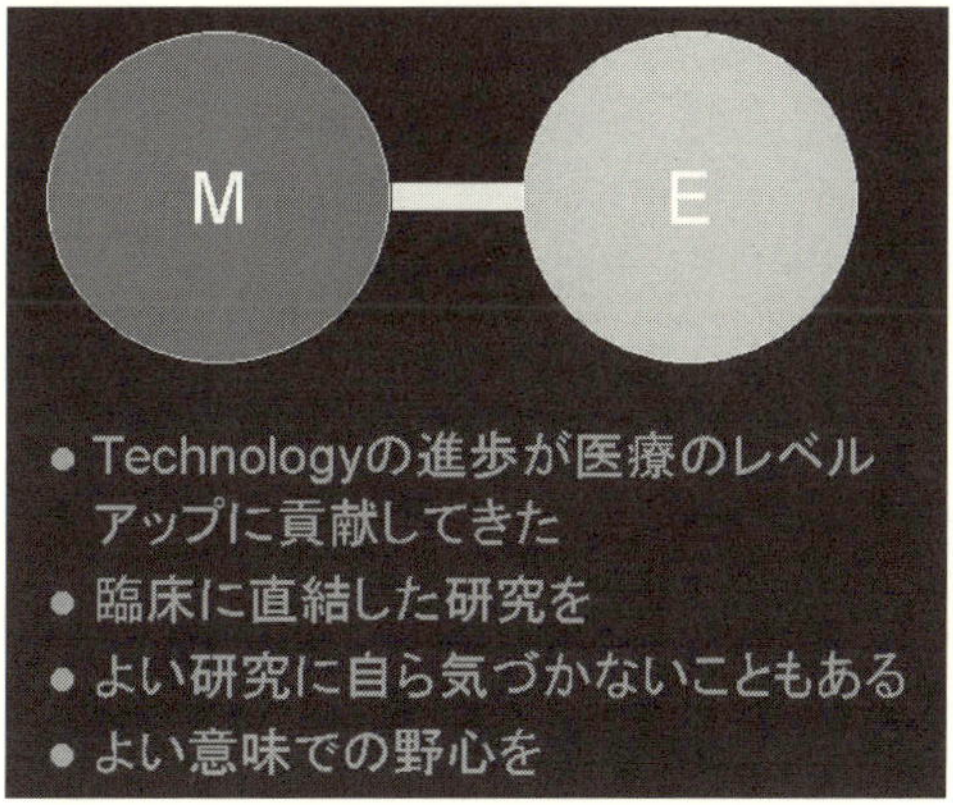
M
E
• Technologyの進歩が医療のレベルアップに貢献してきた
• 臨床に直結した研究を
• よい研究に自ら気づかないこともある
• よい意味での野心を

図 5.31　医工連携の推進

を踏まえると、逆に医工連携は非常に強化される時期にきているのではないかと思います。

図5・30に示すように、医系大学は、教育、診療、研究の三つの役割を担っているのですが、診療業務が非常に大変です。教育の評価も大変です。この二つに大きくエネルギーを割かれます。したがって、研究の割合は非常に少なくなっています。研究の割合は図に示すよりもっと少ないかもしれません。

図5・31は、最終的なまとめです。メディカル、エンジニアリングのパートナーシップは、今や時代の要請といえます。今までの歴史的な過程を見てみると、特にテクノロジーの進歩は医療のレベルアップに非常につながっていることを強調したいと思います。

おわりに

臨床に直結した研究をしていただきたい。アイデアを医者からもらうのもいいけれども、技術をもっているのは皆さんですから、両者の交流をうまくやりながら臨床に直結するような、臨床を意識した研究を提案・推進されるのがいいと思います。

それから若いうちはわからないこともあると思いますが、自分の研究を客観的に見た場合、非常によいものであってもなかなか気づかないことがあります。ですから、まわりの方々がフォローしたり、相談に乗ることで大きく育てばよいですね。また、野心もある程度は必要と感じています。

第六章　一介の技術者として

大森健一

はじめに

私の生れは北海道の田舎町、そこでのんびり育ち、内燃機関工学の勉強をしておりましたが、一九六五年にエンジン技術者としての職を選択し、関西のエンジンメーカーへ入社致しました。その後は高度成長の進行とともに社会環境は激変します。たとえば、変動為替相場制の導入と急激な円高、二度にわたるオイルショック、それからバブル経済とその破綻です。ここでは、私のこれまでの業務経験の中でどのような人たちに出会い、何を教えていただき、そして何を助けられてきたかということを中心にお話し致します。

第一節　ディーゼルエンジンの設計技術者として

今にして思えば、私は非常に恵まれていたと思います。当時の日本の最高レベルの技術者の方々の指導をＯＪＴ（On the Job Training）として受けることができたからです。当時、若手技術者たちの指導や技術部門の責任者として、日本海軍出身の技術将校の方々がおられました。今も昔もおそらく技術の最高レベルというのは軍事技術になると思いますが、表向き今の日本にはないとされているものです。会社の技術部門のトップは、戦艦大和を建造した呉海軍工廠の出身者でした。エンジン開発の責任者は、潜水艦を建造していた横須賀海軍工廠の出身者でした。技術はもとより礼儀作法に対しても非常に厳しく、「定刻五分前の精神」を教え込まれました。すなわち、時間を守るということは、約束を違えぬということの信念に通じるということです。それから、よくいわれたのが、「優秀な技術者としての条件のひとつは、紳士としての教養を備えることにある。芸術や文化をよく理解し、ユーモアを忘れてはいけない」ということです。この言葉に、「他国の芸術や文化の理解の不十分さが、不幸な戦争に加担する一因になってしまったのではないか」という技術将校としての反省の念を、私は感じました。

入社後配属された部門は研究設計部で、そこでやったのは新型エンジンの試作設計業務でした。現在はすべてがＣＡＤ（Computer Aided Design）化されているので、設計図というのは個性を失ってしまいましたが、当時の設計図はすべて手描きでした。設計図を見るだけで、誰が設計者なのかがわかるのです。もちろん、描くときは製図規則に基づきますが、設計図というのは非常に個性的なので、これを見ると頭の善し悪しがわかるともいわれました。また、新入社員の若造がこの部分の設計を担当させて欲しいといっても、それを聞き入れてくれるほど甘いところではありませんでした。設計チームへ入った最初の一年間はパッキングやベンドのような配管部品しか設計させてもらえませんでしたが、この経験によりエンジン技術におけるシール技術の重要性を教えられました。配管部品の設計ができるようになったら、次にエンジン全体の冷却水や潤滑油などの配管図を担当します。設計図が完成すると、それをもって「現場にいって説明しろ」といわれます。工場の現場には職人気質の親方がいっぱいいるので、「もの造り」現場を直接肌で感じることができました。

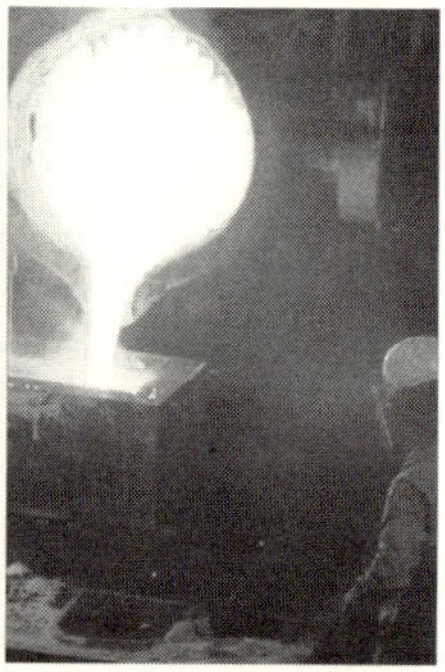

図 6.1　鋳物工場[1]

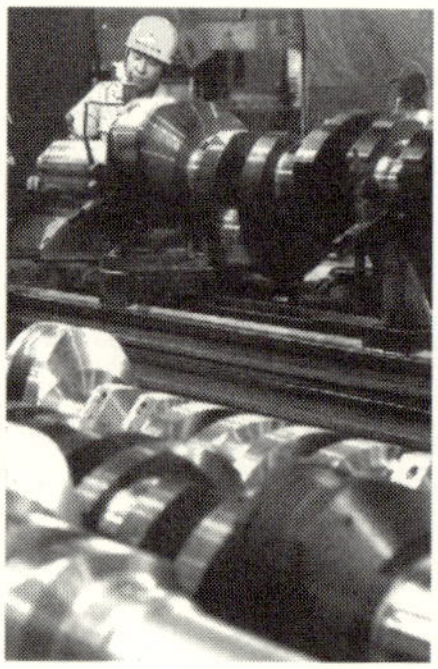

図 6.2　クランク軸の加工[1]

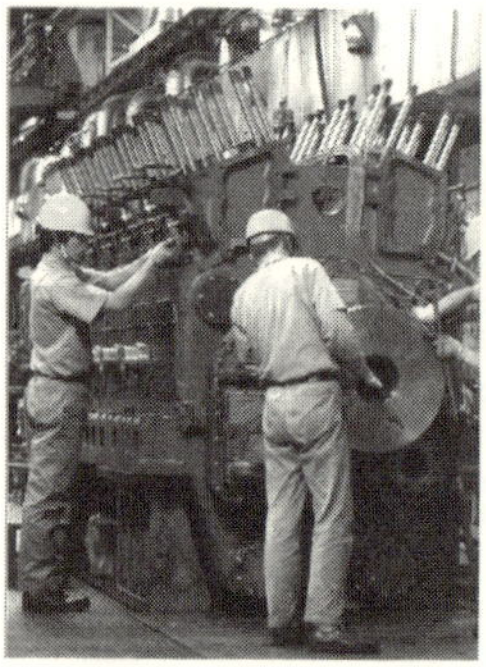

図 6.3　エンジンの組立[1]

図6・1は、昔よくいわれた三K（きつい、汚い、危険）職場の一つの鋳物工場、図6・2は、中型エンジンのクランク軸加工ライン、そして、図6・3は、エンジンの組み立て工場です。ここで教えられたことは、企業内職業訓練校育ちの工員たちの技能の高さと、職長をリーダーとするチームワークのよさです。当時は、中学卒業直後の子たちを採用して、企業内の職業訓練校で一人前の工員に育てるという、人材育成システムがありました。それからもうひとつ教えられたことは、下請け中小企業で働く職人たちの技能レベルの高さです。若い技術者からみると神業としか思えないもの造り技術、現場で培われる勘と経験に基づく技術にたくさん触れることができました。

船舶用高速ディーゼルエンジン（図6・4）の研究・開発業務に携わった二四年間に、経験を通して学んだことはいろいろとありました。その中で最初にお話しするのは、仮説（設計）と検証（実験）による証明というも

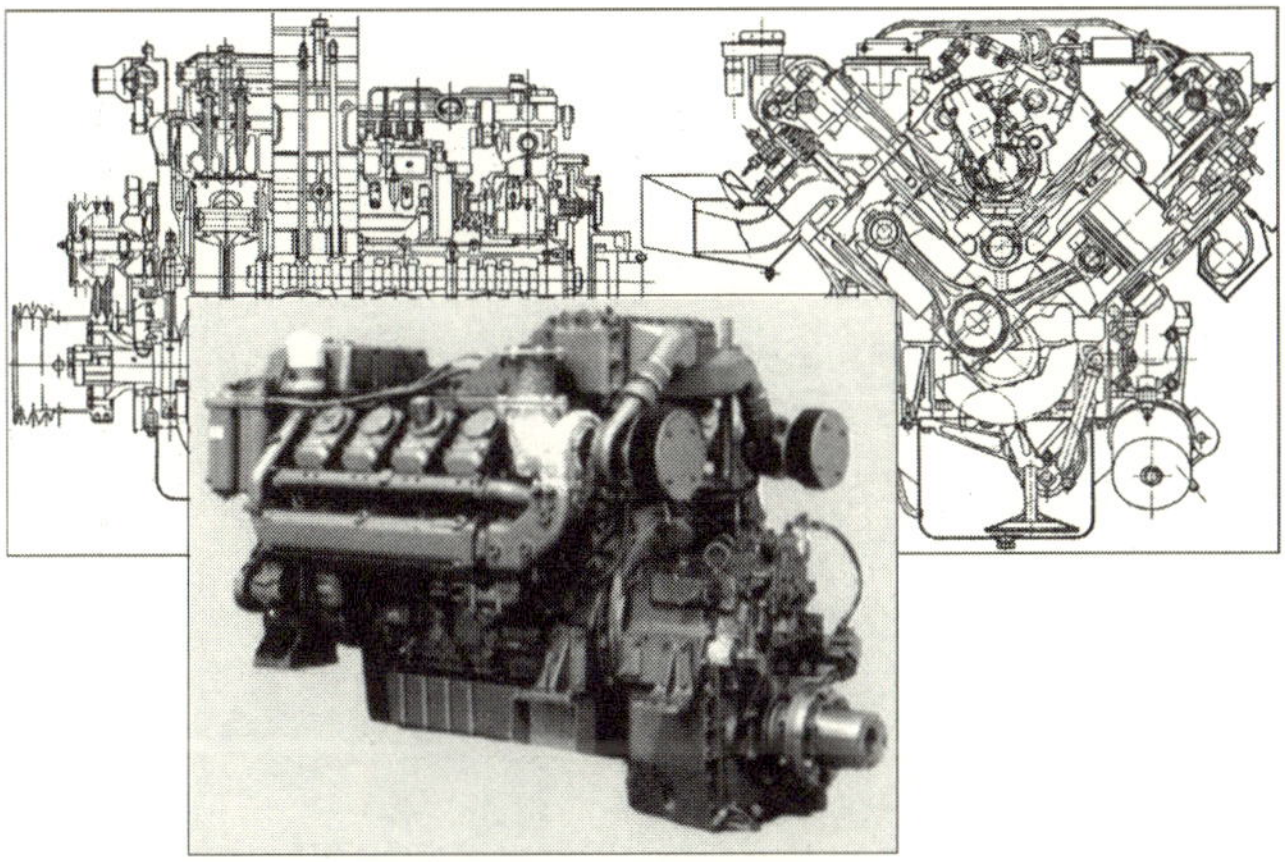

図 6.4　船舶用高速ディーゼルエンジン

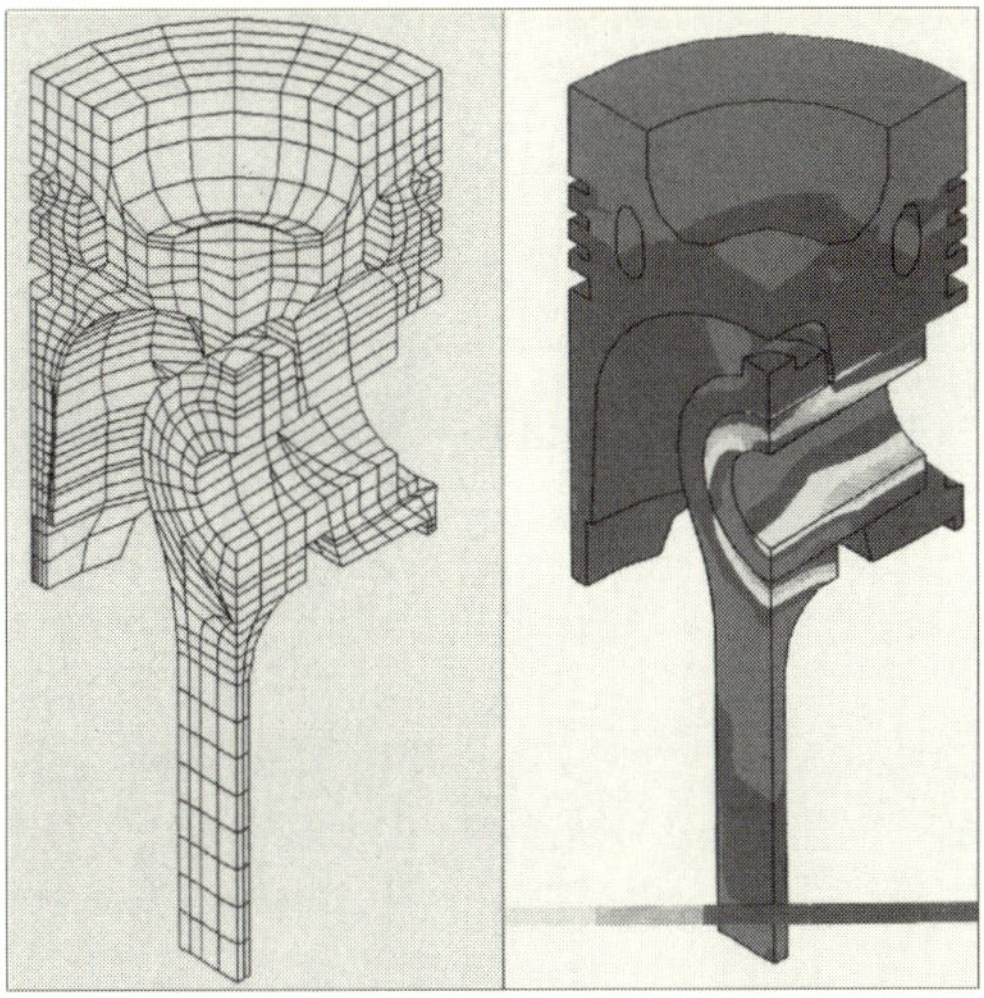

図 6.5　エンジン部品の FEM 解析例[(2)]

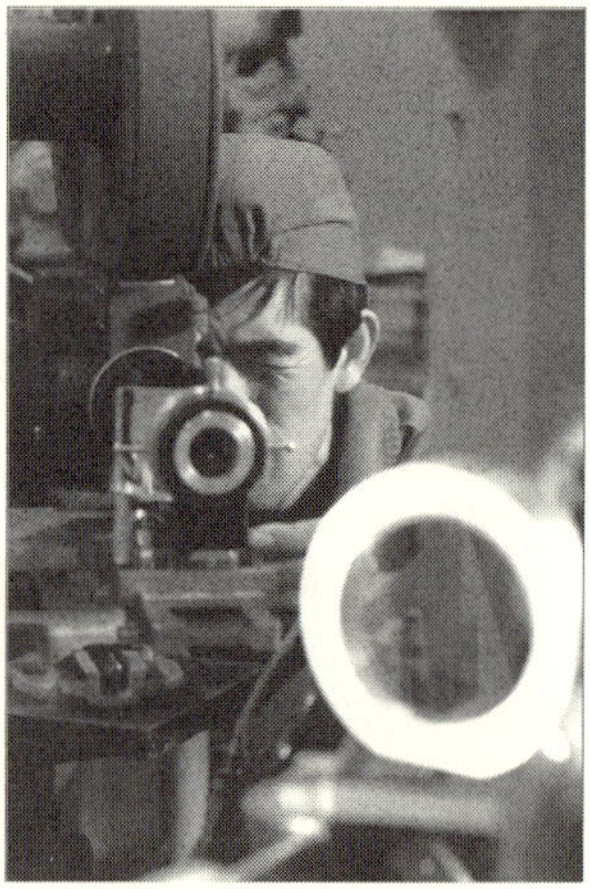

図 6.6　燃焼計測試験(1)

の造りの態度のことです。仮説を立てたらその妥当性を検証する必要があり、予測としての計算値（図6・5）はそれを実験で検証する必要があります。試作エンジンの温度変化、圧力変化、振動などを計測し、形状の妥当性を実験で検証（図6・6）し証明していなければ、設計の正当性を誰も納得してくれません。さらに市場の反応を理解することが大事なことも学びました。自分が設計したエンジンが、市場でどう評価されているかを知ることは大切な検証です。これに関しては、「レジの音が聞こえるか」ともよくいわれました。利益貢献度は設計（仮説）に対する最終的な検証であり、ベストセラー製品になることは究極の高い貢献度の証明です。

次にお話しすることは、チームリーダーとしての資格は playing manager 能力を有しているかどうかに依存するということです。設計チームのリーダーは、一番難しい部品の設計を担当します。チームのメンバーに設計技術の高さを認知されないと、他の技術者からリーダーとして信頼されません。先輩の技術者から「何歳になっても自分の固有技術すなわち専門性を失うな、これだけは若い人たちにも負けないというものを維持する努力を忘れるな」とよくいわれました。それから、「リーダーとして公私を問わず時間を厳守せよ」ともいわれました。期限に間に合わないということは、ほかからの信頼を失う大きな要因となります。設計はもの造りにおける最上流であり、それより上流はありません。後工程に対するすべての責任をもつことは、最上流のリーダーの宿命とも教えられました。

そして三番目にお話しすることは、設計には美的センスとバランス感覚がいかに大切かということです。これらに優れている人は、わかりやすくきれいな設計図が描けるのです。バランスのとれた美しい設計図はまるで名画を見るようだと、よくいわれました。わかりやすい設計図というのは、それを見たときに複雑形状が非常に理解しやすく、高機能・高品質製品の製造につながります。高機能製品というのは見て美しいものです。ですから、多くの芸術・文化に触れて自分の美的センスを磨くことが大切です。ここで働く研究者の皆さんたちのアウトプットのひとつは論文です。文章が非常にわかりやすいこと、それと図表の配置バランスがよいことが大事です。難解な論文というのは執筆した本人もどこか迷いがあったり、よくわかっていないところがあったりするものです。

第二節　医療機器にかかわる技術者として

エンジン設計における構造最適化研究（CAE：Computer Aided Engineering）に取り組んでいた四十六歳のある日（平成元年）、ふと全く異分野の仕事をやりたいという抑えようのない強い衝動に駆られました。当時、会社は二十一世紀プロジェクトを試行中で、その中にエンジン技術を活用して人工関節を研究・開発するというチームがありました。プロジェクトチームは、設計、材料、加工、生産管理、品質管理にかかわる七名程度の社員で編成されていました。エンジン技術の専門家集団のみでは人工関節が開発できるはずもなく、会社は三大学の整形外科医と国立研究機関の生体材料研究者との共同研究開発体制を構築しました。私はチームメンバーとしてこのプロジェクトに加わり、私にとっての異分野の世界で多くの素晴らしい方々と出会いました。すでにまぎれもない中年の私は、この体制の中でまた新入社員に戻れるという楽しい数年間をすごしました。専門書や研究論文を読み漁りながら医学専門用語や整形外科手術の知識吸収に努めつつ、整形外科医に教えを請うというまさに至福のときでした。

次に、整形外科領域におけるインプラント設計手順の概要をお話しします。生体内情報としてのX線CT断面画像（図6・7）に画像処理を行い、デジタルデータとしての設計データベースを作成します。このときに、臨床医や放射線技師の方々からX線写真をどう見るのか、骨というのは画像としてどのように写るのか、いわゆる読影技術を親切に教えていただきました。

図6・8に示すように、各種のコンピュータモデルを設計ツールとして活用しましたが、臨床医に好評だったのが図6・9に示す rapid prototype model です。これは、コンピュータ制御でレーザー光線をスキャニングして、光硬化性樹脂モデルを作製する方法です。X線写真やX線CT写真で症状を診断することに加えて、手で触れることのできる患者の骨形態モデルを活用する

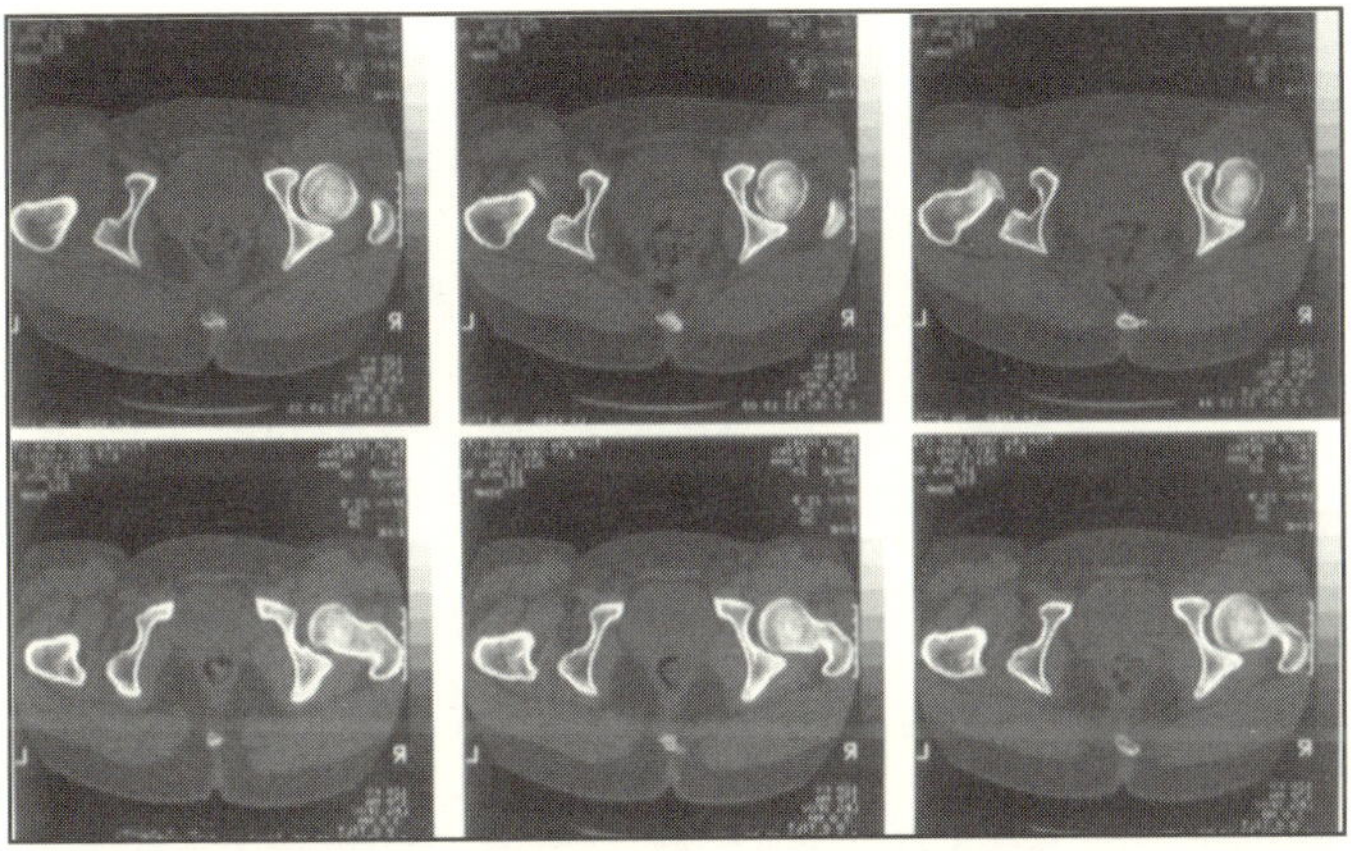

図 6.7　股関節部の X 線 CT 断面画像写真例

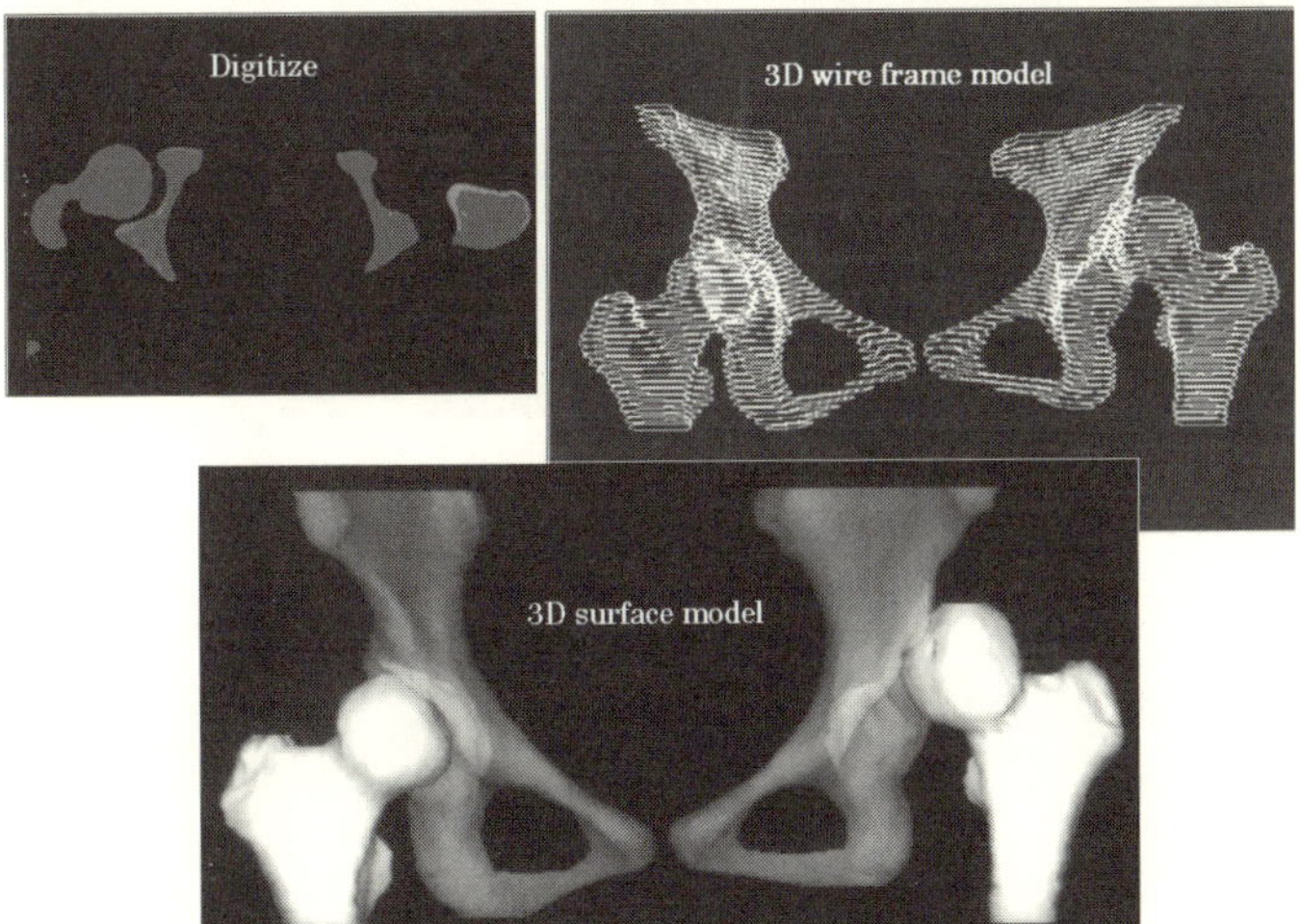

図 6.8　コンピュータモデル例[3]

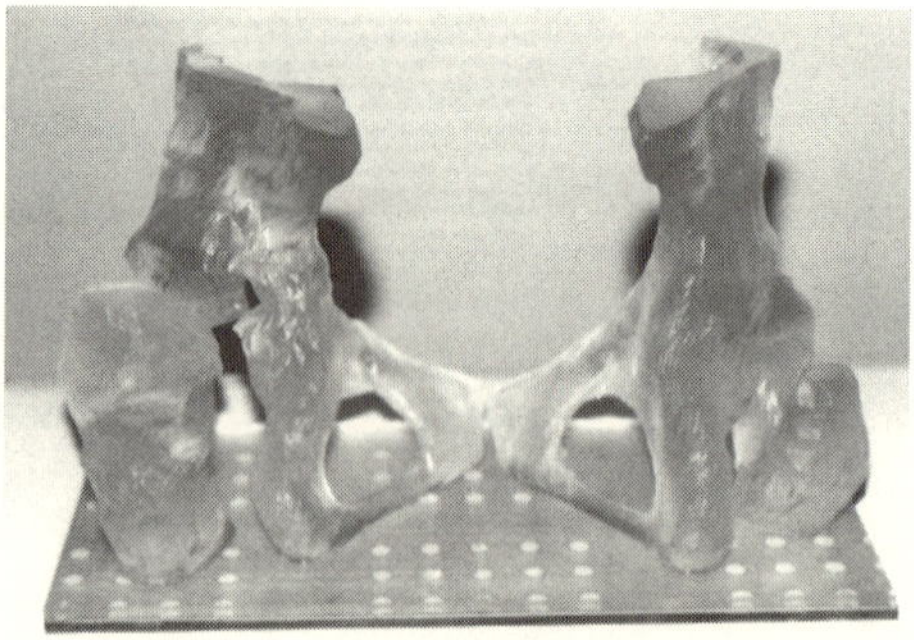

図 6.9　患者の股関節モデル図[3]

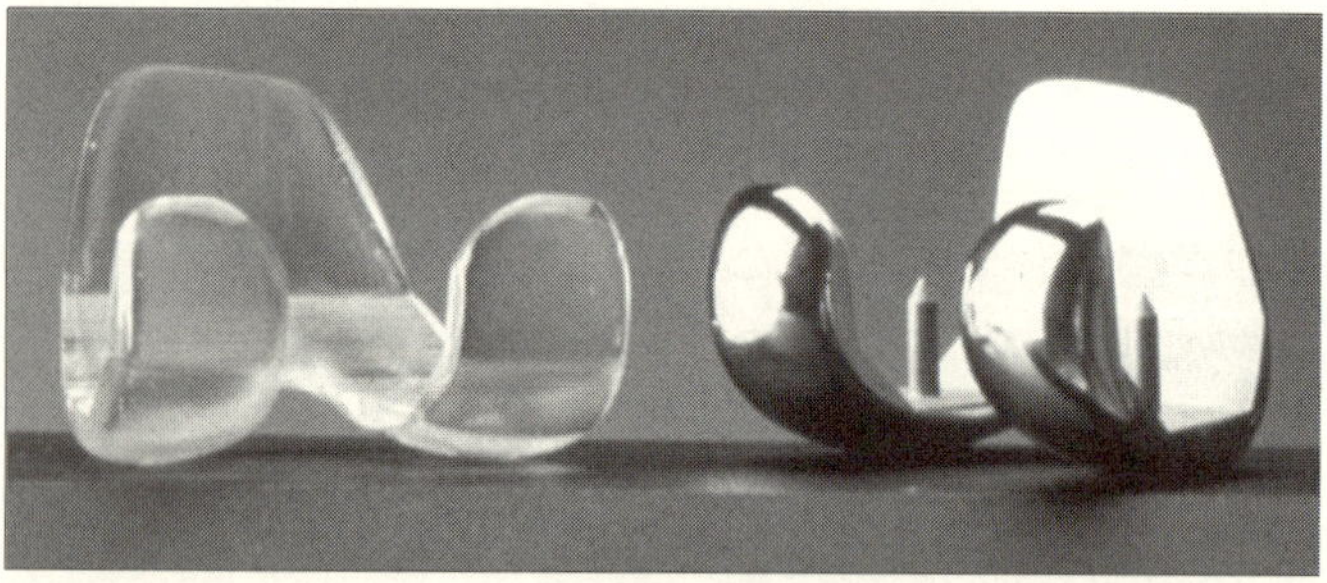

図 6.10　人工膝関節部品の試作モデル例[3]

ことにより、三〇分ほどかかったカンファレンスが一〇分程度ですむようになったこと、患者へのインフォームドコンセントが非常に円滑になったことも臨床医の方々からお聞きしました。これを何とかビジネスにと考えましたが、この時代は高度先進医療としての申請が難しく断念しました。現在、この技術は多くの大学病院で高度先進医療として認可されています。臨床医とのディスカッションでどうしても必

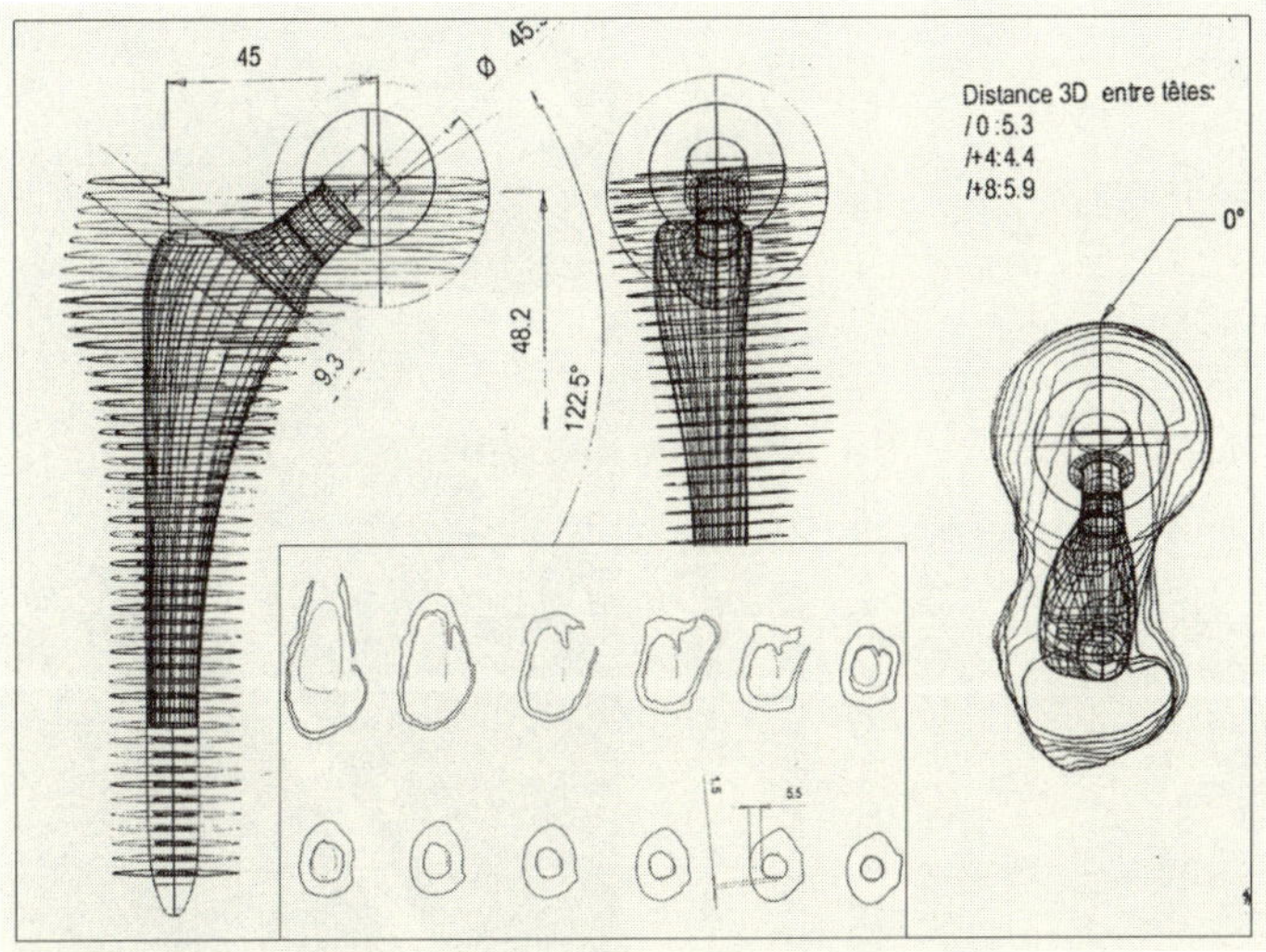

図 6.11　人工股関節ステムの設計モデル(3)

要になるのは、図面ではなくこの光硬化性樹脂モデルです。図面から形状を把握するというのは専門性が求められますが、図6・10に示すようなモデルは、医工連携の場で医学関係者と工学関係者との相互理解で非常に効果を発揮します。次に大腿骨ステムの形状設計ですが、大腿骨の髄腔形状をデジタル化して、三次元形状を作成しコンピュータシミュレーションにより形状の最適化を行います（図6・11）。

図6・12に示す人工股関節の試作品で採用した材料は、チタン合金、コバルト・クロム・モリブデン合金、ジルコニアセラミック、超高分子量ポリエチレンの四種類です。これらの材料は、各材料がもっている特性を生かして、それぞれの部位に使い分けられます。

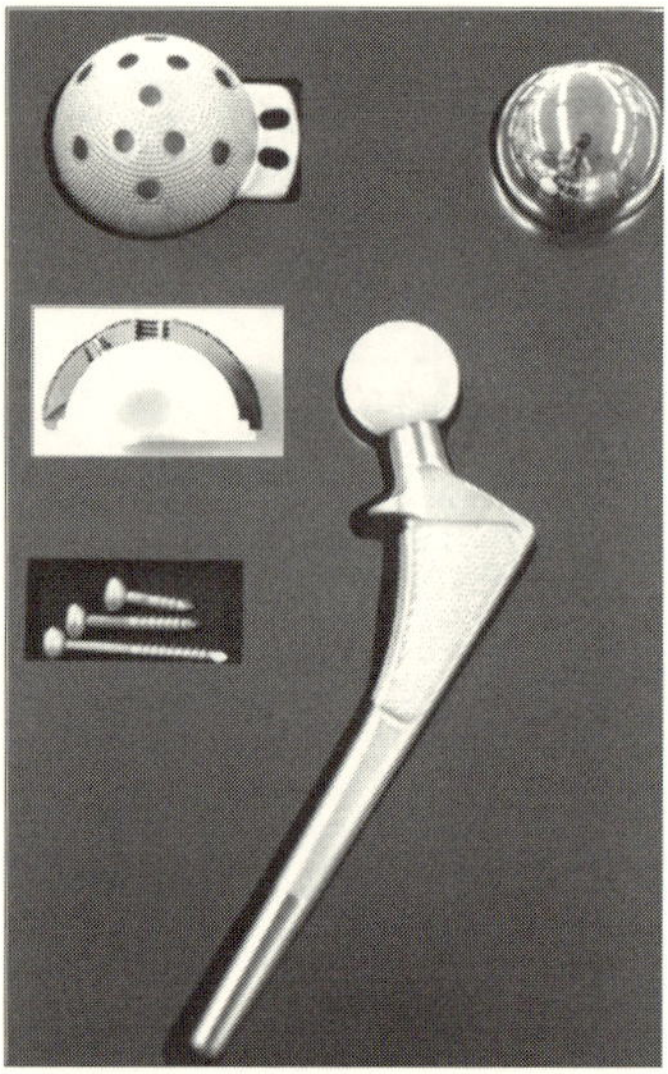

図6.12　人工股関節試作品

　また、製品としての機能向上を目的に、製造技術の開発を行いました。たとえば、ニアネット・シェイプのためのチタン合金粉末焼結法の開発です。さらに、チタン合金の耐食性と強度を上げるための表面窒化処理法やチタン合金のＥＤＭ（放電加工法）も開発しました。チタン合金の粉末焼結では、最初に純チタン粉末とアルミニウムとバナジウムの混合粉末を混ぜます。混ぜ方が非常に難しいのですが、均一に混ぜなくてはいけません。混合粉末をゴム型の中に入れて、ＣＩＰ（Cold Isostatic Pressing：冷間静水圧プレス法）で成形します。その素材を焼結し、次に密度を高めるために**HIP**（Hot Isostatic Pressing：熱間静水圧プレス法）処理を施します。これを機械加工した後、最終的にガス窒化炉で表面窒化処理を施します。図６・13に示すように、窒化処理した**Ti-6Al-4V**合金と純チタンの表面硬度は、両者とも母材硬度の五～六倍と非常に硬くなり、深さによって硬度が変化するという傾斜機能特性を示しています。

　最終的な製品製造プロセスでの人工股関節コンポーネントで、半球形状の臼蓋カップのような単純形状はニアネット・シェイプのチタン合金粉末の焼結で製造可能であり、表面の凹凸形状は

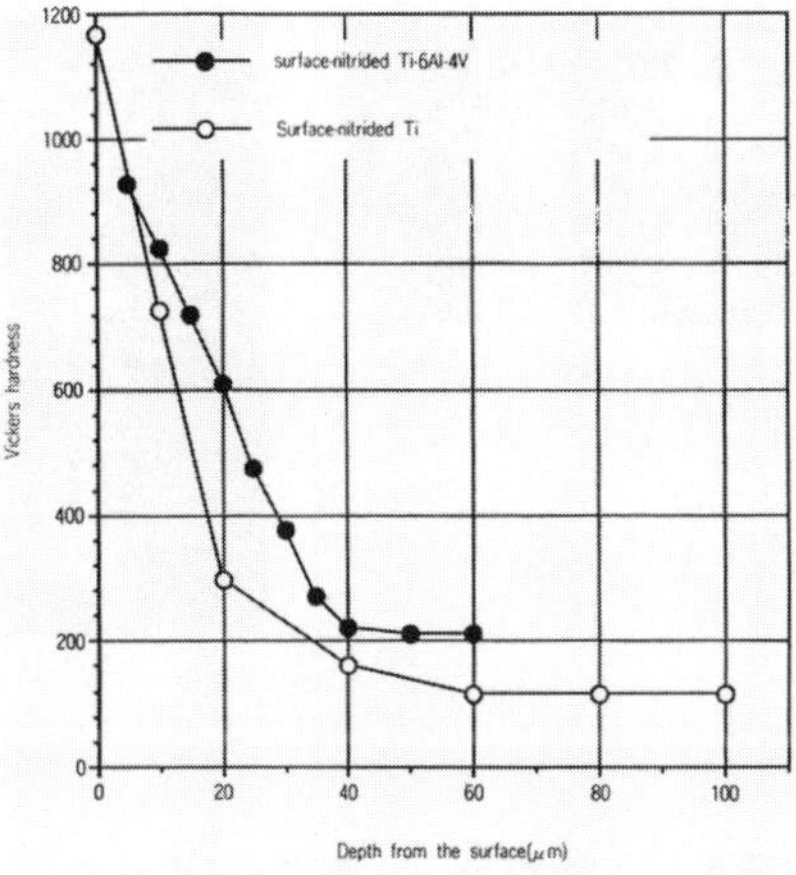

図 6.13　窒化チタン合金の硬度[4]

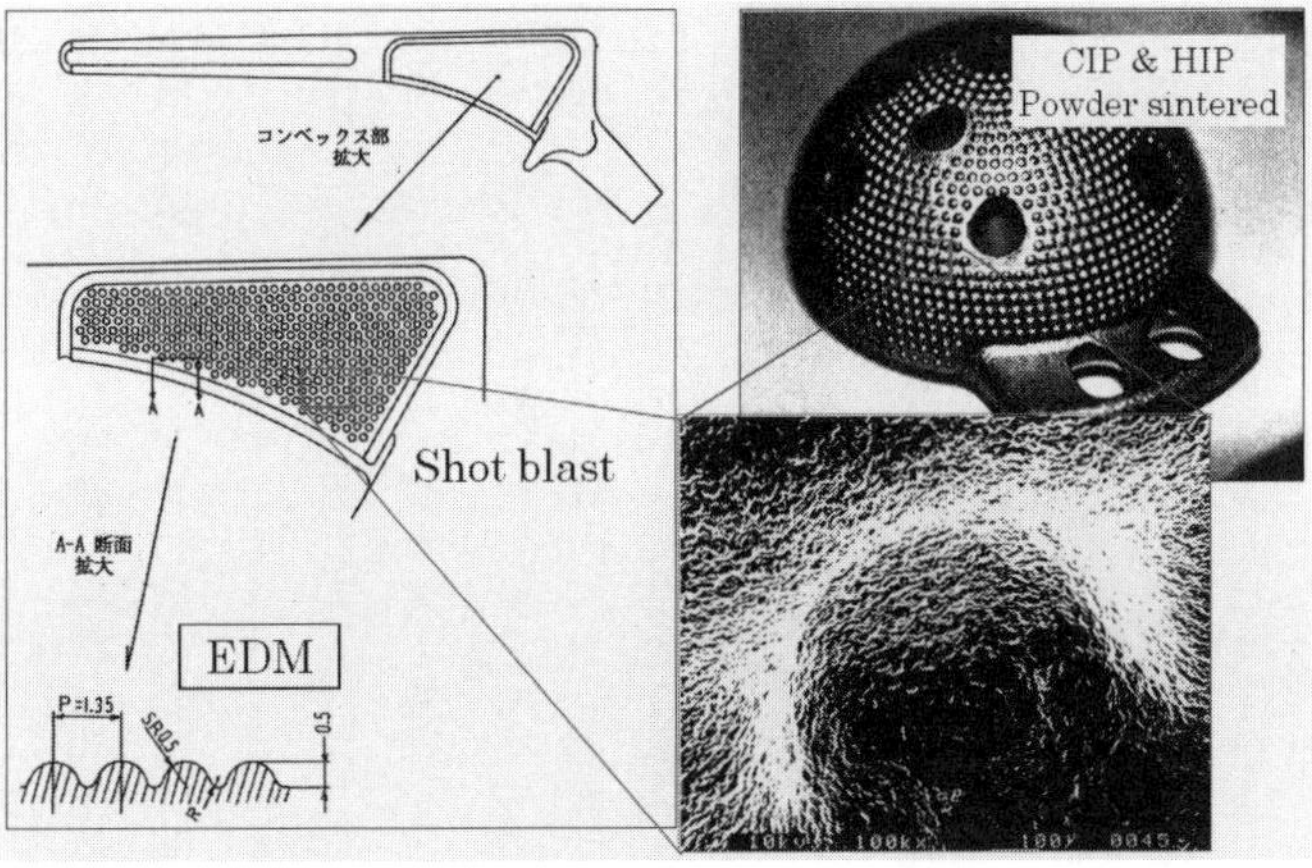

図 6.14　人工股関節部品の表面性状[3]

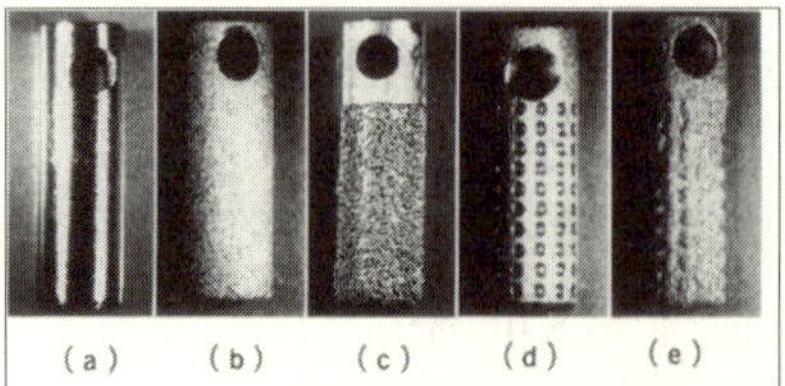

Transcortical plug implant. (a) SUS 316, (b) Ti alloy, (c) sintered beads porous coating, (d) burr hole, (e) micro convex.

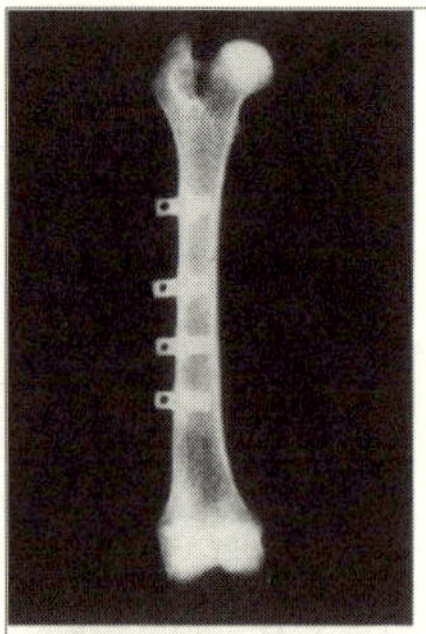

Postmortem roentogenogram of the canine femur. Four plugs are inserted transcortically.

図6.15　動物実験用試験片と挿入例[5]

ゴム型形状の転写により形成されます。しかしながら、大腿骨ステムのような複雑な形状は粉末焼結で固めることは非常に難しく、ＥＤＭで表面の凹凸形状を作製しました。ＥＤＭではカーボン電極を使いましたから、加工表面にカーボン粒子が付着します。これを落とすためにショットブラスト処理を行います。そうすると粉末焼結法でつくったカップ表面とＥＤＭ＋ショットブラスト処理のステム表面は、粗さがともに四〇マイクロメートル程度の類似した性状となります（図6・14）。

適用材料の生物学的安全性の検証は最も重要です。たとえば、金属系材料の溶出イオンや摩耗粉について、細胞毒性や感作性（アレルギー反応）評価試験などが実施されます。それから動物実験ですが、これはインプラントでは必ずやらなくてはいけない安全性評価試験です。ビーグル犬の大腿骨に、材料の種類や表面性状の異なるいろいろな試験片を埋め

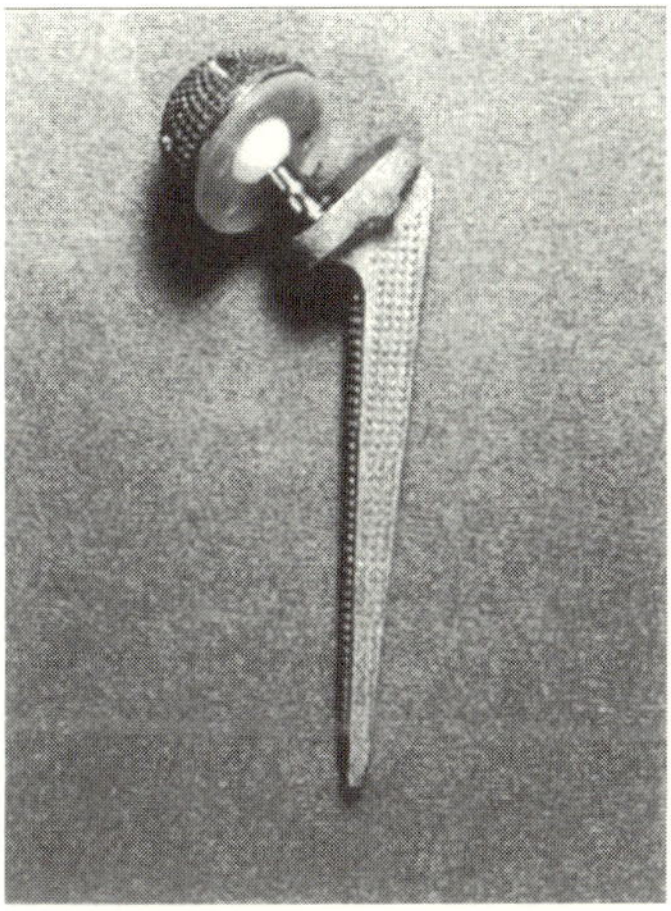

図 6.16　犬用人工股関節例[(5)]

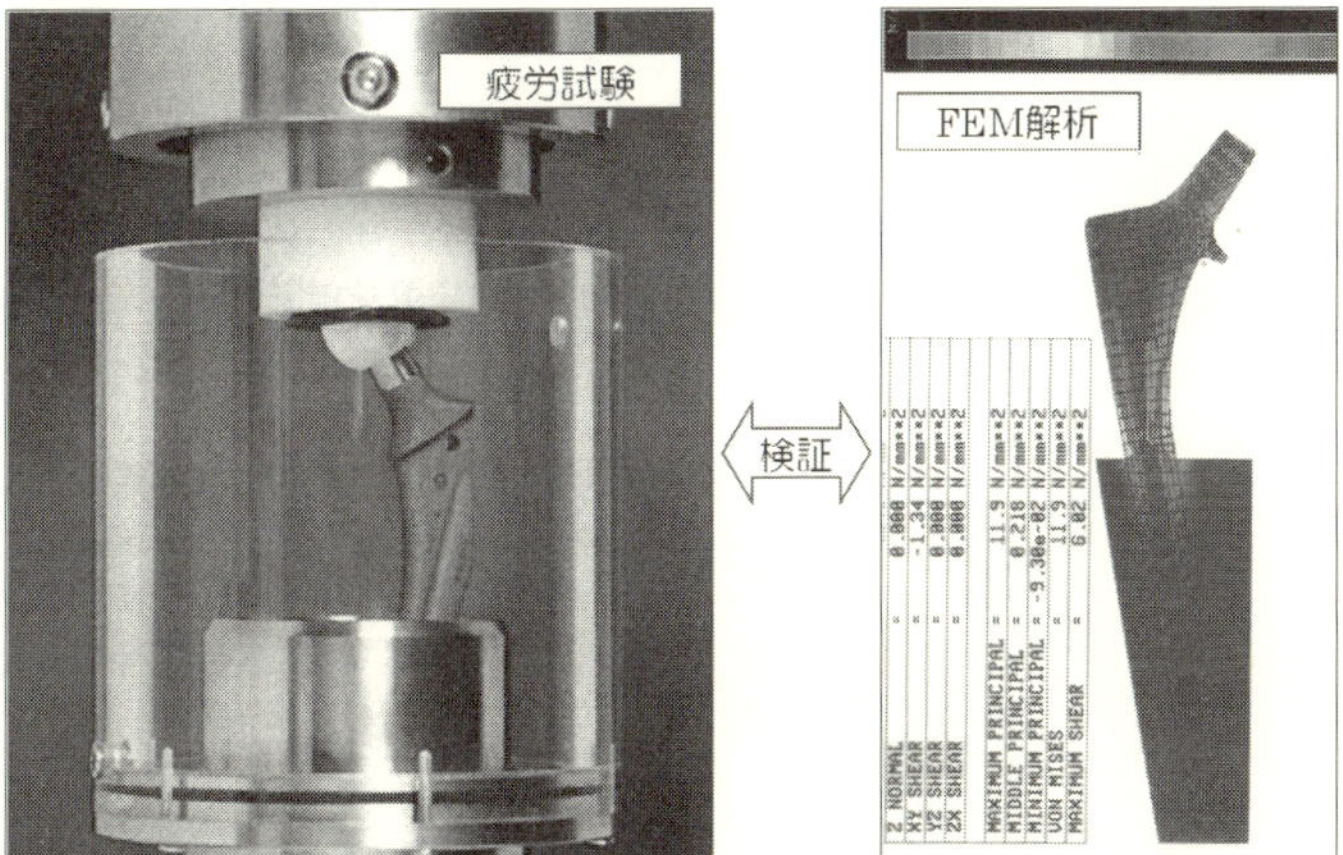

図 6.17　人工股関節ステムの FEM 解析と疲労試験

込みます（図6・15）。そして、三カ月後に試験片の引き抜き試験を行い、試験片と骨組織との結合力を評価します。さらに、ビーグル犬には可哀相なことをしたのですけれども、図6・16に示すように、ビーグル犬用の人工股関節を作製し、人工股関節置換術を行い、ある期間経過後取り出してインプラントと骨組織との境界面の状態を評価します。さらに、試作製品の機械的安全性、特に長年にわたって体内での機能維持が求められるので、疲労試験を行って疲労強度を確認することは重要です（図6・17）。

第三節　一介の技術者として

一九九二年初頭に、私たちが開発した人工股関節の試作品は治験実施レベルへ到達したと、三大学の臨床医グループから評価されました。治験委員会を発足し、治験プロトコルを確定し、新年度早々には臨床治験に入りたいと思っていた矢先に、トップダウンによりプロジェクトは突然解散させられました。バブル崩壊の影響を受けた会社としては、先々まで収益が上がるかどうかわからないこんなプロジェクトをやっている余裕がないとのことでした。その二カ月後、筑波の大穂地区にこの事業のための施設第一期工事が竣工します。この施設の約五〇％は最新設備によるクリーンルーム施設でした。それは粉末を扱う製造施設ですので、各材料別製造エリアをクリーンルームにして、材料粉末の飛散が他の材料製造に影響を及ぼさない工夫をしなくてはいけなかったからです。会社の経営層が出席すべき竣工式なのに、出席者はプロジェクト担当者のみで、そのときの寂しさはいまだに忘れられません。

その後も紆余曲折はありましたが、この技術資産の引き継ぎ先としての米国企業へ、撤退作戦要員として単独で兼務出向しました。精神的に非常に辛い思いをしたことの反動でしょうか、とにかく四十九歳ということも忘れて熱心に知識の獲得に努力しました。海外の一流メーカーというのは何をやっているか、どこまで考えているか、教わることは非常に多岐に及びました。とりわけ、患者のCTデータに基づきその患者の骨形態に適合する人工股関節を設計・製作するカスタムメイド製品の国内導入を担当したことは貴重な経験となりました。世界に一個しかない特定患者のステムと大腿骨の髄腔を整えるためのブローチという刃のついた器具のペア（図6・18）を病院に届けます。手術が失敗したらスペアはありません。遠かった臨床医との距離感が狭まり、臨床の現場を知るという意味ではとても貴重な経験になったと思います。また、この出向

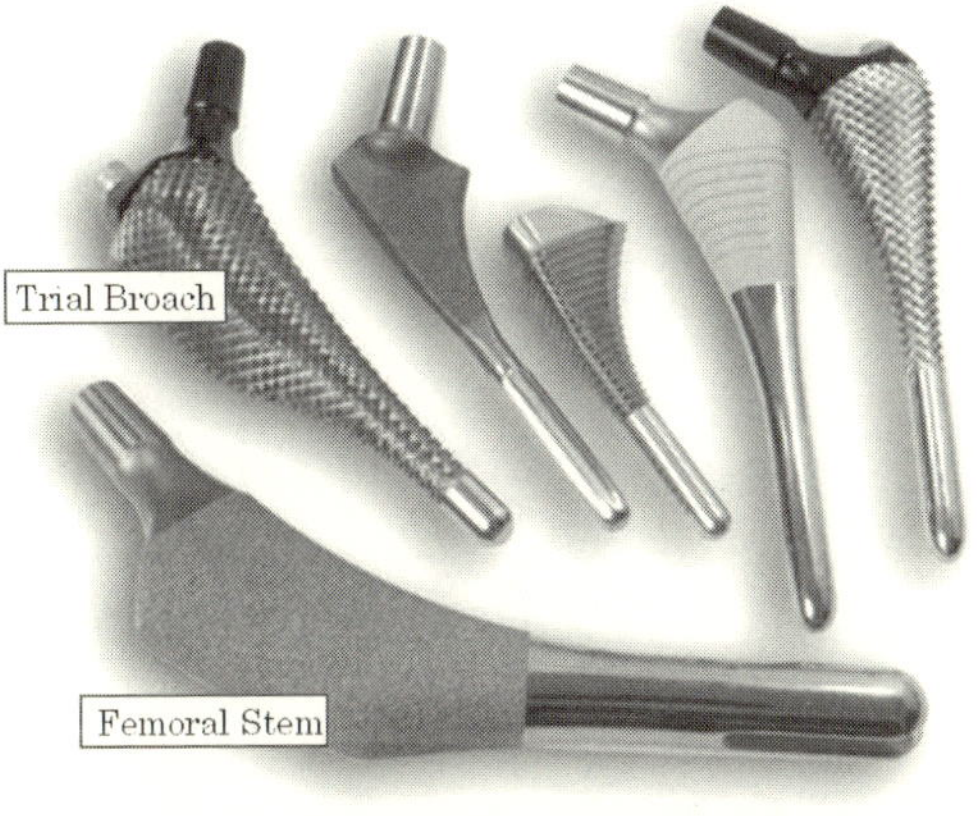

図6.18　カスタムメイド人工股関節ステム

時に構築できた人種や年齢の差を越えた多数の友人たちとの絆は現在も続いています。

二年間の米国企業出向を終えて本業へ戻ろうとしましたが、エンジンの仕事を何年も離れた結果としての浦島太郎の自分に気づかされました。閉塞感といいようのない絶望感に陥り、逡巡の結果もう一度医療機器の仕事をやってみようと決心し、五十二歳にして整形外科製品メーカーの大手米国企業へはじめての転職をしました。この会社では、技術者というよりはビジネスマンとして学ぶことが多かったと思います。学んだのは、グローバルマーケットの現状や動向、外国と日本のマーケットとの状況比較などについてです。日本国内における世界市場に向けてのオピニオンリーダー的な製品開発の難しさの根本的な理由は何か、行政に関連する規制強化や標準化の立ち遅れはなぜ生じたのか、優秀な機械工業技術の活用を阻む要因は何かなどについて考える時間でもありました。これらは今でも解決策を見出すことができない大きな課題として認識しています。

おわりに

一九九九年に技術コンサルタントとして独立しました。企業の技術顧問の仕事を通じて医療機器の臨床ニーズと新技術シーズとのマッチングを模索し、企業ニーズとの適合性（事業性）を見出すことが主務です。したがいまして、私の仕事の軸足は研究動向の把握も含む広義のマーケティング活動にありますので、ＮＩＭＳ（物質・材料研究機構）研究シーズの企業への技術展開支援がNIMSでの私の業務です。

エンジン設計技術者として二四年間、医療機器技術者として一六年間、別の見方をすれば会社員として計三三年間、その後技術コンサルタントとして七年間を生きて参りました。現在考えていることは三番目の生き方は何かということです。できれば全くの異分野に挑戦したいとも思っています。作家の佐江衆一さんの文章を借用しますが、「人は誰しも若かりし頃、組織でのトップやその道での一流を目指して努力する。しかし、多くの困難に出会い挫折も経験してその座を得られる人はごく希である。ほとんどの人は平凡に真面目に生きて一生を終える。名をなさずとも『その人らしい生を全うする』ことが尊い」。

肉体的、精神的に健康であり続けること、それから自分の経験と知識が活用される機会に恵まれること、この二つの条件があれば私は死ぬまで仕事を続けたいと考えています。

参考文献

(1) ヤンマー七〇年史編纂委員会、ヤンマー七〇年のあゆみ、ヤンマーディーゼル（一九八三）
(2) 相澤龍彦、前川桂徳 編、CAE新製品開発・設計支援コンピュータツール、共立出版（一九八八）
(3) 小林昭 監修、超精密生産技術体系：第四巻応用技術-人工関節-、フジ・テクノシステム（一九九六）
(4) 伊藤敦夫、立石哲也、牛田多加志、表面窒化法によるチタン及びTi-6Al-4Vの耐食性の改良、生体材料、Vol.9,

No.5 (1991).
(5) 河村春生、木村郁夫、宮川俊平、福林徹、林浩一郎、立石哲也、大森健一、表面窒化チタン合金の生体適合性 第I部、表面窒化チタン合金の生体適合性 第II部、生体材料、Vol.14, No.6 (1996).

第七章　生体材料の研究開発と実用化・産業化

藤沢　章

はじめに

私は、一九六八年のいわゆる学園紛争の第一世代で、卒業が二カ月遅れました。一九六九年五月末に大学（工学部物理工学科）を卒業し、六月から民間企業に入り、かれこれ三〇数年間、研究開発、製品化の仕事をやってきました。特に入社から五年くらいはいろいろな企業人としての基礎的なことや下働きの仕事をやりました。しかし、それ以降は主に医療器械関係や生体材料関係の仕事、いわゆるメディカル分野の技術を中心として、自分が主体的な動きが可能な環境で仕事をやってきましたので、そこでのいろいろな経験を踏まえまして、皆さんの参考になるようなお話しができればと思います。

私は民間会社を退職し、現在は公的な研究機関（独立行政法人産業技術総合研究所・関西センター）に在籍しておりますので、ある意味では非常に客観的に話しができる立場にあります。私の自己紹介を兼ねてどんなことをやってきたのかを少しお話しして、それから本論に入っていきたいと思います。

第一節　民間企業の中でのさまざまな仕事体験

私がやってきた仕事は、ある民間企業での生体材料の開発です。

私が入社した時期は、セラミックをベースとするインプラントの事業化・開発をまさに始めようという段階で、最初に歯科インプラント（人工歯根）の開発を行いました。内容としては、ごく初期は歯科大学あるいは開業している歯科医との共同開発で、人工歯根そのものや実際に手術するときの手術器具といったようなハードウエアの開発、それから、実際に歯医者さんがそれらを使う場合にどういう使い方をすればよいかという手術の手引き書・術式書・その他ソフトウエア関係の原稿執筆、まとめや編集、校正、印刷会社への印刷依頼なども行いました。開発した後、当時の監督官庁である厚生省（現在の厚生労働省）への薬事の認可申請とその対応など、今でいう **regulatory science**（あえて訳すと、公的規約・規制に関する科学）の仕事を行いました。それから、歯科医への技術的な紹介、あるいは歯科技工士への教育研修といった仕事も行いました。つまり、新規事業としての研究段階から商品化、販売、カタログ製作や広告宣伝に至るまでのすべての事業化のステップに、技術をベースとして参画しました。

特にこの時期で印象深いこととして、アメリカのジョージア医科大学歯学部に動物実験の研究委託、臨床試験の研究委託を行ったことです。その後もアメリカ（テキサス大学、ロマリンダ大学、カンザス大学など）やヨーロッパ（スウェーデンのカロリンスカ研究所、ドイツのマインツ大学、スイスのバーゼル大学など）の医科系や歯科系の大学との共同研究や委託研究などについて、自らが海外に出向いていろいろな形で対応し、個人的には非常に貴重な経験を積ませていただきました。特にスウェーデンのカロリンスカ研究所では、ノーベル賞の選考時に事務局の機能を担うために、十月は多忙でアポイントがなかなか取れなかったという思い出があります。

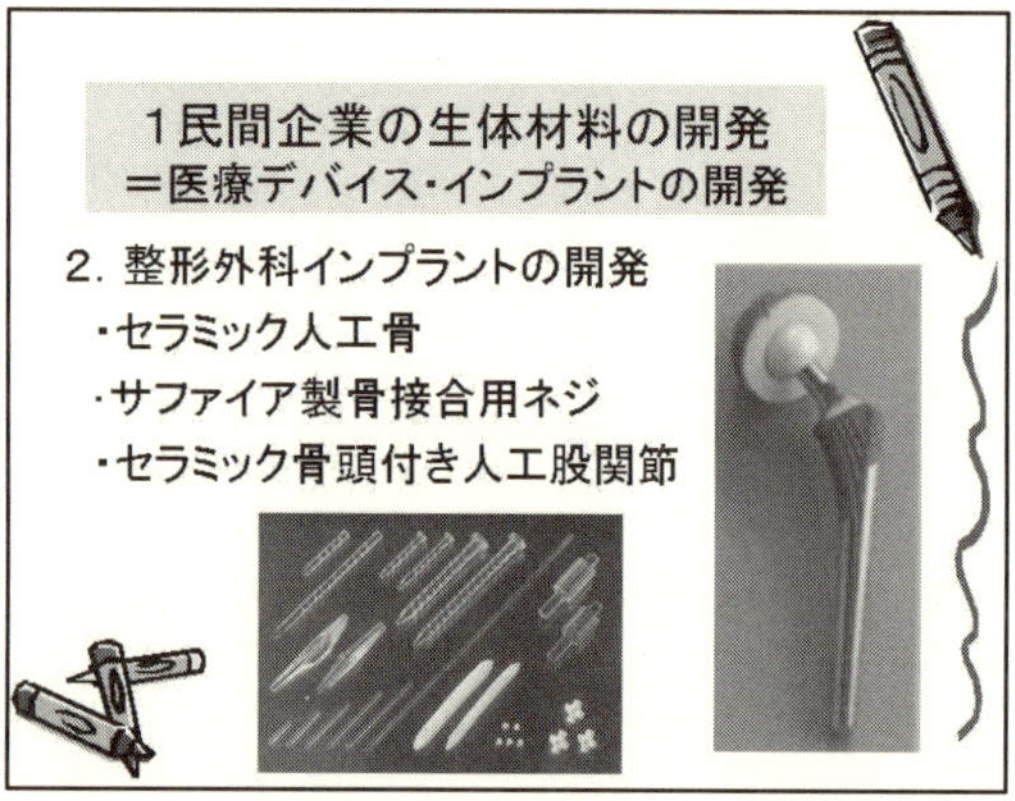
1民間企業の生体材料の開発
＝医療デバイス・インプラントの開発
2. 整形外科インプラントの開発
・セラミック人工骨
・サファイア製骨接合用ネジ
・セラミック骨頭付き人工股関節

図 7.1　民間企業で経験した生体材料の開発。その 2：整形外科インプラントの開発。左写真：透明体は単結晶アルミナ製の骨固定用のネジ・ピン類、白色体は焼結アルミナ製の骨内埋入インプラント部材など製品。右写真：人工股関節。

国内の大学との共同研究や委託研究では、大学と企業の関係は官尊民卑の反映のせいか、立場上どうしても上下関係となりがちで、当時は研究のプロトコル（計画書）の内容について対等に企業側からものをいえるような雰囲気ではなかったと記憶しております。一方、アメリカやヨーロッパでは、大学側から率先して詳細な研究プロトコルと研究に必要な金額を企業側に提案し、契約締結後は催促なしでも契約に沿って途中の経過報告書を私に送付してくるといったように、契約の履行が当たり前のこととして行われ、大変仕事がスムーズに進んだという印象をもっております。国内ではなかなかそのようには運ばないということを、企業経験のある方々は体験しているのではないかと思います。

歯科用に続いて、整形外科用インプラントの開発を行いました。骨接合用の人工骨です。材料は、サファイアや単結晶アルミナです。図7・1に、これらを素材とした骨接合用のネジやピンを示します。こういった小さいインプラントから、がんや腫瘍などで切除された骨の部分を補填するような大きなインプラントまでの、開発とその実用化・商品化も行いました。

私がかかわった一番大きなテーマは、セラミック製人工股関節や人工膝関節のような人工関節の開発と商品化です。特にセラミック骨頭付きの人工股関節の製品開発と事業化については、密度の高い体験をしております。この分野の仕事で忘れられないのは、薬事法違反の収拾・対応をしたことであり、多分一生で二度とない貴重な体験だったと思います。それは、多くの大学付属病院やその他の医療機関、その監督官庁（当時、国立大学は文部省、県立や市立大学はそれぞれの自治体、国立病院は厚生省、労災病院は労働省、自衛隊病院は防衛庁など）そして薬事法や健康保険を所管する厚生省の担当部署との対応や折衝でした。一年ほど社長直轄の総責任者としてこれに掛かりきりになり、それはそれでなかなか大変な仕事でしたが、医療関係の行政の中枢部門や病院関係者の方々との知己を得ることもでき、わが国の医療行政の仕組みの一端を知ることができました。

最後に企業で体験した開発テーマは、図７・２に示すように、体外循環用の血液ポンプの開発と実用化・商品化です。心臓手術などを行う場合、心臓を停止させるわけですが、その間血液を脳や体に循環させるために血液ポンプが必要です。これは遠心型の血液ポンプで、図ではモーターは省かれています。ポンプの中のローターを高速で回転させることによって遠心力をつくり、これで血液を送り出すという原理の、いわゆる遠心型血液ポンプの開発です。血栓形成（血栓が

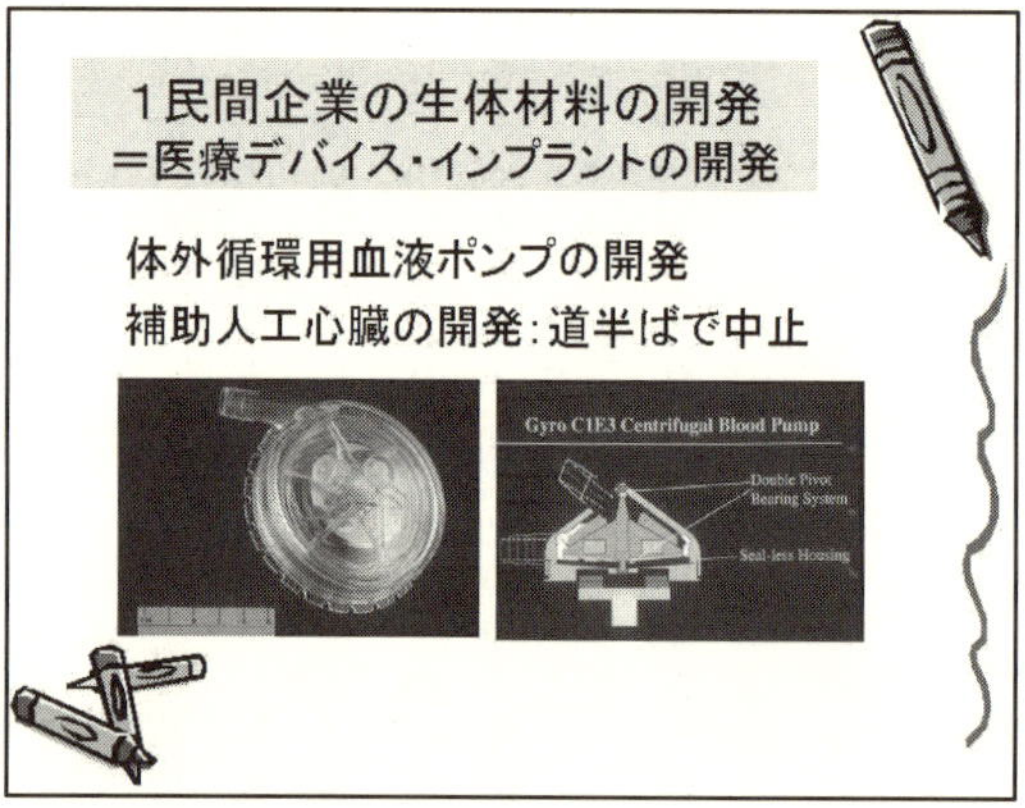

図 7.2　民間企業で経験した生体材料の開発。その 3：体外循環用血液ポンプの開発。左の写真：遠心型血液ポンプの外観。右の写真：ポンプ断面図。回転軸の上下端はセラミック製ピボットと HDP 製軸受。マグネット・カップリングにより図下方に設置するモーターの回転動をポンプ内部のローターに伝達。

できてそれが血管に詰まって、ポンプが停止する恐れがあるので、これを防ぐことが重要課題）と溶血（赤血球の破壊により赤血球の中のヘモグロビンが血液に放出され、その結果として腎臓に負担がかかるので溶血を極小とすることが重要課題）をいかにして少なくするのかが、大きな技術課題です。

遠心型血液ポンプを発展させて、体内埋め込み型の補助人工心臓に応用していこうということで、アメリカ・テキサス州ヒューストンのベーラー医科大学やオーストリアのウィーン大学との共同開発や国内の研究グループと関連テーマで共同開発を行いました。そして国の大規模な五年間の開発プロジェクトに参加することが決まりました。しかし、残念ながら社内のある部門が関係した国の研究助成金不祥事による行政処分を配慮して、会社全体として国の主催するすべての研究開発プロジェクトへの参加自粛となり、ちょうどミレニアムの二〇〇〇年二月に道半ばで国の開発プロジェクトへの参加を取りやめ、そして会社の方針で開発中止になりました。

その少し前に、当時の通産省から新規開発テーマの調査依頼があり、再生医療に関係した材料開発のテーマをＡ４版用紙二枚の提案書にまとめて提出しましたところ、とんとん拍子で話が進み、国の産学官連携の開発プロジェクトとして億の規模の相当大きな金額の予算がつき、確か三～四カ年の計画として確定し、いざスタートという二〇〇〇年に、人工心臓のテーマと同様にこのテーマも参加自粛となり、提案したプロジェクトに参加できないという二重の意味での残念な思いをしました。

この年は、二つの大きな国の開発プロジェクトへの参加が取りやめとなり、私にとっては厄年だったと思います。この二つの国家プロジェクトはすでに終了しておりますが、何人かの関係者との個人的な交流が現在も続いております。その後、二〇〇三年四月に企業を退職し、現在勤務しております独立行政法人・産業技術総合研究所に移りました。（二〇〇六年三月で産総研の任期終了。ベンチャーを起業し、現在に至っている。）

企業で経験した材料の研究開発は、最初はセラミック材料を中心に手がけ、その後人工関節の構成材料としての金属あるいはポリマー材料も手がけ、評価も行いました。

生体材料の研究開発がある程度進捗しますと、薬事法に基づいて厚生省に対する認可申請が必要になってきます。そこで、開発した材料の特性評価、生体安全性評価、臨床試験、薬事申請、それから技術仕様の取りまとめという技術的な仕事をやりました。

これらは一企業ですべてやる場合もありますけれども、他の機関と分担する場合もあります。後者に関しては、国内あるいは海外の大学との委託研究や共同研究も手がけました。これにより、先ほど述べましたように、外部の研究機関や企業との共同研究開発の際の関与の仕方に、国内と国外では大きな違いがあることを強く感じました。

標準化活動ということでは、ＪＩＳ（日本工業規格）とかＩＳＯ（国際標準化機構）の委員会にも参加をしております。生体材料分野の標準化としては、**ISO/TC150**：外科用インプラント（生体材料、骨・人工関節、骨接合、心臓血管用デバイス、組織工学インプラントなどの分科会がある）の技術委員会の国際会議に、毎年参加しました。生体用セラミックの分野では、ジルコニアのＩＳＯ規格の最初の提案段階から成立までを、独・仏・英・米の代表メンバーたちとワーキンググループの中で審議し、大部分の日本の要求や主張を組み込むことができたと自負しております。また、水酸アパタイト焼結体やコーティング用水酸アパタイトなどのＩＳＯにおける規格化のスタート時に参画しました。

欧米企業などではＩＳＯを製品や技術を国際展開する場合の手段として考えており、国や公的な機関はこれをバックアップするというのが基本的な構図です。極論をいえば、国益と企業益が一体となって国際標準化を推進するというのが、各国とそこの企業のスタンスであります。それに太刀打ちするには、並大抵のことではかないません。

ＡＳＴＭ（アメリカ材料試験協会。これはアメリカの民間団体であるが、アメリカ以外の諸外国から多くのメンバーが参加しており、国際化が進んでいる）には、一九八〇年代にＩ・クラークやＪ・レモンズ教授などと一緒にセラミックの規格化の提案を行いました。ＡＳＴＭは希望する者は誰でも積極的に参加できるといった非常にオープンな協会であることに、大変驚いたというのが実感です。

少し異色ですけれど、企業主催の研究会の運営を行いました。ワークショップとかシンポジウムといった名前ではインパクトが薄いので、あえて「コロキウム、Colloquium」というラテン語由来のあまり耳慣れない名称を提案しました。歯科分野で「バイオセラム・コロキウム」という会合は、毎回全国から五〇〇～六〇〇名の歯科医の方々が参加され、この分野ではかなり有名な会合となった時期もあります。歯科医や医師のグループを研究という側面で組織化しまして、いろいろなデバイスについての使用経験や研究の成果発表の場を設けました。

整形外科分野でも「整形外科セラミックインプラント・コロキウム」を主催しましたが、一九八一年に企業主催の集まりを解消し、「整形外科セラミックインプラント研究会」という学術団体に発展させまして、我々企業側は水面下でサポートするという立場を取りました。自治医科大学整形外科の御巫（みかなぎ）先生と大井先生、そして研究会の事務局として国立大阪南病院の大西先生の努力があって、この研究会は設立されました。設立の目的は、開発した新材料や新しいデバイスの使用経験などをいち早く論文化して出版することにより、研究者の業績を公開論文として明確にすると同時に、他の研究者にも広く紹介するという一石二鳥の効果をねらったものです。発表時に原稿提出が、そしてその後一年以内にプロシーディングス（発表記録）を発行することが、義務として課せられます。私は、立ち上げの数年間はプロシーディングスの編集も行いました。創立後数年間は、毎年参加者がうなぎ上りに増えたことを記憶しております。この研究会は現在も継続しております。

私の異色体験としては、こういう材料以外にも医療機器の輸入の交渉、輸入品の薬事関係、それから製品の海外営業・海外販売、特にヨーロッパ・オーストラリア・東南アジア方面への販売プロモーションや代理店交渉もやりました。ヨーロッパ・アメリカ・アジア・オーストラリアのような外国の歯科医を京都に集めて、歯科インプラントの講習会の運営なども行い、また現地での講習会も開催しました。

ここからは、主に材料開発、それからデバイスの製品化を中心にお話しいたします。

第二節　人工関節の開発で経験した四つの教訓

人工関節の技術的な課題と開発

話の主題は、人工股関節の開発体験から得た四つの教訓についてです。その前に、先ず、人工股関節はなぜ必要かという話から始めたいと思います。図7・3の、左側の図は正常な状態の股関節の断面です。皆さんの股関節のほとんどはこういう正常な状態です。たまに、変形性関節症

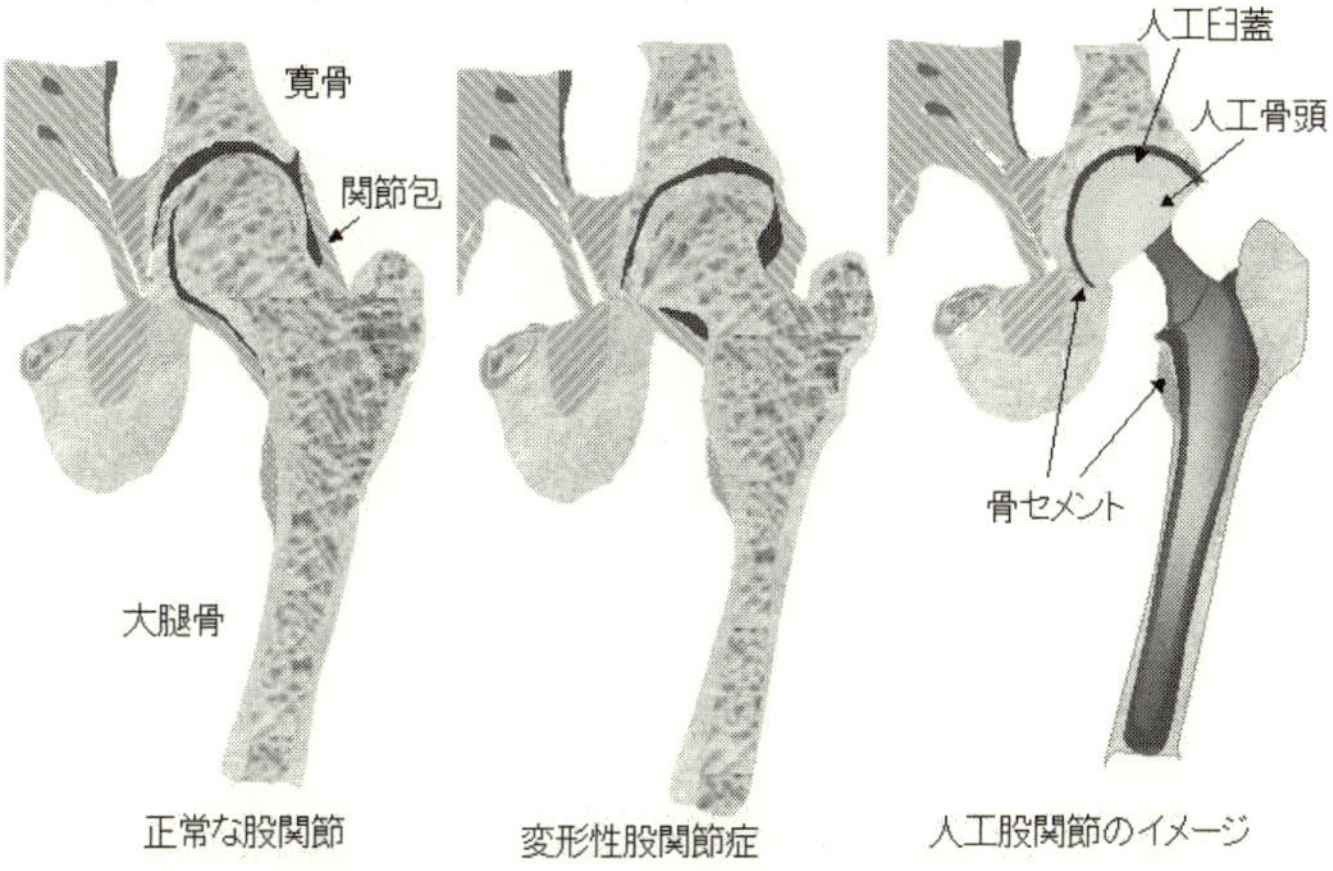

図 7. 3　変形性股関節症と人工股関節のイメージ。左図：正常な股関節（断面）、中図：変形性股関節症の一例（断面）、右図：全人工股関節の手術後のイメージ（断面）

という、大腿骨の骨頭の部分が球状でなく、真中の図のようにいびつに変形してくるという病気があります。こうなりますと、歩行するたびにぎくしゃくするので、非常に痛くて歩けません。これが重篤になりますと、最終的には人工関節の置換手術ということになり、右側の図のように人工関節を挿入します。これが、いわゆる人工股関節の全置換術の手術後のイメージです。

人工股関節は、図7・4に示すように、大きく三つに分類されます。

一つ目は、全人工股関節（THR：Total Hip Replacement）です。これは、大腿ステムという細長い部分、骨頭というボールの部分、そしてソケットという白い臼蓋の部分から構成されており、大腿部と臼蓋部の両方を取り替えます。人工股関節の全置換術といいます。

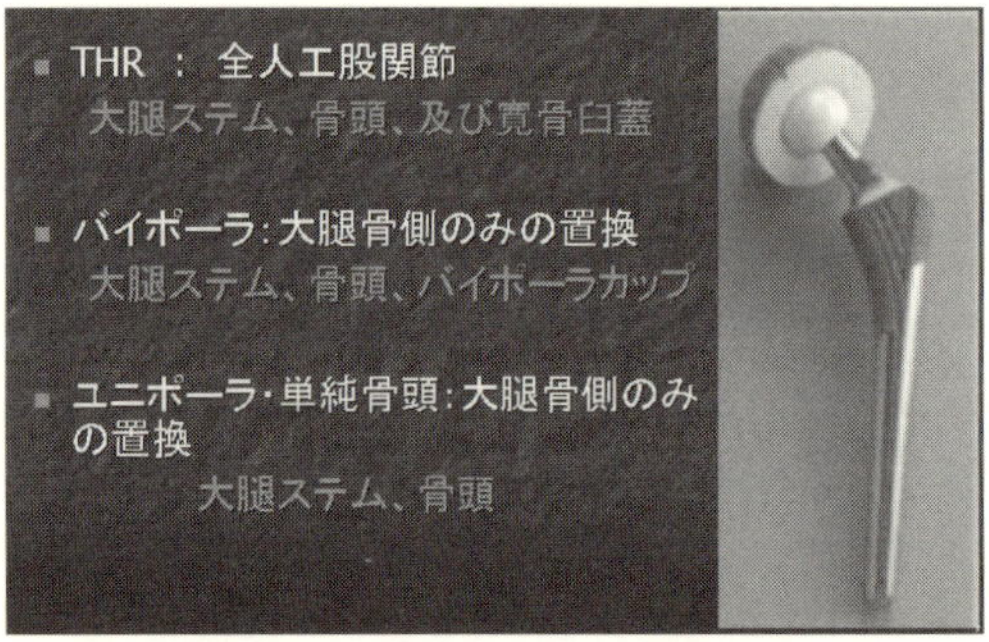
THR ： 全人工股関節
大腿ステム、骨頭、及び寛骨臼蓋
バイポーラ：大腿骨側のみの置換
大腿ステム、骨頭、バイポーラカップ
ユニポーラ・単純骨頭：大腿骨側のみの置換
大腿ステム、骨頭

図 7.4　人工股関節の分類と構成部材

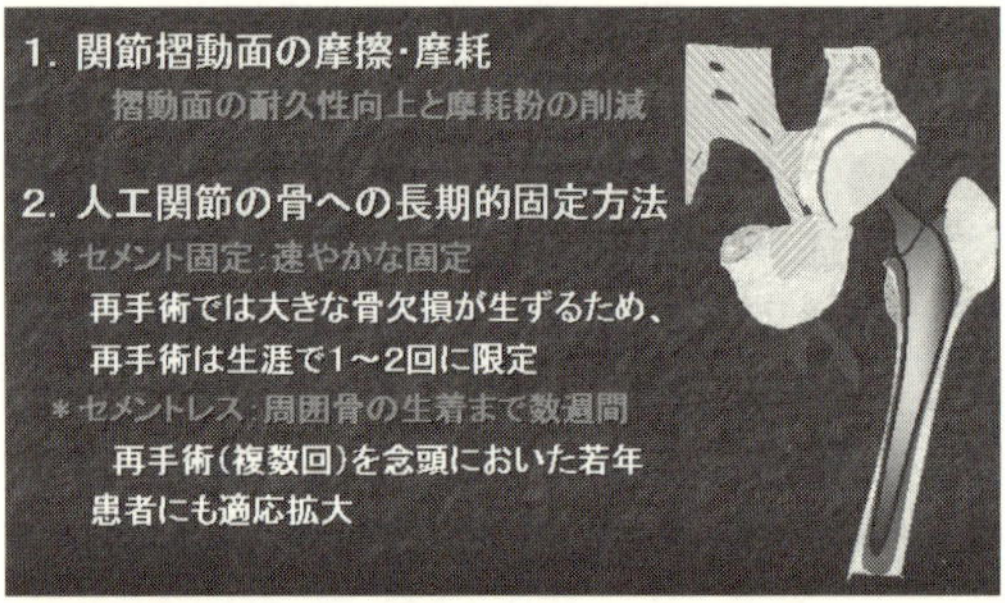
1. 関節摺動面の摩擦・摩耗
摺動面の耐久性向上と摩耗粉の削減
2. 人工関節の骨への長期的固定方法
＊セメント固定：速やかな固定
再手術では大きな骨欠損が生ずるため、
再手術は生涯で1～2回に限定
＊セメントレス：周囲骨の生着まで数週間
再手術（複数回）を念頭においた若年
患者にも適応拡大

図 7.5　人工股関節の工学的課題　その１

二つ目は、バイポーラです。大腿骨頭の側だけを取り替えて、患者の天然の軟骨の臼蓋をそのまま残す場合もあります。

三つ目は、ユニポーラです。これは最も単純で、ステムと骨頭が一体になったもので、ソケットは患者さんの軟骨をそのまま使います。

人工関節の問題点について、全人工股関節を例にして、話を進めていきたいと思います。

人工関節の工学的な課題を五つに分類してみました。

一つ目は、図７・５に示すように、「関節摺動面の摩擦・摩耗」の問題です。白い部分が臼蓋（きゅうがい）で、ソケットあるいはカップとも呼ばれています。超高分子量ポリエチレン製が

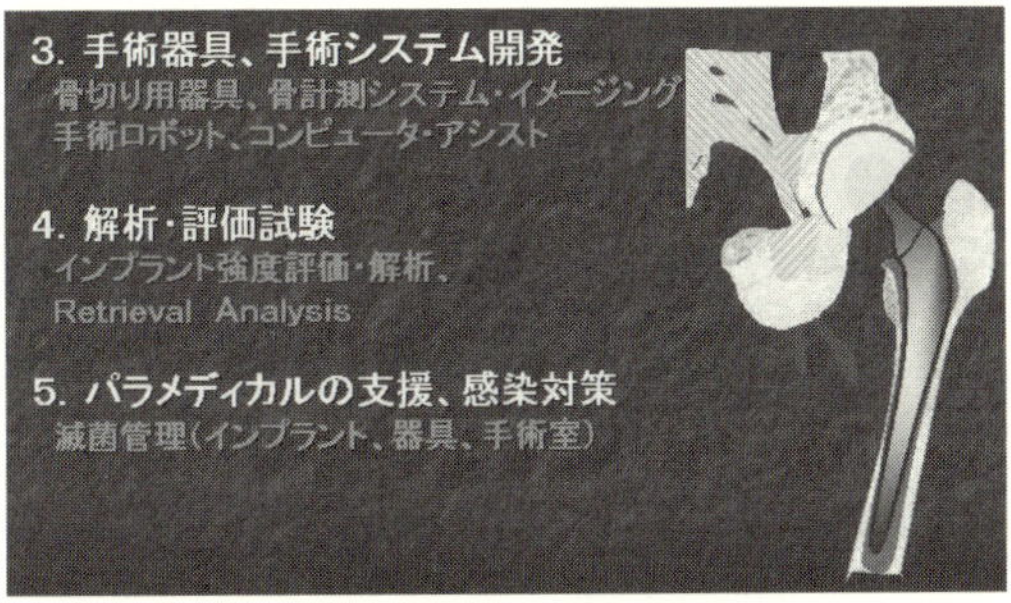
3. 手術器具、手術システム開発
骨切り用器具、骨計測システム・イメージング
手術ロボット、コンピュータ・アシスト
4. 解析・評価試験
インプラント強度評価・解析、
Retrieval Analysis
5. パラメディカルの支援、感染対策
滅菌管理（インプラント、器具、手術室）

図 7.6　人工股関節の工学的課題　その２

多く使われており、真ん中のボール（セラミックやコバルト・クロム合金などの固い材料）と歩行のたびに擦れます。そうすると、摺動面では軟らかい材料のほうが通常摩耗します。この摩耗による損傷の程度が耐久性を決めるので、この摩擦・摩耗をどのようにして少なくするかが一つ目の課題です。それとポリエチレンの微細な摩耗粉が多量発生した場合、体の中の細胞が摩耗粉を処理しきれずに、この悪影響として周囲の骨がやせてくる（osteolysis：骨溶解と呼ばれる骨の病態）ことも大きな問題です。

二つ目の課題は、人工関節のステム、ソケット、カップをその周囲の骨にいかに長期的に安定して固定させるかということです。これも大きな課題です。

三つ目の課題は、図７・６に示すように、手術を円滑に進めるための骨切り用器具、ステムの形状を選ぶときに用いる基準となる器具、あるいは骨を計測する器具についての課題です。最近では、骨計測のイメージングといいまして、三次元画像で精度よく計測しています。

四つ目の課題は、人工関節すなわちインプラントの強度評価とその解析に関することです。かつて体の中に入れて早い場合は数カ月後から数年後で、折れる・割れるというトラブルがよく発生しました。それを防ぐために事前にインプラントの強度を評価し、その強度を高めることが大きなテーマのひとつです。運悪く破損やその他具合が悪くなった場合は、抜去して再手術をします。抜去したものを解析して、なぜ抜去せざるを得なくなったのかを調べるのも、大きなテーマになっております。

五つ目の課題は、パラメディカル、いわゆる医療スタッフ部門への技術支援に関することです。医療用具の場合には感染対策が非常に大きな課題になります。インプラントや手術器具を高圧蒸気滅菌する場合は材料やデバイスの耐熱性などの検証が、それらの放射線滅菌の場合は放射線照射による材質劣化の検証と対策が、技術的な課題です。実際には、既存のインプラント材料の滅菌処理の方法はこれまでの実績に基づいて決まっていますが、新材料の場合は滅菌処理後の材質変化の有無の検証が必要になります。

以上のような課題の中で、特に工学的には一つ目と二つ目が大きな課題となっております。

人工股関節の耐摩耗性の向上

耐久性の向上ということでは、人工股関節の摺動面の摩耗をいかに減らせるかということが重要です。課題としましては、摩耗しにくい材料の開発やその材料の表面処理法の開発です。具体的には、低摩耗材料をいかにして開発するのか、その耐摩耗特性の評価をどうするのか、そしてその材料強度をどう評価するかということです。耐摩耗性には、摺動面の平滑さ、固さなどの因子が関係してきます。

人工股関節は歴史的にはいろいろな変遷をたどってきています。一九三九年の簡単なカップ置換に始まり、その後いろいろな形状のカップ、骨頭、ステムの組み合わせが欧米を中心に試みられてきました。図７・７に示すように、人工股関節は欧米における偉大な失敗、多くの臨床例の積み重ねの上に咲いた成果であり、さまざまな試行錯誤をたどってきています。

特に摺動する骨頭用材料とカップ用材料の組み合わせについては、表７・１に示すように、いろいろな組み合わせが使われてきました。現在では、カップには超高分子量ポリエチレン（UHMWPE）、骨頭にはセラミックあるいはコバルト・クロム系合金という非常に硬度の高い材料が使われています。

(1)　セラミック製骨頭のはめ合い方法と破壊強度の計測法

セラミック材料を人工骨頭に用いる場合、それを金属製ステムにどのようにして固定するのかがかつて大きな課題でした。世界ではじめてアルミナ製人工骨頭を臨床に使ったフランスの整形外科医Ｐ・ブータンは、骨セメントを使ってアルミナ製骨頭と金属製ステムを接合・固定しましたが、あまりうまくいかず、テーパーはめ合い方式に変更しております。

両者のはめ合いでは、構造上セラミック製骨頭がメスで金属製ステムがオスになります。すると、セラミック製骨頭には好ましくない引張応力が加わることになり、骨頭が体内で割れるというリスクが生じます。セラミックは引張応力に弱い材料です。したがって、骨頭の破壊強度をど

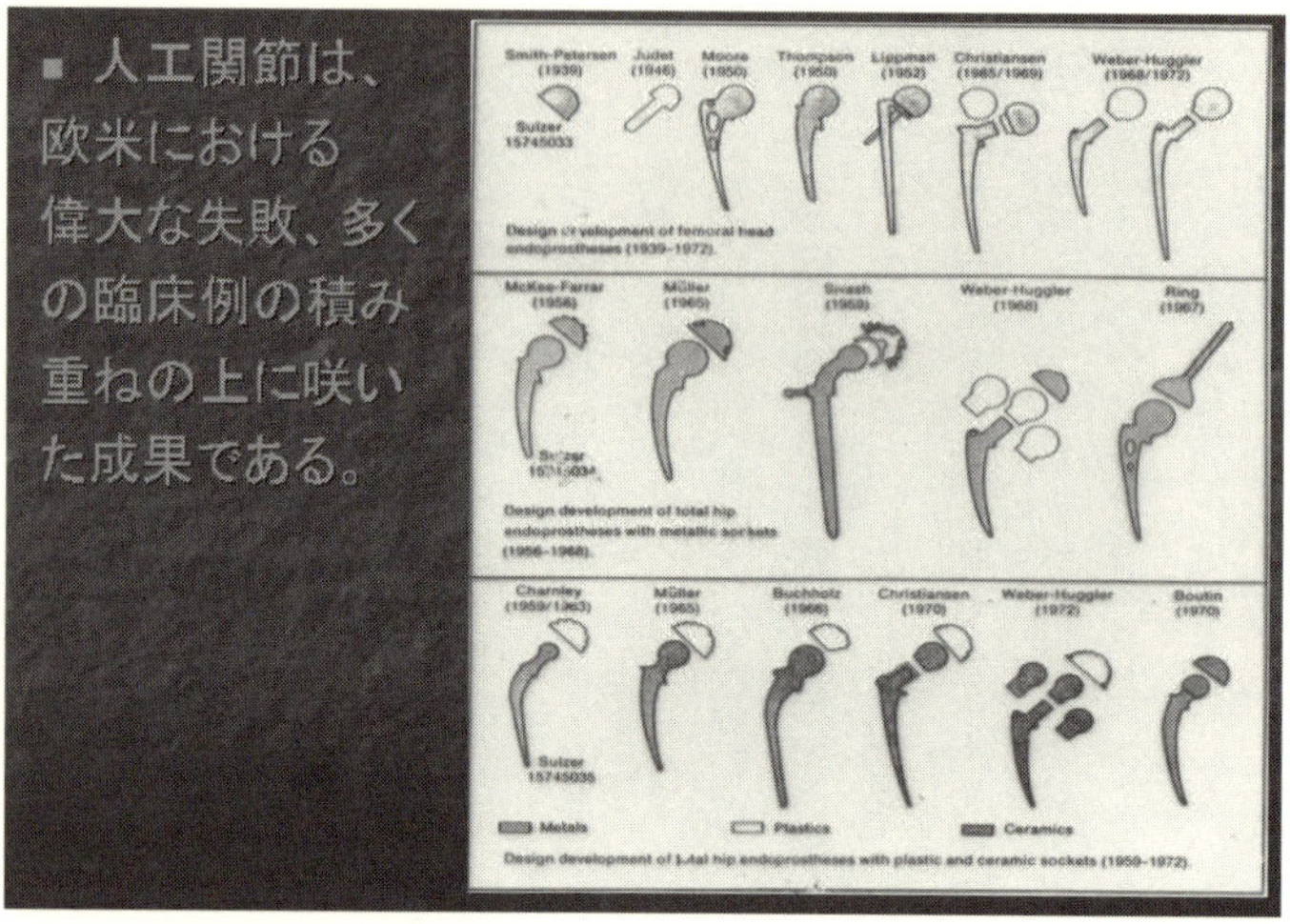

図 7.7　人工股関節開発の歴史と代表的デザイン

表 7.1　人工股関節摺動部の構成材料と開発者あるいは発表者（第 2 回ナノメディシン研究会、2004）

人工股関節の組合せ	発表年	発表者とその人工股関節の特長
Femoral Head （単純人工骨頭）	1939	Smith Petersen（Vitallium製 カップ）
	1946	Judet（アクリル製の骨頭とネックの一体物）
	1950	Austin Moore（Vitallium製の骨頭とステムの一体物）
メタル・ソケット vs. メタル骨頭	1956	McKee-Farrar
	1965	Mueller
	1968	Weber-Huggler（ポリアセタール樹脂製骨頭 vs. メタルソケット）
プラスティック・ソケット vs. メタル骨頭	1959	Charnley（PTFE製ソケット vs. 316ステンレス鋼）
	1963	Charnley（HMW PE製ソケット vs. 22mm316ステンレス鋼）
	1965	Mueller（HMW PE製ソケット vs. 32mmCoCr合金鋼）
セラミック・ソケット vs. セラミック骨頭	1970	Boutin
	1976	Mittelmeiyer
プラスティック・ソケット vs. セラミック骨頭	1972	Weber（32mmアルミナ骨頭 vs. UHMW PE製ソケット）
	1978	Shikita（28mmアルミナ骨頭 vs. UHMW PE製ソケット）
	1993	Clarke（22mmアルミナ骨頭 vs. UHMW PE製ソケット）

注：UHMW PE ：超高分子量ポリエチレン、HMW PE ：高分子量ポリエチレン

のようにして高めるかというのが、セラミック製骨頭の開発の大きな課題のひとつになるわけです。

セラミック製骨頭の強度評価に関するエピソードをご紹介します。

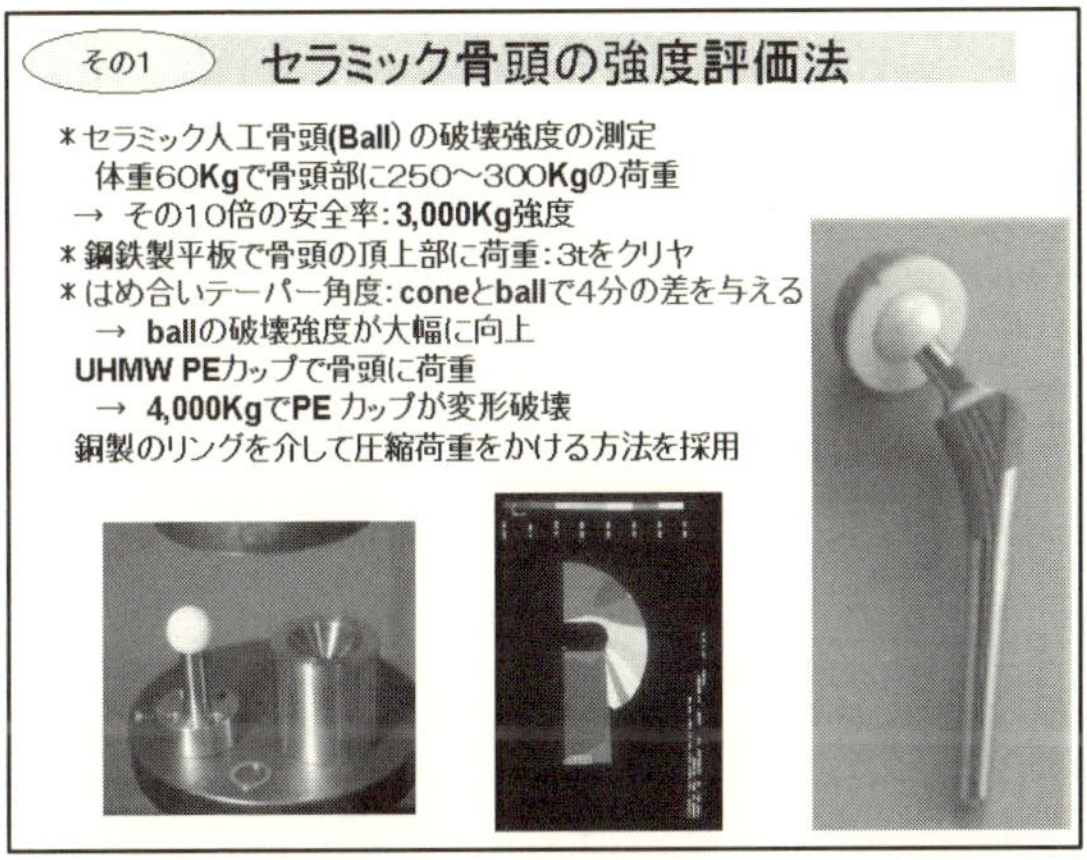
その1
セラミック骨頭の強度評価法
＊セラミック人工骨頭(Ball)の破壊強度の測定
体重60Kgで骨頭部に250〜300Kgの荷重
→ その10倍の安全率：3,000Kg強度
＊鋼鉄製平板で骨頭の頂上部に荷重：3tをクリヤ
＊はめ合いテーパー角度：coneとballで4分の差を与える
→ ballの破壊強度が大幅に向上
UHMW PEカップで骨頭に荷重
→ 4,000KgでPE カップが変形破壊
銅製のリングを介して圧縮荷重をかける方法を採用

図 7.8　セラミック製骨頭の応力解析と破壊強度測定。左写真：骨頭の破壊強度測定治具。セラミック製骨頭（左）、銅製リング（中）、コーン・キャビティー（右）を有する台、中写真：骨頭にテーパーコーンをはめ合い後、荷重を加えたときの有限要素法による応力分布図、右写真：人工股関節。

体重六〇キログラムの患者の場合、骨頭部分では「てこ」の原理や筋力の関係で二五〇〜三〇〇キログラムの荷重がかかります。安全率を一〇倍としまして、破壊強度を三〇〇〇キログラムにすることに決めました。

図７・８は、このセラミック製骨頭の断面の右半分です。球状（図では円形）の部分がセラミックで、テーパーコーンという金属製のコーンとのはめ合い構造になっています。セラミック製骨頭側の破壊強度をいかにして強化するかということで、

まず骨頭部分の上に鋼鉄製の平板をおいて、この平板で骨頭を押して、何トンで骨頭が破壊するかを調べました。これは三トン以上で破壊するということでクリアしました。

いろいろ評価をしますと、このテーパーコーンと骨頭のはめ合い角度にわずか四分の角度差をつければ、破壊強度が大幅に上がることがわかってきました。このはめ合いの場合、セラミックのテーパーホールの縁のあたりに非常に大きな引張応力がかかります。セラミック材料は引張応力に非常に弱いので、なるべく縁の部分に引張応力がかからないようなテーパーの条件を考えました。最終的には、骨頭の奥のほうで強くあたるようなはめ合い構造にすると、破壊強度が上がることを有限要素法などの方法で発見しました。

いろいろ破壊試験をやりましたが、破壊強度は向上せず、この奥あたり効果が生かされたよい試験結果がなかなか得られませんでした。たまたまある若手技術者が鉄製の板の代わりにポリエチレン製カップを骨頭にかぶせて、破壊試験を行いました。そうすると、それまでは三トンくらいでセラミック製骨頭は破壊していたのですが、四トンを加えてもセラミックは破壊せず、ポリエチレン製カップが変形してしまいました。これはなぜだろうかということでいろいろ原因を調べまして、最終的には、ポリエチレンに替えて鋼鉄製の円錐形のくぼみの中に銅製リングをはめて、これに骨頭をはめて荷重をかけるという方法を採用しました。鋼鉄製の平板をセラミック製骨頭にあてて荷重を加えるということは、鋼鉄板との接触はほとんど点接触であり、応力がその一点に集中的にかかります。これは、セラミックにとっては非常に不利な、現実的でない特殊な条件で計測していたことになります。円錐形のくぼみにリングを置いて計測する改良法は、実際の使用条件に近かったわけです。まさに「コロンブスの卵」だったのです。

つまりポリエチレンは柔らかい材料で、セラミックに比べてすぐに変形することから、セラミックの破壊試験には使えないというそれまでの常識に果敢にチャレンジしたということです。これをもとに、セラミック製骨頭の強度評価法の全面変更を行いました。直径が三二、二八、二六、二二ミリメートルの各アルミナ製骨頭の商品化に成功したわけです。つまり、強度評価法を全面的に見直して、二二ミリメートルのアルミナボールでも、先ほど述べたようにテーパーのはめ合い条件を変えることによって、三トン以上の破壊強度を得られることを確認しました。それによって、この二二ミリメートルのアルミナ製骨頭が開発されて世界ではじめて商品化に成功しました。

「若手の技術者と日頃からよくコミュニケーションをしておくこと」、これは私が得た教訓その1です。研究開発過程で何か新しい現象が見つかったとき、そのことをごく自然に話しあえる職場の人間関係や環境を日頃からつくっておくということがいかに大事かということと、そのような会話・対話の中から新しい事実やその解決法が生まれるという教訓です。「常識のカベを破ることは、云うは易く実行は難しい」、これは当たり前のような話ですけれど、こういうことを私自身が体験したのでそれを紹介しました。

(2)　股関節の摩耗シミュレーション

教訓のその2は、股関節の摩耗のシミュレーションに関することです。人工股関節の摩擦・摩耗を実験室的にどのように模擬試験するかは、非常に大事なことです。一九八〇年代、hip simulator 試験の潤滑液は、日本やヨーロッパでは生理的食塩水とかリンゲル液を使うことが主流でした。しかし、アメリカでは生理的食塩水では実体に合わないとして、牛血清（Bovine Serum）を使い始めておりました。日本ではこの分野の指導的な研究者の間では、血清を使うことには非常に批判的な空気が強く醸成されていました。血清（serum）というのはいわば「生もの」なので非常に扱いにくい、ロットによって成分の変動が大きいと考えられていました。社内でも強い批判的な空気があって、牛血清を使うことに対して反対や異論がありました。しかし、生理的食塩水やリンゲル液では、今ひとつ有意差のある、再現性のあるきれいなデータが得られないというのも事実でした。

アメリカのI・クラークは、この分野では割とよく仕事をやっている人です。一九八九年、彼と私は新しい hip simulator の共同開発を行おうということで、一緒に仕事を開始しました。最終的には牛血清を三〇％使うことと、腐敗を防ぐ手段として抗生物質を入れるという話が以前からありましたが、アジ化ナトリウムを添加することによって腐敗を防ぐこととしました。以前のデータから、血清を使った場合は摩耗にバラツキが多いことがわかっていました。この原因をいろいろ調べますと、血清の中のカルシウム成分がセラミックの表面に析出して、これが摩耗のバラツキの原因になっているのではないかという疑いがでてきました。それで、EDTAを添加し、

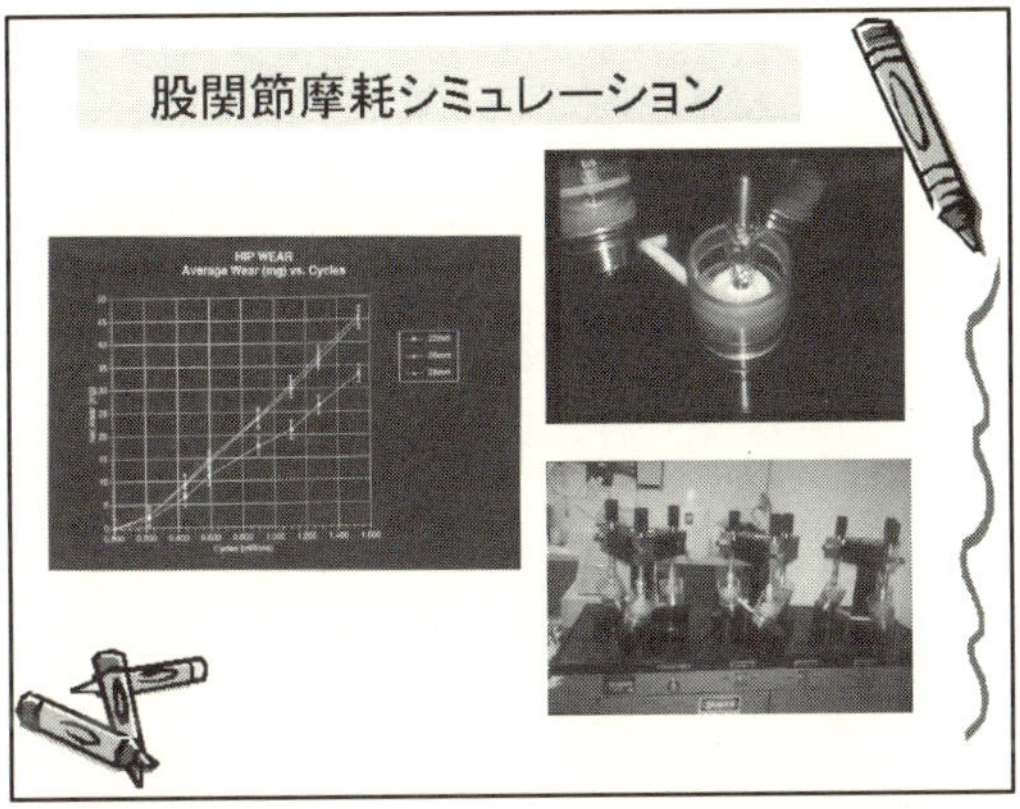

図 7.9　股関節の摩耗シミュレーション試験機と試験結果。右下写真：カップと骨頭９組を同時に試験できる試験機主要部、右上写真：潤滑液中の摺動部。上が骨頭、下がカップ、左図：カップ摩耗量（縦軸）と摩耗サイクル数（横軸）曲線の例。

pHを調整することによってカルシウムの析出を防ぐことを試みました。

それからもうひとつは、カップの摩耗量をカップの重量減少を計測して表すのが最も信頼性が高いのではないかということで、精密重量測定の方法を標準化しました。ポリエチレンは吸水性があるため、重量測定の最中にも中に含まれる水分が蒸発することによって重量計測値が少しずつ変化することから、一定時間決められた方法で乾燥させて、それから重量測定するという方法にしました。重量変化はマイクログラム、ミリグラム単位での測定で、市販のマイクロバランサーを使用しました。

普通は一週間ごとに血清の中で摩耗試験した後、カップを取り外し、これを一定時間乾燥して重量を秤量するわけです。測定値に意味をもたせるためには、同じ条件で複数の摩耗試験が可能なマルチ試験装置が必要になってきます。私たちは、大きさが三種類の骨頭とカップのペアをそれぞれ三組同時に試験できる、すなわちペア九組の摩耗試験が同時にできる図7・9に示すような装置を開発しました。実際、先ほどの二二、二六、二八ミリメートルの骨頭それぞれについて、各三個のソケットの摩耗量、つまり重量減少を二〇万サイクルごとに計りました。その結果、図7・9左図に示すように、非常にきれいな重量減のカーブになり、二二ミリメートル骨頭が最も重量減少が少ない、つまり摩耗量が少ないことがデータで示されたのです。このようにして、二二ミリメートル骨頭の商品化に成功しました。

このhip simulatorの試作をアメリカ・カリフォルニアの機械メーカーに依頼しました。一～二度そこを訪問したことがあります。大きなフライス盤が屋根もない屋外に設置され、そこでもうもうと油煙をあげながら切削していました。考えてみれば、カリフォルニアの夏は乾燥しており、全く雨が降らないので、屋外の方が快適な作業環境であったようです。ちょっと日本では考えられない工場の光景が印象に残っております。

ただ、このアメリカでの試作に関しては、今から考えると非常に後悔の念が強いです。まず、このhip simulator試験法のような新しい技術について特許申請・権利化を一切しなかったということ、それから、新しい試験法や装置に対して積極的な発表をしなかったということです。結果的には、アメリカの他の会社が類似装置を開発し、販売しております。この製品が日本にも何台か輸入されております。余談ですが、ある研究所が一億円に近い高価なこの装置を国の研究費がついたので輸入したものの、先ほどの潤滑液の作り方やカップの精密重量計測の方法などがわからないという相談を受け、その研究者をI・クラークに紹介して、彼のところで技術を学んで無事に研究が進み出したということがありました。さらにアメリカの人工関節メーカーがこの技術を取り入れて、積極的に自分の製品を評価して発表しました。「成果が出たなら、とにかく新技術は早い時期に権利化する、それから対外的にアピールして新しい方法についての存在感を示す」、これが教訓その2です。

(3)　ポリエチレン製カップの放射線架橋による耐摩耗性向上

教訓のその3は、カップ用材料の超高分子量ポリエチレン（UHMWPE）の放射線架橋による耐摩耗性の向上に関することです。放射線を照射してポリエチレンの分子構造を架橋すると、カップの耐摩耗性を向上させる、すなわち摩耗量を減らすことができます。これに関する研究です。

医療デバイスの放射線（ガンマ線）の滅菌線量は通常二・五メガラド、今でいう二五キログレイです。これに対して、国立大阪南病院・整形外科の敷田先生、大西先生をリーダーとするグループのメンバーはこれに一五〇〜二〇〇メガラドを照射して、実際にある時期に患者さんに使っていたわけです。二〇年くらい患者さんをフォローアップした結果、このポリエチレンカップはほとんど摩耗していないということがはっきりしてきました。

この事実とたまたま私が厚生省の科学研究費の研究助成を受けたことによって、「医」の分野では大西先生、「工」の分野では筏先生、そして我々企業の三者で、UHMWPEを放射線架橋することによって耐摩耗性を向上させるという共同研究開発体制をつくりあげることができました。摩耗試験のための関節シミュレーターは先ほどいったI・クラークのところで完成しておりました。ここまではこの分野で当時の世界最強のメンバー構成ができて、すこぶる順調だったわけです。

高線量領域でガンマ線照射したポリエチレンについては、一九九五年、一九九六年にアメリカの整形外科学会（AAOS、ORS）に発表を申請しました。しかしながら、これがなぜか受理されませんでした。その結果、私たちとしては、研究を継続することに対して若干の気後れと迷いが生まれました。

それで方針を変更して、照射線量を五〇メガラド以下の線量に下げて、材料特性を評価しました。ただし、研究テーマの優先順位をトップ・プライオリティーから下げました。これが非常に残念なことだったのです。それから、私の仕事が先ほどいった血液ポンプ開発へと変わりました。

その後、一九九七年にアメリカでポリエチレンのガンマ線架橋に関する研究が発表されました。それ以来、アメリカのメーカーや大学研究者がポリエチレンの架橋効果を大々的に研究開発を始めました。ガス滅菌とガンマ線滅菌でポリエチレンの耐摩耗性に違いがあるのかどうかの問題があります。先ほどいったように彼らも **hip simulator** の技術を手に入れていましたので、これに関する詳細な試験評価ができるようになっていたのです。ポリエチレンを空気中でガンマ線滅菌すると、耐摩耗性が下がります。これはポリエチレンの酸化が原因です。したがって、窒素ガス中でガンマ線滅菌することがポピュラーになってきていました。ついに、架橋型ポリエチレンカップというものがアメリカのある企業からはじめて商品化されました。彼らは、同時に中程度領域の特定の範囲の線量を照射することを特許申請しました。今から考えれば大変残念な結果です。

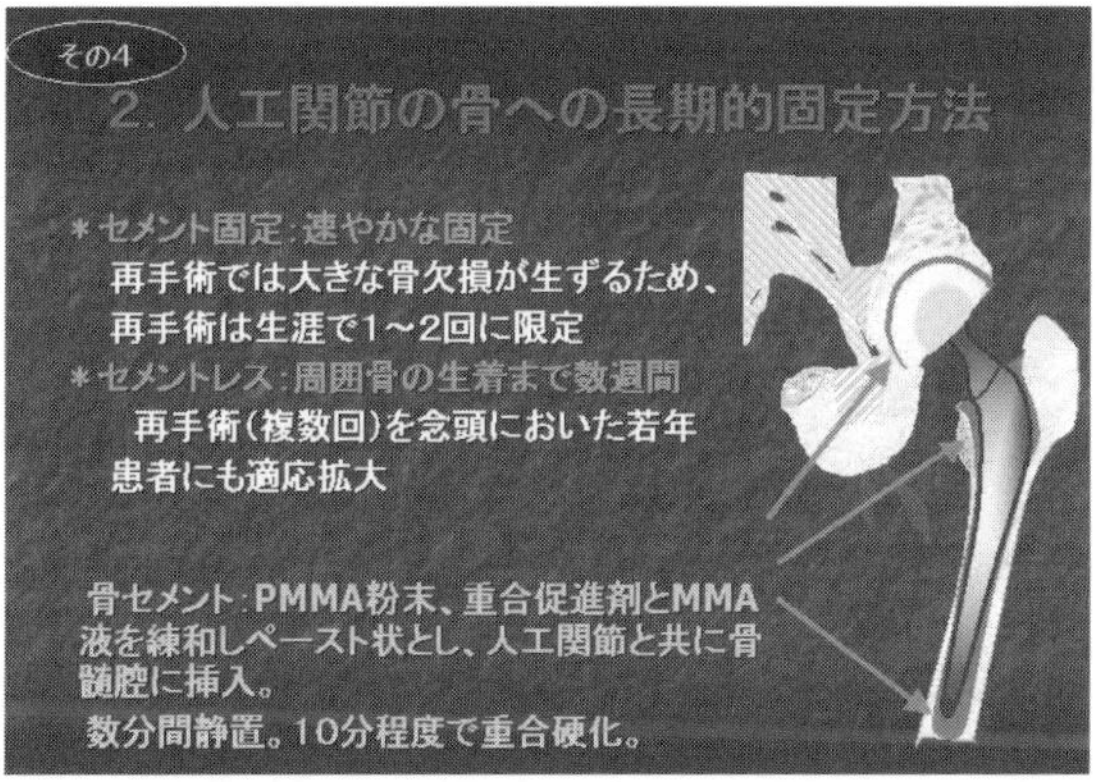
その4
2. 人工関節の骨への長期的固定方法
＊セメント固定：速やかな固定
再手術では大きな骨欠損が生ずるため、
再手術は生涯で1〜2回に限定
＊セメントレス：周囲骨の生着まで数週間
再手術（複数回）を念頭においた若年
患者にも適応拡大
骨セメント：PMMA粉末、重合促進剤とMMA
液を練和しペースト状とし、人工関節と共に骨
髄腔に挿入。
数分間静置。10分程度で重合硬化。

図 7.10　人工関節の骨への長期固定法

三つ目の教訓は、「日本の新しい着想や知見は海外では相当に注視されているから、新しいことを発表するときは細心の注意が必要」だということです。先ほどいいましたように、国内ではもちろんトップ、世界的にもトップといっても過言でない先生方と一緒に研究開発チームを組んでいたのですが、世界ではほとんどが横一線に並んでいます。少しの油断が結果的に大きな遅れになり、悔しい思いをしました。今考えても、この分野でリーダーシップを取れる機会をこういうことで失ってしまったというのが、非常に残念です。

骨親和性に優れた表面処理法の開発

図7・10は、最後の四つ目の教訓に関することで、人工股関節の骨への長期固定方法についてです。カッ

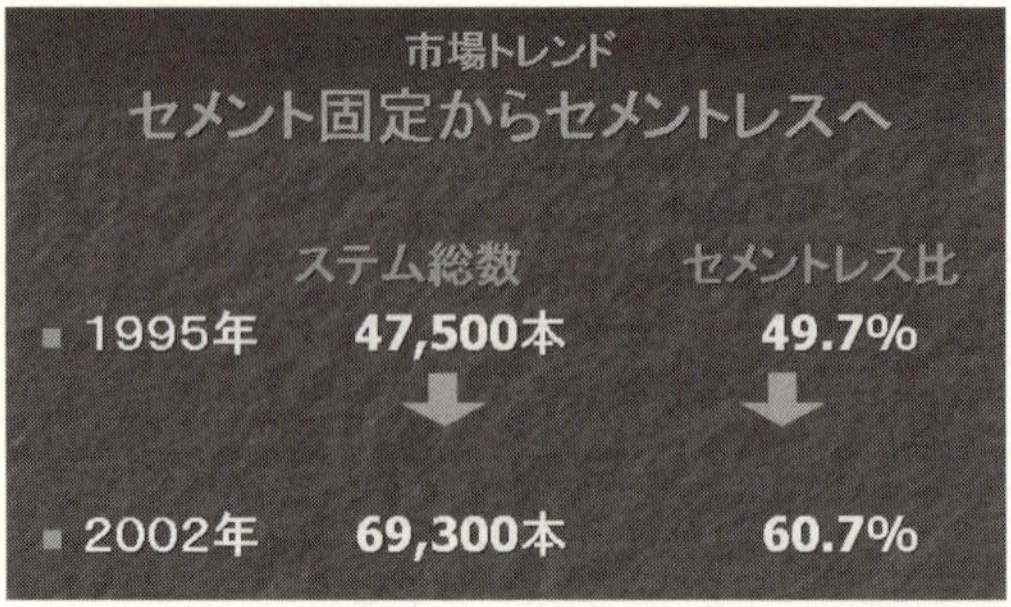

	ステム総数	セメントレス比
1995年	47,500本	49.7%
2002年	69,300本	60.7%

図 7.11　人工関節市場におけるステム固定法の変化

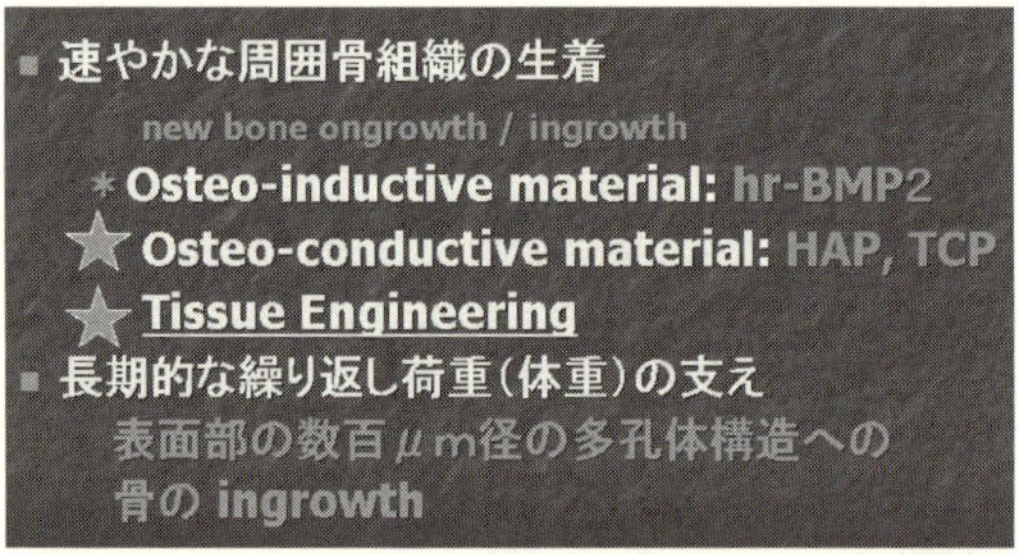

図 7.12　セメントレス固定法の課題とその解決方向

プあるいはステムを骨に固定する方法には、骨セメントを使う方法と、骨セメントを使わないで周囲の骨組織とインプラントを骨組織の固定力により生着させるという方法があります。

図7・11に示すように、日本市場のステム固定法のトレンドとして、セメント固定の割合がセメントレス固定に比べて年々上がってきていました。それで、セメントレス人工関節の開発と商品化を推し進めることが必要となり、セメントレスのためのステム表面処理を開発することになりました。

セメントレスの課題解決の方向は、図7・12に示すように、ひとつは、osteo-conductive（骨伝導能と訳され、骨組織とよく親和する特長をいい、類語としてosteo- inductive は骨誘導能と

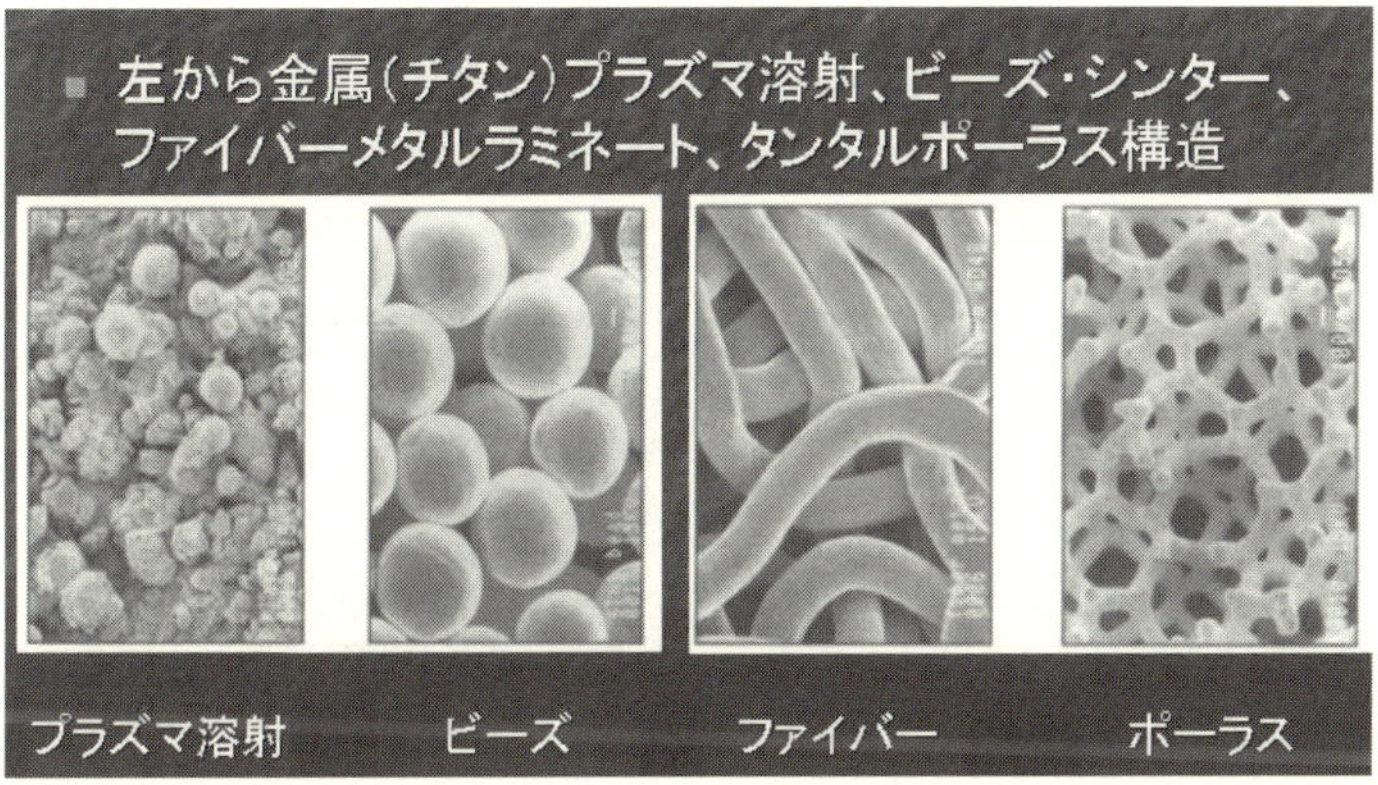

図 7.13　実用化されている人工関節表面の多孔体構造

訳され、骨組織のない所、たとえば筋肉内に骨を創る能力をいう）材料であれば、水酸アパタイト（HAP）あるいはリン酸三カルシウム（TCP）をコーティングするという方法があります。もうひとつは、tissue engineering（組織工学と訳す。しかし、細胞・組織工学と訳したほうがわかりやすい）を使って解決をするという方法です。tissue engineering はごく最近の方法です。私が当時採用したのは、水酸アパタイトを表面にコーティングするという方法でした。

当時、すでに実用化されていたのは、図7・13に示すように、ステム表面をポーラスにして、大腿骨に埋め込む方法でした。その凹凸のある表面で骨組織を成長させることによって、ステムとの固定力を増大させるというものでした。

表面を多孔体にする方法のひとつには、プラズマ溶射がありました。たとえば、チタンに対してチタンをプラズマ溶射することによって、ポーラス（多孔）な表面がつくれます。ほかには、コバルト・クロムの表面にコバルト・クロム製の数百マイクロメートルの多数のビーズを高温下で圧着する方法、チタンの表面にチタンのビーズを高温でつける方法、チタンの表面に直径二〇〇マイクロメートルあるいは三〇〇マイクロメートルのファイバー状チタンを編んで、それを高温で圧迫して貼りつける方法、あるいは、ポーラス状のものを鋳造でつくる方法がありました。

それに対して、私が誇りに思っている方法（図7・14）を開発しましたので、それをご紹介します。

その4 PROARC（大気圧アルゴン中のチタン・アーク溶射）

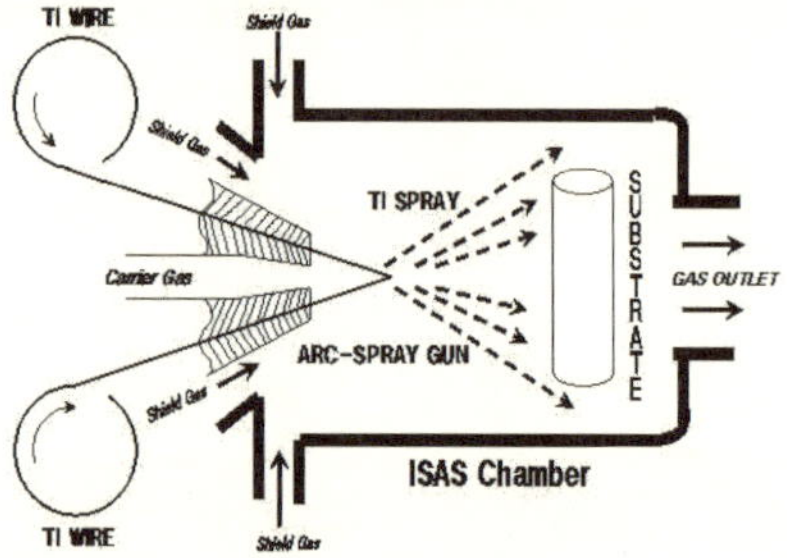

図 7.14　大気圧アルゴンガス雰囲気でのチタンのアーク溶射法（A. Fujisawa et al, Mater. Scien. & Eng., C2 (1995) 151）

プラズマ溶射では減圧をする必要がありました。チャンバーの中に試料を入れて減圧をして、それからプラズマ溶射をするので、大きな真空装置が必要でした。私が考案したのは、大気圧中でチャンバーの中をアルゴンガスで置換し、常時アルゴンガスを流しながらチタンをアーク溶射するという方法です。さらに、この上に水酸アパタイトをコーティングします。

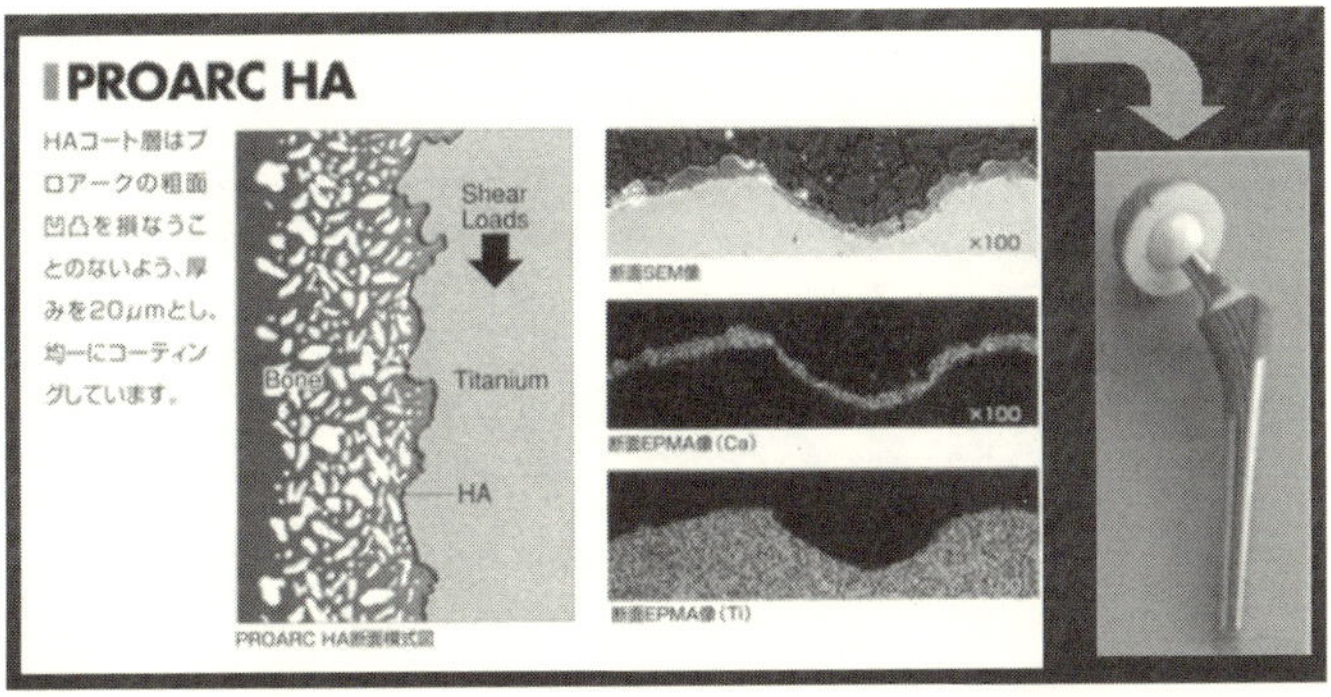

図7.15　二層構造表面処理法の開発。チタンのアーク溶射表面に水酸アパタイトの溶射を行う。

大気圧のアルゴンガス雰囲気の中での溶射という発想は、以前に私が経験したステンレス鋼の製鋼法である真空脱炭法と大気圧下のアルゴンガス脱炭法の長所短所からヒントを得たものです。山口県光市にある大手ステンレス鋼メーカー製鉄所と共同で、ステンレス鋼のオンラインでの脱炭素量計測システムの開発を行ったときの経験が役に立ちました。ステンレス鋼をつくる過程で、炭素量を効率的に減らすために、純酸素を吹きつけます。その際、熱効率や炉の保全のため、比較的低温で脱炭素処理をする必要があり、そのためには二酸化炭素や一酸化炭素の溶鋼との平衡分圧を極端に低く抑えることが、理論的にも非常に有効であることがわかっています。そのための手段が、真空あるいはアルゴンガスの吹きつけという手法だったわけです。

最終的には、この方法でつくったポーラスな表面に、さらに水酸アパタイトをコーティングするという方法にしました。図7・15に示すように、表面は二層構造になっています。

図7・16に示すように、実際にこの方法でいろいろなサイズの製品をつくり、商品化しました。

この製品の抜去品について、表面の水酸アパタイトが生体の中でどの程度吸収されているかにつ

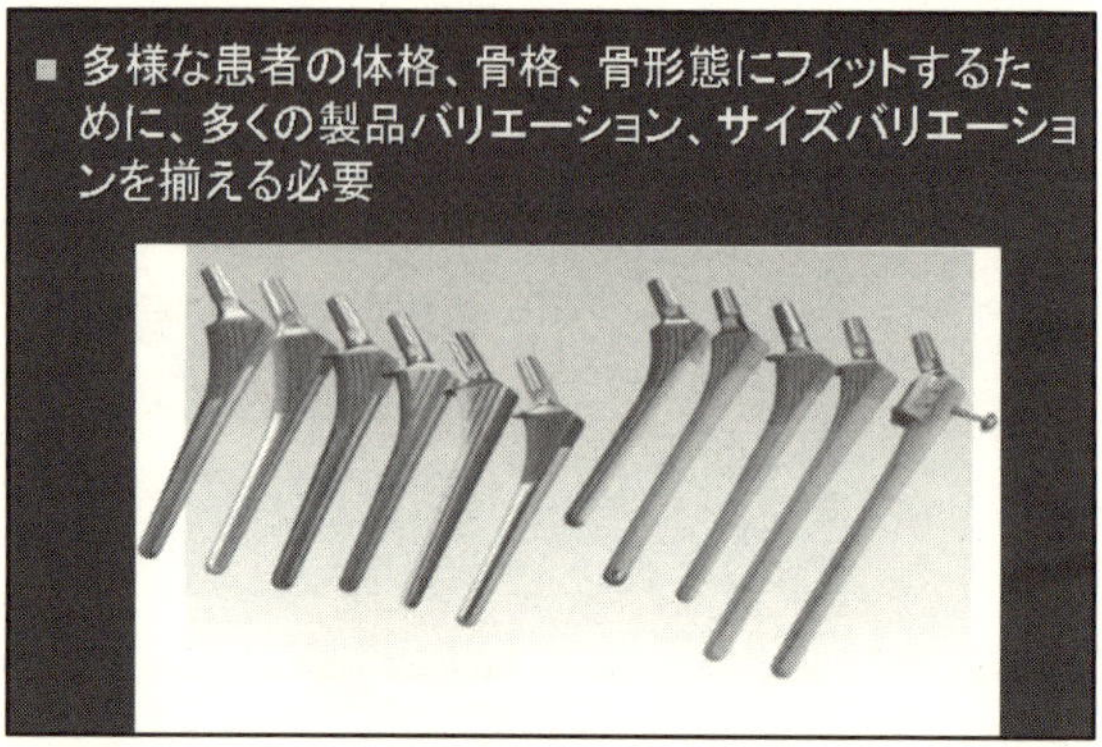

図 7.16　二層構造表面処理法で製造した種々の製品

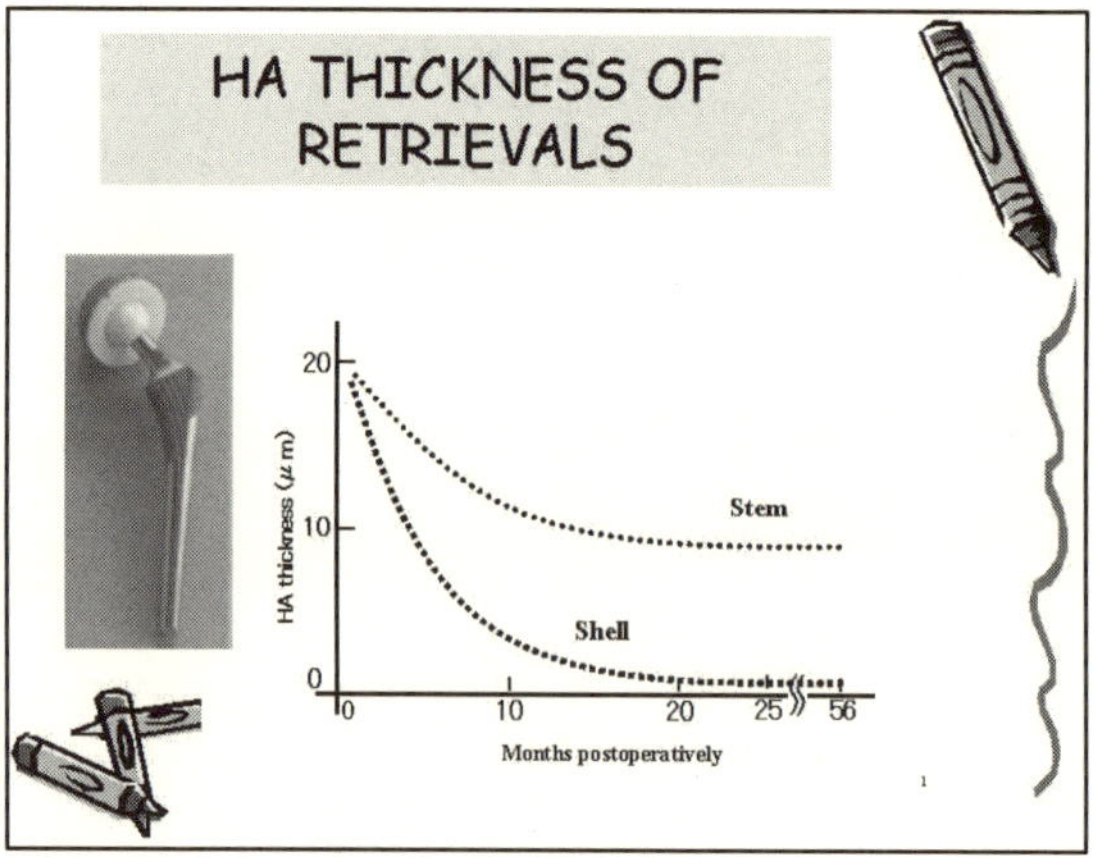

図 7.17　体内における水酸アパタイトコーティング層の吸収

いて調べたものが、図７・17の曲線です。水酸アパタイトの厚さは最初約二〇～四〇マイクロメートルですが、ステムが約二〇カ月間体内に埋め込まれると、約半分の厚さになります。シェルの場合には、二〇カ月くらい経つと水酸アパタイトはほぼ吸収されてしまいます。つまり、水酸アパタイトの役割というのは、手術後すぐに骨を呼び込むことであり、チタン表面と骨がしっかり結合すれば終わりです。この表面処理法のコンセプトが正しかったということが、図７・17に示したように、抜去品の調査によってはっきりわかってきました。

商品発売は数年遅れたのですが、結果的には大変によい結果を生みました。四つ目の教訓は、「ユーザーの声や要望を真摯に受け止めて改良を行う」ということです。

いろいろなことをやってきまして、たくさんの方にお世話になりました。これまでやってきたことが、ささやかながらも社会に貢献できた証として、日本ファインセラミック協会、日本バイオマテリアル学会、日本セラミック協会より技術賞をいただきました。

第三節　インプラント製品の基礎研究から商品化に至る流れとコスト・リスク・責任

企業の中で私が得た経験に基づいて、製品化過程のそれぞれのステップをどのように考えればよいのかを、図７・18に示します。基礎研究に始まって、その基礎研究を実際の製品にどう応用

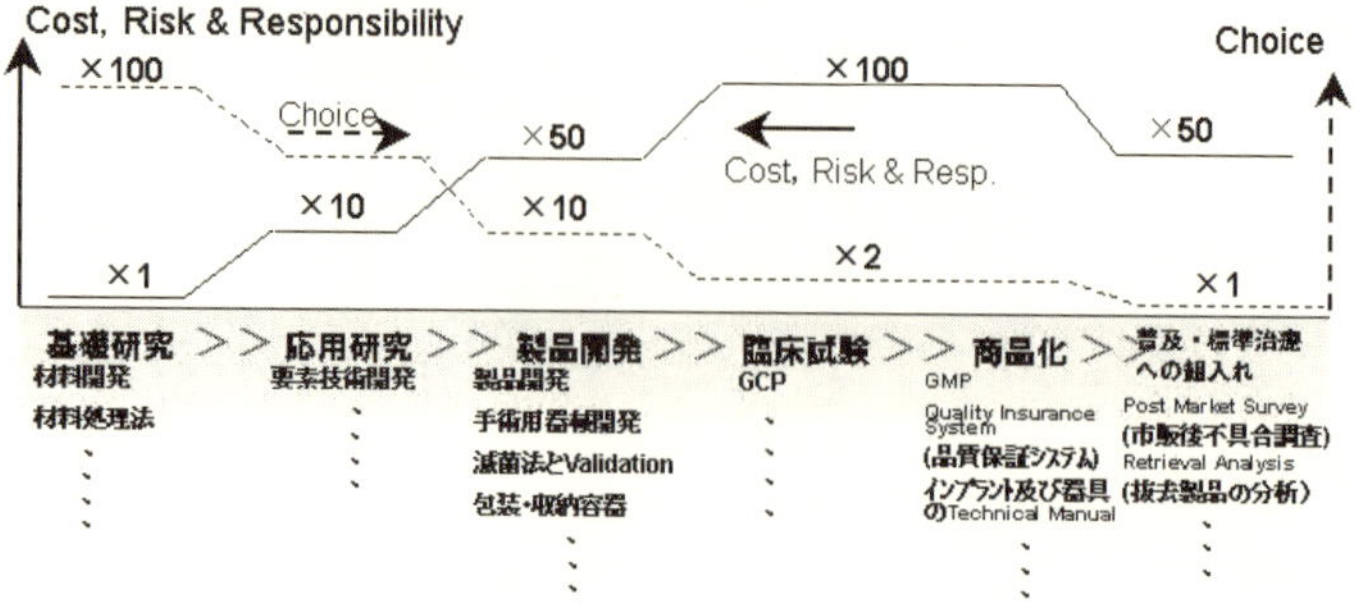

図 7. 18　材料研究から製品化までのステップと選択肢およびコスト・リスク・責任との関係のイメージ。左縦軸（実線）: コスト・リスク・責任の尺度、右縦軸（破線）: 選択肢の尺度。

していくかという応用研究、そして製品開発、臨床試験、それから商品化です。商品化後普及させて、いろいろな標準治療に組み入れていくということで、ひとつの商品としてのサイクルが完成するわけです。

基礎研究や応用研究では、研究者は研究論文をきちんと書けばそれ相応に評価されて、それ相応のきちんとした待遇で処され、また次の研究に移っていきます。基礎研究の段階では非常にチョイスの数が多く、私は最終製品に至る前に一〇〇種類の基礎研究が必要だと思っています。つまり、一〇〇の基礎研究のうちひとつくらいがうまく製品につながっていけばいいくらいの感じで、いろいろなものをスクリーニングしながら調べていくことが基礎研究です。企業の場合には、もちろん基礎研究や応用研究をやるのですが、製品開発、臨床試験というふうにステップを踏むに従って開発経費は累積していきます。失敗した場合のリスクは非常に高くなってきます。臨床試験を行った結果ダメでしたというのでは、企業に対して非常に大きな損失を与えることになります。したがって、責任というのは損失の可能性が非常に高くなってくることに対するラインです。最終的には、商品化して普及して次の改良に結びつけるというサイクルで動いているのです。企業はこのようなリスクを含めて、いろいろなものを担いながら研究開発をやっているということを理解して、企業との共同研究の取り組みを行っていただきたいと思います。

第四節　日本の研究者と海外の研究者の比較

図7・19は、日本と海外の生体材料に関する理工系研究者の考え方と姿勢を比較したものです。全く個人的な体験に基づく比較をしますと、日本の研究者は専門領域には非常に詳しいのですが、幅が狭いという感じがします。生体材料の材料開発の場合、日本の研究者は材料の研究開発をよく勉強しています。しかし、海外の研究者は利用目的を強く意識した材料開発を行っています。出口を強く意識しています。特に、アメリカの研究者の場合は向上心を非常に強くもっています。大学とか研究機関についても、海外では自ら売り込む姿勢が非常に強いです。ところが日本では受身です。つまり、研究の提案というのは、海外では大学が企業に提案している例が非常に多いですが、日本では企業が大学にお願いするという形、すなわち委託しています。最近では少し変わってきましたが、やはりこのような印象を強く受けております。

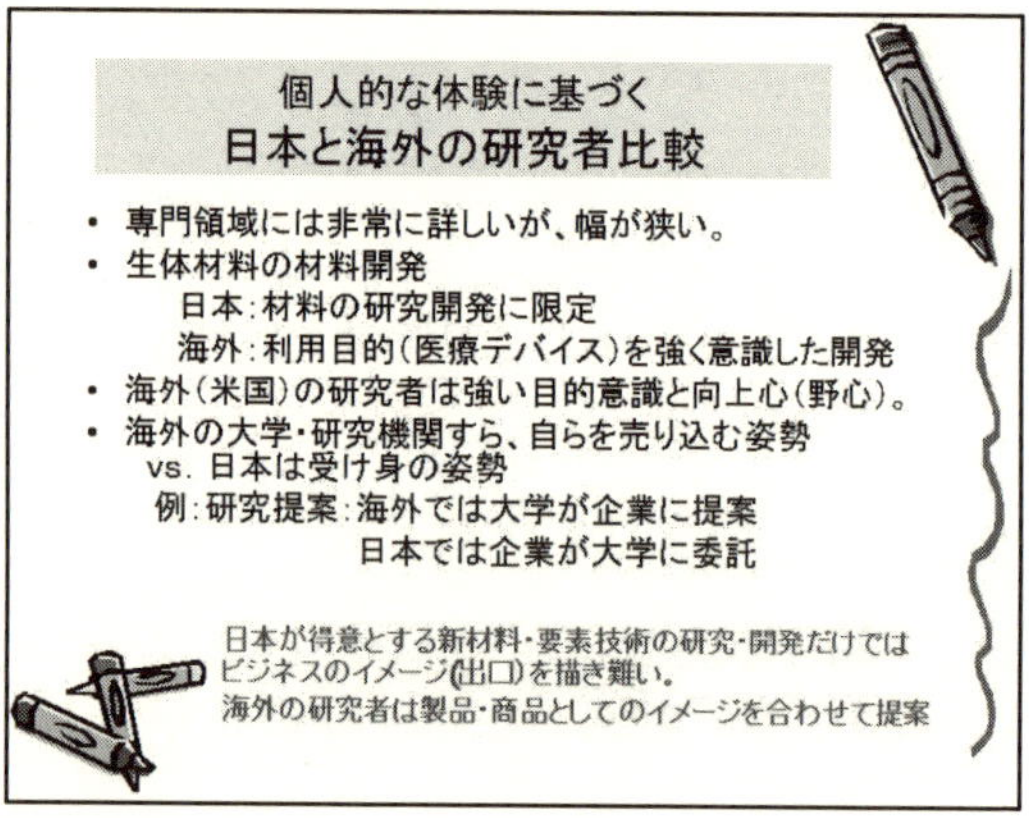
個人的な体験に基づく
日本と海外の研究者比較
• 専門領域には非常に詳しいが、幅が狭い。
• 生体材料の材料開発
日本：材料の研究開発に限定
海外：利用目的（医療デバイス）を強く意識した開発
• 海外（米国）の研究者は強い目的意識と向上心（野心）。
• 海外の大学・研究機関すら、自らを売り込む姿勢
vs. 日本は受け身の姿勢
例：研究提案：海外では大学が企業に提案
日本では企業が大学に委託
日本が得意とする新材料・要素技術の研究・開発だけでは
ビジネスのイメージ(出口)を描き難い。
海外の研究者は製品・商品としてのイメージを合わせて提案

図 7.19　日本と海外の研究者の仕事に対する考え方・姿勢の比較

日本が得意とする新材料や要素技術だけを研究者から示されても、企業側はビジネスの具体的なイメージを描くことは容易ではありません。いろいろ研究したものを企業に提案する場合、研究者がビジネスのイメージを描いた上で提案すれば、企業側に非常に通りやすいです。海外の研究者は最終的な製品・商品のイメージも合わせて提案してくるので、企業としては考えやすいです。このへんが、大きな違いとして感じられます。

第八章　バイオで閉塞感をブレークスルー

—金属材料からバイオマテリアルへ—

角田方衛

第一節　鉄鋼の時代

工学部冶金学科出身の私が旧科学技術庁金属材料技術研究所（以下金材研）に雇われたのは、一九六三年でした。当時、金材研は中目黒にありました（図8・1。現在は目黒区の災害時の避難場所になっている）。「岩戸景気」から「いざなぎ景気」に移る頃、「国民所得倍増」が謳われ、政府は鉄鋼・造船のような重工業を日本の産業の柱と位置づけていました。まさしく、「鉄は国家なり」の時代です。九州大学冶金学科の同期二一人のうち、一〇人が鉄鋼大手五社に就職していることからもうかがえます。大学院修士課程時代、初任給相当の奨学金やボーナスまでもらっていた最大手の鉄鋼会社にいかず、給料の安い国立研究所に就職した私は、変人扱いでした。

住所を移動するのに敗戦後の食料不足時代の名残である「米穀類購入通帳」がまだ必要だった当時、「生体材料」という言葉は、全く聞いた記憶がありません。仮に存在していたとしても、発展途上国であった日本では生体材料という言葉は存在感のない言葉だったでしょう。

多くの都市の河川には工業排水や生活廃水が垂れ流されて、魚貝類はほとんど死に絶えていました。その後、河川にはいろいろ規制が加えられ、現在では瀕死の状態は脱したようです。熊本市に住んでいた中学生の頃、放課後校門の前を流れていた坪井川に裸足になって入り、子鮒を手づかみして遊んでいました、しかし、そのような川の自然はまだ蘇っていません。東京のような大都会や工場地帯の大気も河川同様に強く汚染されていました。当時の公害で健康を損ねた人たちの問題は、今も解決しておりません。人々の健康は、二の次の時代でした。

一九六九年、人類がはじめて月に到達しました。月面を飛ぶように歩くアームストロング宇宙飛行士の姿に、日本中が感激したものです。日本では、別次元の出来事でした。その頃、アメリカでは、社会のいろいろな問題はスーパーテクノロジーで解決できるという「スーパーテクノロジー仮説」が出されました。しかし、その結果がどうであったかは、歴史が示すとおりです。現在はその対極にある「ナノテクノロジー」の時代です。

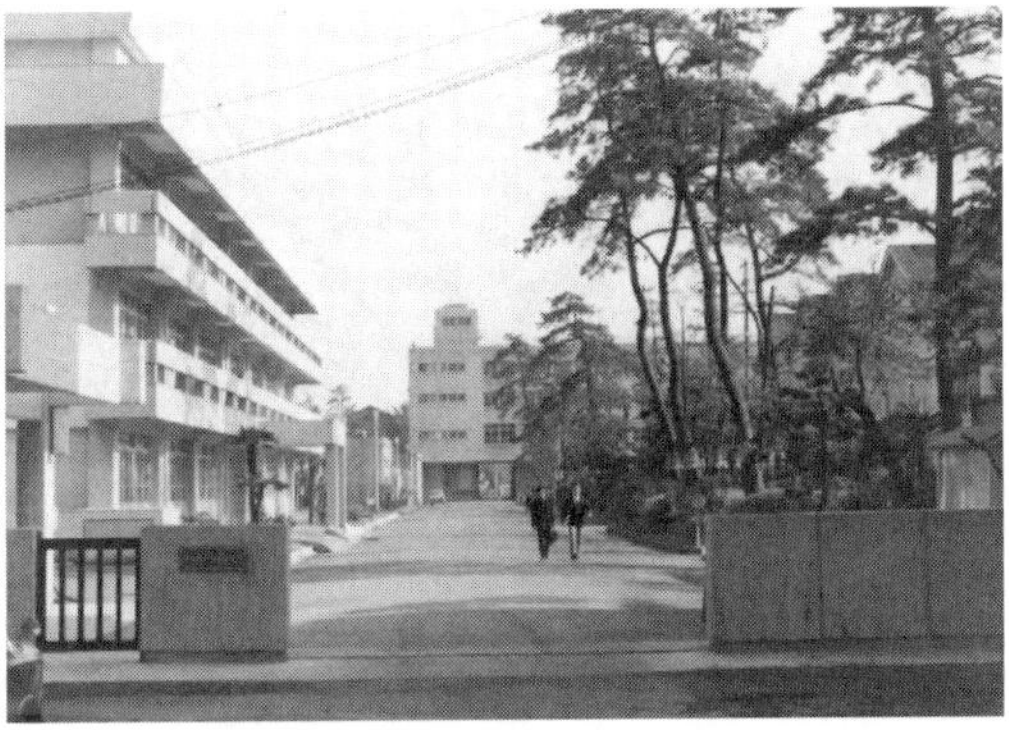

図 8.1　昭和 45 年頃の金属材料技術研究所（東京都目黒区中目黒）

入所した頃の金材研は鉄鋼の研究が主流、その後職員が増えて五〇〇人規模の研究所になっても、研究員の七~八割は何らかの形で鉄鋼の研究に携わっていました。この傾向は一九八〇年頃まで続きます。その頃、新卒職員は研究テーマを自分で選択できず、与えられるのが普通です。私の場合も当然そうで、鉄鋼材料第一研究室というところに配属されました。そして、鉄鋼材料の疲労破壊の研究を始めました。不純物である非金属介在物（小さい酸化物や窒化物で、塵のようなもの）が疲労強度にどう影響するか、という研究です。アメリカから輸入した破壊力学という新しい概念を使った疲労破壊の研究は、当時の最先端の研究でした。

その頃、金材研では、毎年暮れに「ふいご祭」という鍛冶屋の祭をやっています。金材研も、やはり「鉄鋼の時代」でした。

一九七〇年代はじめ、ポスドクとしてマサチューセッツ工科大学（ＭＩＴ）工学部材料科学科に一年間滞在しました。その頃アメリカではすでに、材料を包括的に捉えていて、鉄と非鉄あるいは金属と非金属のような分け方をあまりしていませんでした。

ＭＩＴでは、そこの卒業生は一度外に出て武者修行後帰ってきて教授になるのが、普通になっていました。研究者はテニュア（tenure）という終身雇用資格を取るまで、全員任期つきの採用です。私を招聘してくれたフランス系のペルー教授は、ボーイング社で機体材料の破壊の研究を認められて、ＭＩＴに帰ってきた人でした。彼の研究費の大口スポンサーは、ＮＡＳＡでした。テニュアを取って教授になったばかりで四十代直前の彼は、精力的に仕事をこなしていました。彼のもとには、ポスドクと博士課程の院生が一〇数人いて、三分の二は外国人でした。彼は研究室の研究者に、一週間に一回 **“What's new ?”** というので、大学院生たちは彼のことを **“Prof. What's new”** といっていました。

教授は私に、「このホッチキスとボールペンは、日本製だよ」と話題をつくって話しかけてきました。その当時の日本は、アメリカにとってその程度だったのです。しかし、日本は先進国への道を産官学一体となって突き進んでいました。すでにアメリカでは「ＴＯＹＯＴＡ」や「ＤＡＴＳＵＮ」(その頃アメリカでは日産の車はダットサンと呼ばれていた)の小型車が走っていました。これらの新車の値段は二〇〇〇ドル（七二万円）を切っており、日本で買うよりかなり安かったです。日本で生産した車をアメリカ東部まで運ぶのは結構コストがかかるのではないか、ダンピングしているとはいえ、どうしてこんなに安いのか不思議に思いました。まだ耐久性信頼度は低く、日本製の小型車がボストン近郊のマス（マサチューセッツ）ターンパイクでえんこしているのを、何度か見かけました。高速道路がほとんどなかった当時の日本の車は、高速道路走行には不向きだったのではないかと思います。

二十一世紀初頭の現在、日本車は、アメリカの新車販売台数の三割を超えています。アメリカ人の間で車の耐久性信頼度のトップ２は、トヨタとホンダです。アメリカの中古車市場ではトヨタやホンダの車が高い値段で売れるので、盗難車の数は日本製が最も多いそうです。隔世の感がします。

ＭＩＴ時代、研究機関訪問旅行の途中、アメリカで二番目に大きい鉄鋼会社であるペンシルバニア州のリーハイ川沿いにあるベスレヘム・スティールを丘の上から観たとき、産業革命時代の古びた工場群のように見えたのが印象的でした。鉄鋼の時代を謳歌していた日本からきている私には、不思議な光景でした。今思えば、アメリカでは主要産業の構造が、大きく変わろうとしていたのです。この会社はその後一〇数年して倒産し、今は存在しません。

ＭＩＴ本館の地下にある大きなコンピュータ室で、「一般使用をすべて停止して緊急使用に切り替えて、月から地球に帰還できなくなったアポロ13号の帰還方法を計算し、宇宙飛行士を無事に地球に帰還させた」と説明されたときの感激は、今も脳裏に色あせず焼きついたままです。当時のコンピュータは、各使用者が自分で「フォートラン」を使ってプログラムを紙に書きます、それを専門のキーパンチャーがカードにパンチします、そのカードの束をコンピュータに入れていました。ちょっとした数式の計算でも、カードの厚さは、数センチになっていました。

当時ＭＩＴの教授の三〇～四〇％はユダヤ系だと聞いて、いろいろ考えさせられました。滞在中、人種によるランクがあるのを肌でだんだん感じるようになりました。白人の中でも、ＷＡＳＰ（ホワイト アングロサクソン プロテスタント）が最上ランクです。最上ランクというのは、国家の意思決定に影響力を行使できる人の割合が多い人種という意味です。一番馬が合っていたエジプトからきていた優秀な大学院生に、「アメリカでは、ドイツ人は白人なのか」とたずねたところ、彼から「Maybe white」という答えが返ってきたのを、今でも鮮明に覚えています。

第二節　時代の曲がり角

一九七〇年代になると、ダニエルベルが「脱工業化社会」という言葉を使い始めました。それまで同一品種大量生産が当たり前の産業構造が、うまく機能しなくなったのです。しかし、日本ではこの言葉は実感を伴いませんでした。日本はまだ、年一〇％程度の高度経済成長を続けていたのです。日本の粗鋼生産高は、一九七五年の一億二千万トンをピークに、その後緩やかに一億トンに向かって減少します。同年代の後半になると、パソコン通信が始まり、パソコンの個人所有が可能になりました。それで「マイコン元年」という言葉が、使われました。

一〇数年続いた高度経済成長時代、多くの日本人はそのような時代がいつまでも続くと思っていました。しかし、存在しているものには、必ず終わりがきます。同じように、今花形研究の「ナノバイオ研究」にもいずれ終わりがきます。

一九八〇年代になると、先進国では「工業化社会」は成熟したと広く認識され、「高度情報化社会」という言葉が使われるようになりました。「科学技術の芯が止まっている」という言葉を雑誌で見つけたのもその頃です。鉄鋼材料の研究を主流にしていた金材研では、研究者の間に閉塞感が漂っていました。所内では、「キャッチアップの時代は終わった」という言葉をよく聞くようになりました。

ガルブレイスが「不確実性の時代」という言葉を使った一九七七年以降、「先の見えない時代」という言葉もよく耳にしました。そのときは、これまでに先の見えた時代なんてなかったのではないか、と感じたのを覚えています。このような言葉は、周期的に使われるようで、現在も時々見かけます。

長い間「海賊版」の廉価な専門洋書を使って、入所以来毎週のように輪講をしていた私を含めた研究者には、サイエンスやテクノロジーのリーダーとして世界を牽引しなければならないという感覚にはなかなかなじめませんでした。「海賊版」には、「牽引」より「キャッチアップ」のほうが似合うのです。海賊版をもって外国にいき、原著者にサインを頼んだツワモノがいたのも、この頃です。

金材研の若手研究者は、国研と大学や企業の研究所との違いを気にして、国研の存在意義を問題にしていたようです。今振り返ると、当時の金材研は運命共同体的組織で、今とは違って内部告発なんて犯罪みたいな雰囲気でした。研究者といえども反社会的な行動をとらない限り、多少給与に差がつくのが気にならなければ、論文をほとんど書かなくても終身安泰でした。目的をもった研究機能集団ではありませんでした。そういう意味では、国の飾り物的なところがあったのかもしれません。三十歳の頃、管理部長から「角田さん、職員会であまり活躍していると、将来に影響しますよ」と、いわれたものです。

私個人としては、守備範囲を純粋疲労から腐食疲労・フレッティング（摩耗）疲労へ、そして鉄鋼材料からアルミニウム系材料・チタン系材料・複合材料・セラミック材料へと広げました。その頃国研では中央官庁の影響を受けて、セクショナリズムが厳然として存在していました。私の研究室からセラミックの疲労破壊の研究計画を提案したとき、ヒアリングで当時の中川所長から、「（角田君の研究計画書にある）セラミックという言葉は無機材研の言葉だから、金材研では使えないよ」といわれました。それで、やむを得ず「金属化合物」という言葉を使って、無機材研の猪俣さん（後に無機材研所長）の大きな研究テーマに入れてもらって、アルミナ・ジルコニア・窒化珪素の疲労の研究をしました。猪俣さんは私に、「とにかく基礎的な研究をやってください。セラミックの疲労はまだ誰もやったことがないのですから。私がすべて責任をとります」といわれました。金材研では、基礎的という言葉は、禁句ではないが、あまり好まれていませんでした。その一〇数年後に金材研と無機材研が統合させられることになるなんて、誰も考えもしませんでした。

四十歳代、個人的には、研究生活は比較的順調でした。そのとき読んだある本に、「すべての物事には必ず終わりがくる。順調に仕事が進んでいるときにこそ、逆境のとき何をするかを考えておくべきだ」と書かれていました。これを実践しようとしましたが、凡人には容易ではありませんでした。しかし、この言葉は、常に頭の片隅から消えることはありませんでした。

大手の鉄鋼会社は理工系の優秀な研究者を多数抱えていましたが、不況から自前の鉄鋼の研究をやらなくなり、腐食や破壊の研究者を大量に大学や子会社などの外部に出すようになっていました。金材研の中でも鉄鋼材料の研究をやる人は減り続け、一九九〇年頃になると鉄鋼プロパーの研究者は、一〇人を割っていました。

第三節　新しい概念を生む研究会「材料フォーラム」
―キーワードは「バイオ」と「金属」―

私もみんなと同じように、閉塞感をもっていました。五十歳の頃、私は何か新しい研究に入りたいと思い、外部の研究会に積極的に参加するようにしました。その頃世の中はセラミックや複合材料のような「新素材」のブームで、展示会場にいくと、ムンムンとする熱気を感じたものです。鉄鋼会社大手も、ファインセラミックの開発研究に力を入れていました。石田洋一東大教授のところで、先生主催の「材料フォーラム」という研究会を月一回くらい開催していました。先生の専門は金属物理で、日本金属学会の論文賞を二度受賞されていて、国際的に名の通ったその分野の最高の研究者でした。そこでは、異分野の実績のある専門家を招いて講演してもらい、素人である我々材料屋が楽しく討論する研究会です。この研究会に参加していて、この研究会の目的は、これまで関係のなかった二つの言葉（概念）を結びつけることにより、新しい概念を創り出す研究会ではないかと思いました。こういうところから、独創的概念が生まれてくるのです。それで、石田先生にバイオ関係の話を聞きたいと話したところ、先生も賛成され、「角田さんの好きなようにやってみたら」といわれました。

石田先生、村田朋美さん（当時新日鉄基礎研所長）、私の三人で、新しい研究分野についてときどき食事をしながら討論しました。私は聞き役のほうが多かったのですが、非常に刺激的な食事会でした。

それまでの私は、昭和二十年代の中学生のとき理科の授業で細胞という言葉を聞いて以来、バイオとは無縁の人生を送っていました。大学時代金属一筋で、細胞という言葉を使うときは、生物の細胞より共産主義運動の組織の単位としての細胞を意味するほうが圧倒的に多かった時代です。金材研でも同様でした。

時代の大きな変わり目特有の閉塞感をブレークスルーするには、金材研にない新しい血（知）の導入が必要だと何となく感じていました。その新しい血として、「バイオ」を思いついたのです。なぜ「バイオ」だったのかと問われても答えられません。直感です。研究には、理屈ではなく、感性や直感が必要なときがたびたびあります。ただ直感といっても、何もないところからは何も出てきません。普段からの情報収集が、直感のもとです。それから数年後に金材研で、細胞培養のためのクリーンルームやインキュベータを設置する／初代細胞を採取するためにラットを飼育する、そのような大型研究が立ち上げられるなど誰にも想像できなかったと思います。

当時、「バイオ」は私には異分野も異分野、その分野の高名な研究者への手掛かりは皆無でした。それで専門書店へいき、まず「金属」と「バイオ」という二つのキーワードの教科書や専門書を漁りました。もともと金属が専門の私ですから、当然のことです。最初に目についた本は、筏義人教授の『表面の科学』（産業図書）です。筏先生との最初の出会いです。筑波大学の丸善で見つけて、しばらく立読みしました。理工系の専門書ですが、素人でも努力すれば読解できる平明な文章であるというのが、第一印象でした。金属材料や細胞表面の科学的基礎についてやさしい文章で書かれているので、バイオ素人の私でも何となくわかるような気がしました。早速購入して、全文を読みました。

「材料フォーラム」のバイオ関係の最初の講師は、筏先生にお願いしました。その後も、著書や解説を検索して、笹田直教授（東工大、人工関節）、青木秀希教授（東京医科歯科大、バイオセラミック）、川原春幸名誉教授（大阪薬科大、生体安全性）などに講師として話していただきました。一年近くバイオ関係の研究会が続きました。金属材料が専門の私には、それぞれが新鮮で、興味をもって楽しく聴くことができました。

東大薬学部のある教授に電話したときのことをよく覚えています。事情を話して講師を依頼したところ、多分話し方が悪かったためだと思いますが、「理工系の研究者は、生体を人工的にシステムとして簡単につくろうとするが、一〇〇年経っても細胞一個もつくることはできませんよ」といわれて、講演を断られました。

第四節　金属系バイオマテリアル研究への手掛かりは フレッティング腐食疲労

材料フォーラムでいくつかのバイオ関係の講演を聴き討論を重ねるうちに、これまでバイオに全く無縁であった金材研でも、細胞を飼って生体材料の研究がやれそうな気持ちになってきました。

文献もいろいろ調べました。そして既存の金属系生体材料はもともと工業用に開発されたものがほとんどであり、そのうち耐食性に優れたものを生体材料に転用しているだけであることがわかりました。さらに、金属系生体材料開発に必要な体内での腐食・安全性・耐久性・破損に関する断片的データは存在するが、系統的に採取されたデータなど存在していないことがわかりました。金属材料表面と生体組織の接着という重要な問題に関しても、定量的にはほとんど何もわかっていないことが判明しました。体内にある金属系生体材料が、フレッティング腐食疲労が原因で破壊することがあることも、わかりました。

金属系生体材料は、整形外科分野で多量に使われます。私は、それまでこんなことも知らなかったのです。それで、整形外科の臨床医の話を直接聞きたいと思いました。熊本の小中学校時代の友人で、一緒に山歩きなどをした吉倉広君（当時東大医学部教授、後に厚生省感染症研究所理事長）に、東大病院長で整形外科の黒川高秀教授（後に東大医学部長）を紹介してもらいました。黒川教授とその医局の医師からいろいろ生体材料の問題点をやさしく教えてもらいました。黒川教授は、使用中に破損したために体外に取り出した人工股関節、創外固定器、ボーンプレートを私に示され、破壊の原因を聞かれました。すべて生まれてはじめて見る実物でした。この分野は、金属系構造材料の破壊を長年やってきた私たちの研究室が、専門にしているところでした。

その頃の私は、一〇年近く筑波大の第三学類基礎工学で、構造材料という科目を教えていました。破損した生体用器機を金材研にもち帰って、材料の化学成分・種類・強度の推定、歩行の際の応力のかかり方やその大きさの推定、ＳＥＭで亀裂の特徴・発生箇所・伝播方向の調査をしました。その結果、破壊の原因はすべて「フレッティング腐食疲労」によるという結論は、棄却できないことが判明しました。フレッティングとは、振幅の小さい摩耗のことです。機械構造物などに繰返し応力が加わると、接触部（たとえば、ねじ穴付近）で亀裂が発生後ゆっくり伝播し、最後に破壊に至る現象です。これは、特に珍しい現象ではありません。材料自体の引張り強度に比べて、一桁くらい小さい繰返し応力でも、破壊することがあります。

黒川教授や医局の医師に「この人工股関節ステム（図８・２）、創外固定器、ボーンプレートは、何年も使用しているうちに、フレッティング腐食疲労で破壊したものと思われます」と説明しました。医局の横倉医師は、「整形外科の医師は誰も、これまでフレッティング腐食疲労という言葉を聞いたことがないと思いますよ」といいました。その頃は、このように臨床現場と理工系の研究現場はかけ離れていたのです。

日本で疲労の研究をやっている機関は、数えきれないくらいたくさんあります。金属疲労という言葉は大衆紙にときどきでますので、金属疲労の意味を知っている人も多いでしょう。金属疲労の研究も多数の機関でやっています。フレッティング疲労の研究は、日本で数機関でしかやられていません。疲労に比べると、実験がかなり複雑になるからです。実際の構造物が、純粋な疲労だけで壊れることはほとんどありません。構造物が壊れる原因のほとんどは、腐食やフレッティングが関係した疲労です。しかし、なぜかフレッティング腐食疲労の研究となると、当時日本中で金材研でしかやっていませんでした。私たちには、海洋構造物用材料のフレッティング腐食疲労の研究を長年やってきた経験がありました。この破壊は、接触部がある動く構造物などでよく起こります。海水環境と体液環境は、金属にとっては化学的に類似した環境です。金属系生体材料がフレッティング腐食疲労でよく破壊するという事実は、私たちが金属系生体材料の研究に入っていく切っ掛けとして、十分な役割をはたしそうに思えました。新しい研究分野に入るには、何か手掛かりがあったほうが、安心できます。

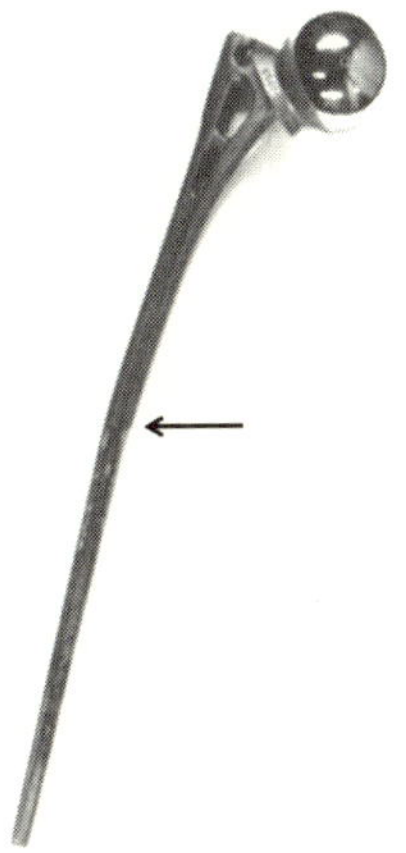

図 8.2　埋め込み後 9 年でフレッティング腐食疲労により破損（矢印）した人工股関節のステム

黒川教授は、「金属材料の強度はこれ以上必要ないですよ。体内で吸収する金属材料はつくれないのですか」と、招待された整形外科学会のパネルディスカッションなどで何度か私にいわれました。

複雑骨折部の治療に際して、金具を体内に埋め込んで固定します。治癒後、再手術して金具を抜去しなければならないときがあります。再手術は、患者に経済的・肉体的負担を再度強いるだけでなく、感染症や合併症などのリスクが倍増します。整形外科の臨床現場では、金属材料は不可欠な材料です。体内で吸収される金属材料の開発は、整形外科臨床医と患者の切実な願いのように聞こえました。

第五節　細胞を培養して、健康に害はないのですか

金材研で最初の生体材料の研究計画を立てるに際して、日本のバイオマテリアル研究のパイオニアである筏先生には、客員研究官として金材研に何度かきていただき、いろいろ討論することができました。「生体材料に関する研究の最終目標は、使われる生体材料を開発することです」と繰り返しいわれました。

一九九四年、特別研究「生体適合性に優れた生体用構造材料に関する研究」を立ち上げました。この特別研究は、①材料の細胞毒性、②材料の生体親和性、③材料の力学特性の三つのサブテーマから構成されています。金属疲労のような力学特性が専門である私が、研究計画を立案しまし

た。チームにはバイオの専門家は一人もいませんでした。全員素人です。①に関しては、金属イオンの細胞毒性の断片的情報は存在するが、系統的に調べられたデータは存在していませんでした。それで、入手可能な四六種類の金属塩を使って、系統的に細胞毒性のデータを集めることにこだわりました。②に関しては、金属製インプラントと生体組織の接着挙動が重要であるにもかかわらず、定量的データは皆無でした。それで、一個の細胞の金属表面への剪断接着強度を測定するための装置を開発することから始めることにしました。③に関しては、金属疲労の研究を長年やってきた私には、人工股関節やボーンプレートのようなインプラントは、体重の何倍もの繰り返し荷重が加わる／そのために腐食疲労やフレッティング腐食疲労で破壊する／それなのに耐久性信頼度がほとんど考慮されていない、これらのことが気になりました。それで、既存金属系生体材料の疑似体液中のフレッティング腐食疲労強度データを採ることから始めました。

金材研における最初の生体材料の研究である特別研究の第一期の三年間は、生体材料開発に必要な基礎データを整える研究である、と私は位置づけました。そして、それ以降の研究で開発研究に移行すべきであると考えました。

ヒアリングのとき、当時の所長から、「実験室で細胞を培養して、実験している人の健康に害はないのですか。地域住民の了解が得られるのですか」と質問されたものです。

最終的には、五年間で二億円以上が投入されました。その頃、研究予算は、三年間のプロジェクト研究で数百万円が普通でしたから、特別研究とはいえ金銭的には破格の待遇の研究を行えました。金材研では、それだけバイオへの期待が大きかったのだと思います。

特別研究開始時のメンバーは、中沢興三さん、丸山典夫さん、山本玲子さん、セツ・マダハン（ＳＴＡフェロー、インド、現在インドで大学教授）さん、それに私でした。誰も実物の細胞を観たことはなく、当然のことながら、誰にも細胞は培養できませんでした。それで、特別研究開始に先立って、山本さんにはつくばにある理化学研究所のジーンバンクで細胞培養の講習を受けてもらいました。その後、慕鷹（医師、ＳＴＡフェロー、中国）さん、広本祥子さんが加わりました。途中細胞継代が上手な、本間さんや田中さんがパートとして加わっています。

その頃、科学技術庁長官だった田中真紀子議員が、金材研を視察しました。私が、実験室で説明しているとき、ちょうどセツさんがクリーンルームで実験していました。やらせです。私は、話題提供のつもりで、「彼はポスドクで、インドからのＳＴＡ（科学技術庁）フェローです。今、細胞継代の練習をしてところです」と説明すると、即座に、「平均寿命の短いインドでは、細胞培養なんかより、もっと他にやることがあるのではないのですか。そうでしょう」と同意を求められました。私にはそのような発想は全くなかったので、そういう見方もあるのかと感心しました。彼の採用に関しては、科学技術庁振興調整局のある課長から私に直接電話があり、「セツさんを、角田さんのところで引き受けてもらえませんか」といわれた経緯がありました。

一九九六年には、無機材研の田中順三さん（前ＮＩＭＳ生体材料研究センター長、現在東工大教授）、立石哲也さん（当時工技院融合研究所グループリーダー、前東大教授、現在ＮＩＭＳ生体材料センター長）、それに私の三人で、旧科学技術庁の振興調整費総合研究「ＱＯＬを指向した生体融和材料の新創出に関する研究」をプロポーズし、採用されています。総額一〇億円を超える大型研究でした。無機材研も金材研と同じ頃から、生体材料の研究に着手していました。立石さんは、日本の生体材料研究のパイオニアでした。

一九九八年、私は定年退官しました。そして代わりに塙隆夫さん（現在東京医科歯科大教授）が、メンバーに加わりました。

第六節　バイオマテリアル研究成果の例

細胞剪断接着力測定装置の開発―細胞剪断接着力は数百ナノニュートン―

体内に埋め込まれる材料と生体組織の界面に求められる接着強度は、材料が使用される部位によって異なります。たとえば、人工骨や人工股関節のステムの場合、材料表面と生体組織はしっかり接着したほうがよいです。しかし、人工血管の場合、血栓ができないためには細胞は表面に接着しないほうがよいです。材料表面に細胞がどのくらい接着しやすいかを定量的に評価することは、重要です。体内に埋め込まれた材料と細胞や生体組織の界面にかかる力は、剪断力です。剪断力とは、束になっているトランプを滑らせる力、あるいは鋏で物を切断する力のことです。図８・３(a)および(b)に、引張変形と剪断変形の模式図を示します。

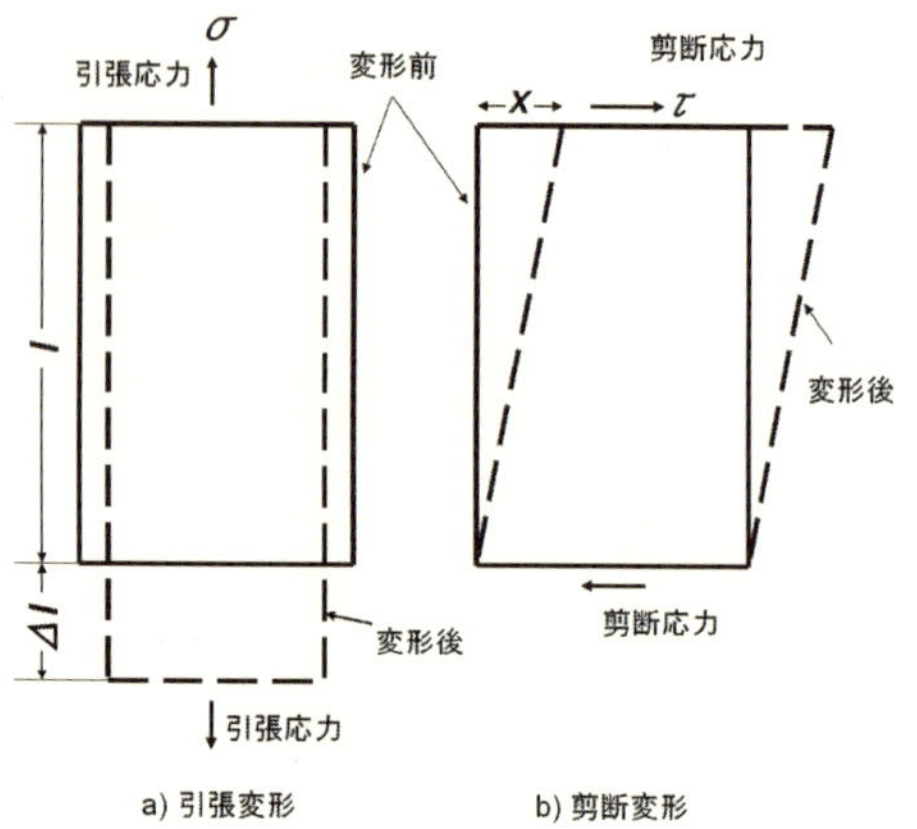

図 8.3　引張変形と剪断変形。σ：引張応力、l：試験片長さ、Δl：伸び、τ：剪断応力、x：変位量

当時、細胞の剪断接着力を測定するための装置は、世の中に存在しませんでした。遠心分離器を使って接着している細胞を剥離させ、間接的に求めた線維芽細胞が垂直方向に五〇％の確率で剥がれる力は、機械技術研究所の牛田多加志さん（現在東大教授）によって、約一ナノニュートンと計算されていました。「Science」に載ったマイクロピペットを使って求められた、細胞一個を垂直方向に剥がす力も同水準でした。それで、剪断接着力も一ナノニュートン前後だろうと考えました。ほかに手掛かりがないので、このように推定するのは当然です。一ナノニュートンより高い精度で細胞剪断接着力を測定できる装置の開発を目指しました。共同開発する相手は、オリンパスです。そのとき相手の担当技術者の三島さんに示した概念図を、図8・4に示します。

材料表面に接着している一個の細胞に小さいカンティレバー（片持ち梁）を押しあてて、細胞が剥離するときのカンティレバーの撓みから、細胞剪断力を求める、という概念です。基本となる測定条件は、測定中の細胞が直接観察できること／インキュベータの中にある培養皿と同じ環境で測定できることの二つでした。

細胞の剪断接着力が一ナノニュートン（＝一〇〇〇ピコニュートン）であるならば、開発する装置の測定精度は最低一〇ピコニュートンが必要だと思いました。これをどのようにクリアーするかが、最も高いハードルでした。しかし、実際はそのような測定精度は必要ありませんでした。というのは、細胞剪断接着力は数百ナノニュートンだったのです。これは、接触部の単位面積あたりに換算すると、一円玉を滑らせるときに必要な力の約二〇倍に相当する力です。細胞の剪断接着強度は、予想よりはるかに高かったのです。開発された装置の測定精度は、一〇ナノニュートンでした。

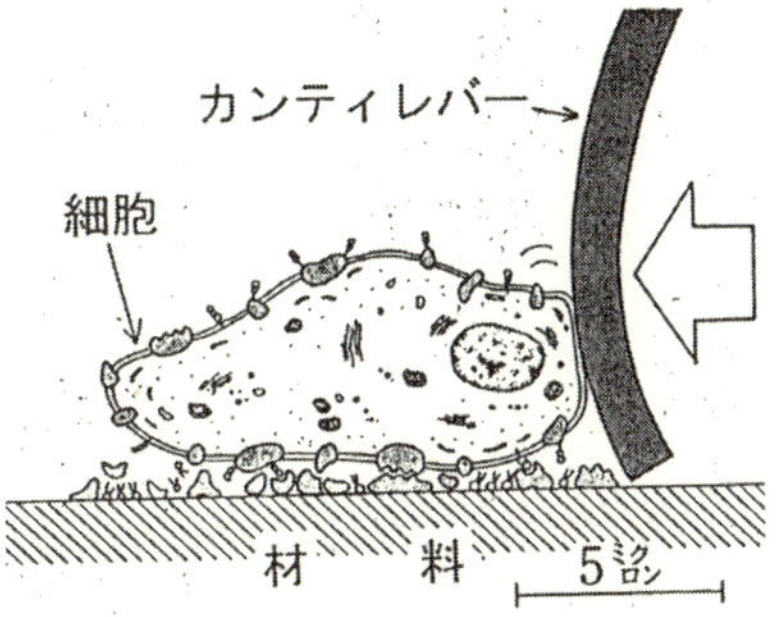

図 8.4　細胞剪断接着力のマイクロカンティレバーによる測定のための最初の概念図

細胞接着力は、垂直剥離と剪断剥離の間で二桁以上の違いがあったのです。この理由は、今でもよくわかりません。実際の生体組織に加わる力は通常剪断力であり、垂直に引っ張る力ではありません。それで、各細胞には、剪断力に対する強い抵抗力が生物の進化の過程で具わったのではないか、と想像しています。

細胞剪断接着力測定装置の原理図を、図８・５に示します。実際に測定された曲線の例を、図８・６に示します。力は、長さ二〇ミリメートルのカンティレバーの撓み量とばね定数から計算できます。曲線の立ち上がり箇所（図8・6のA）は、カンティレバーの先端につけたチップが細胞に接したときに対応します。撓みの最高値（図のB）は、材料表面に接着している細胞が剥離し始める

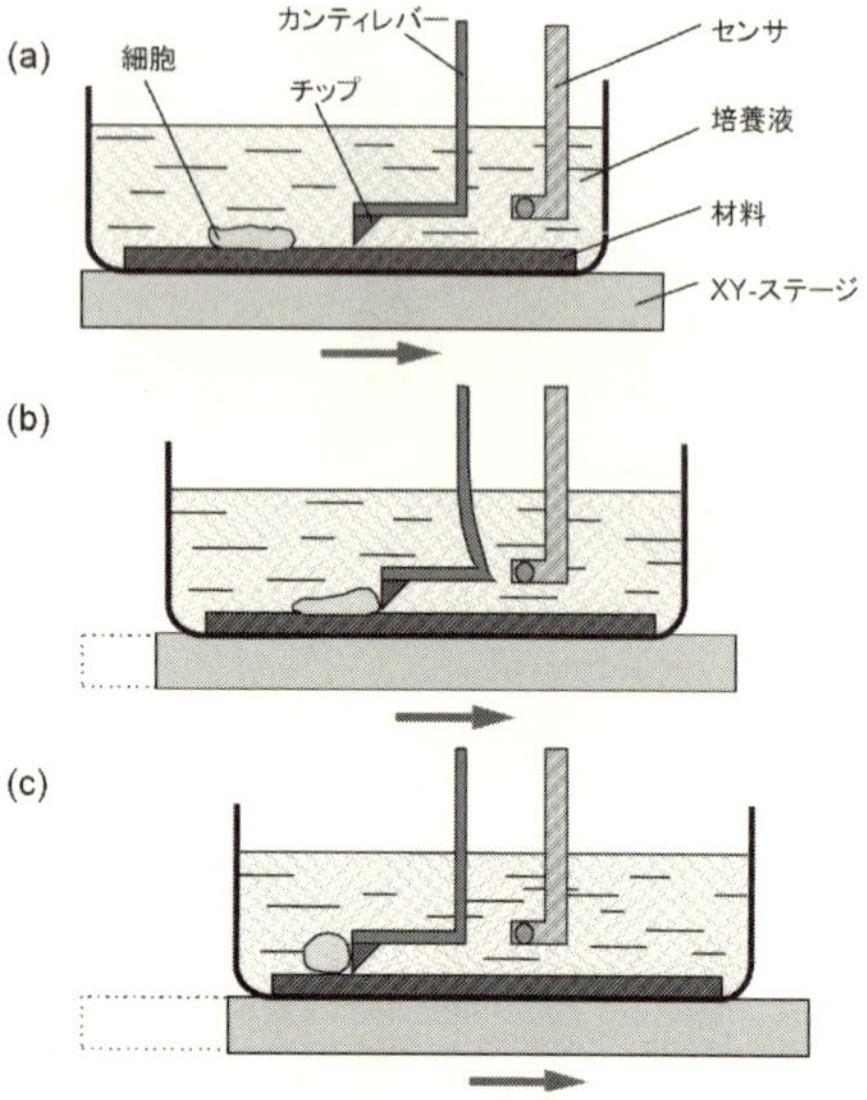

図 8.5　図 8.4 の概念図から生まれた細胞剪断接着力測定装置の原理図

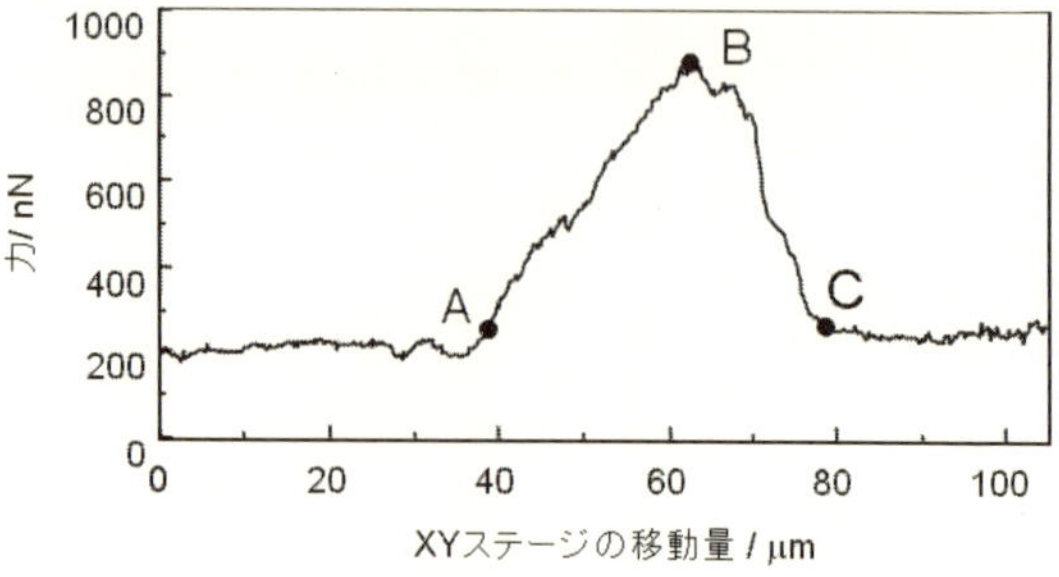

図 8.6　細胞・材料間の力-変位曲線

ときに対応します。完全に剥離（図のC）すると、撓みは、ほぼゼロになります。ＡＢＣで囲まれた領域は、細胞剥離に必要なエネルギーに対応します。

これまでに、この力はいろいろな条件下で主に山本さんによって測定されています。接着力は、培養時間・細胞の種類・材料表面の種類や形状などによって異なります。たとえば、マウス線維芽細胞の場合、チタンの蒸着膜上では平均三三〇ナノニュートン、アルミニウム蒸着膜上では平均一四〇ナノニュートン、コラーゲン膜上では平均九八〇ナノニュートンです。もちろん材料表面から有害物質が溶出して、それが細胞にダメージを与えると、この値はゼロになります。

この装置のことは、当時日本の新聞紙上で六回、他に**STA-Today**や**JETRO**の**New Technology Japan**紙上で、新しい技術として紹介されました。アメリカの大手精密機械メーカーのＭＴＳのマネージャーＪ・ルーカスさんに中国の四川省で開催された国際会議で会ったとき、彼からＭＴＳで商品化させてもらえないかと、話しかけられました。しかし、ライセンスの関係で無理でした。このような装置は今のところ多分世界に一台しかありません。装置の取り扱いがもう少し簡単になって、一千万円前後で買えるようになれば普及すると、私は今でも思っています。ただこの装置を使いこなすには、細胞と材料力学への深い理解が必要です。このように、生体材料の先端分野で研究するには、複数の学問分野に精通していなければなりません。

マクロファージが分泌する活性酸素で体内のチタンは腐食

現在、整形外科用金属材料として、ステンレス鋼・コバルトクロム合金・純チタンやチタン合金が主に使われています。理由は、これらの材料が他の材料に比べて耐食性がいいからです。体内で溶出した金属イオンは、その種類のいかんにかかわらず、人によってはアレルギー発症の可能性は否定できません。チタン系材料は、他の金属系生体材料に比べて、軽い／ヤング率が低い／生体親和性に優れている／毒性が低い材料です。そのために、高価な材料ですが、使用量は相対的に増え続けています。

チタン系材料は、海水のような環境下では、腐食しません。それで、チタン系材料は人体内でも腐食しないと考えられていました。確かに、生体内をシミュレートした環境下では、腐食しませんでした。ところが、当時チタン系材料は実際の体内では腐食することが、問題になっていました。たとえば、うさぎの筋肉や骨にチタンを埋め込むと、半年くらいで埋め込んだ箇所近くに、溶出したチタンが濃縮しているのが確認されたのです。チタン製ケースの心臓ペースメーカーを埋め込んだ人が、金属アレルギー症状を発症することがたまにあるということを聞かされたのは、この頃です。それで、私たちは、その原因として体内でのチタンの溶出に、疑いをかけました。しかし、チタンが体内で溶ける理由は、わかっていませんでした。

体内に異物が侵入してくると、マクロファージのような免疫細胞が異物を排除しようとして活動を始めます。大きさ約二〇マイクロメートルのマクロファージが一マイクロメートルくらいの異物を貪食すると、それらを分解するために活性酸素（H_2O_2, $O_2^{\cdot -}$, OH など）を分泌することがわかっていました。また、人工股関節などを埋め込むと、その周辺に多数のマクロファージが観察されていました。それは、摺動部で生じる高分子ポリエチレンソケットの摩耗粉を目がけて、マクロファージが集まってくると考えられていました。

それで、私たちはマクロファージが分泌する活性酸素が体内に埋め込まれたチタンを溶かすのではないかと考え、それを、実験により証明することにしました。予備実験で、過酸化水素水の中にチタン板を入れると勢いよく反応したので、チタンの体内腐食の犯人は活性酸素に間違いないという確信をもてました。

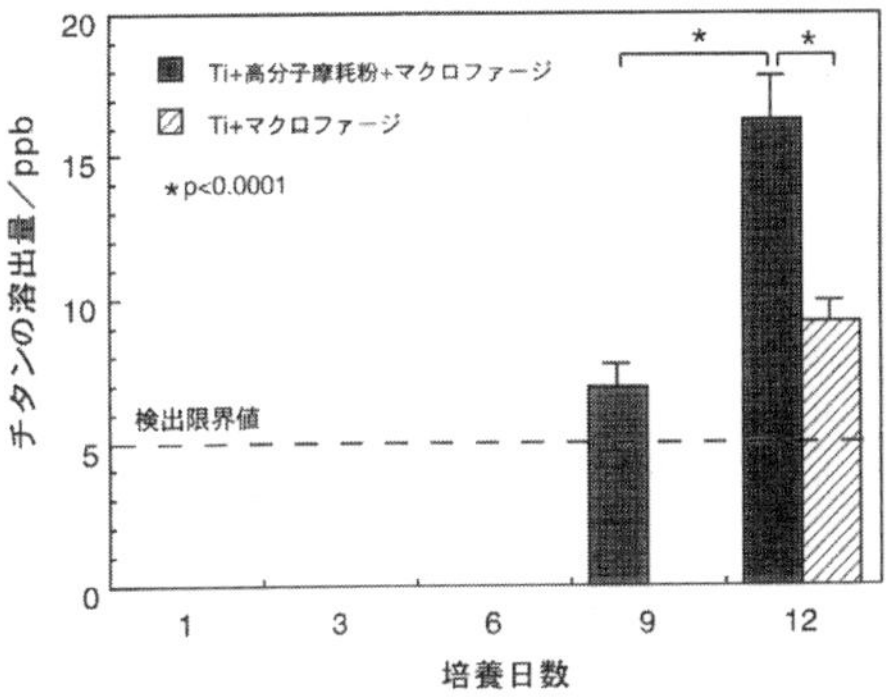

図 8.7　マクロファージが分泌した活性酸素によるチタンの溶出

図８・７に、結果を示します。実験系は、三種類です。培養液の中に、①チタン板（直系四〇ミリメートルの円盤）だけを入れた系、②チタン板とラットの腹腔から直接取り出したマクロファージ（初代細胞）を入れた系、③②に高分子ポリエチレン粉を入れた系、です。①の場合、検出量は、検出限界以下でした。③の高分子量ポリエチレン粉を貪食した場合、培養後九

日目からチタンの溶出が見られ、培養日数の増加とともに溶出量は増えています。②のマクロファージがこの粉を貪食していない場合にも、量は少ないですがチタンの溶出は見られます。このことは、マクロファージが貪食できないような大きなチタン板に対しても、それを異物と認識して活性酸素を分泌した可能性を示唆しています。マクロファージの貪食の様子は光学顕微鏡で、活性酸素分泌は化学発光測定装置で確認されています。この実験は、中国人医師の慕鷹さんが主に行いました。

第七節　金属材料技術研究所と無機材質研究所の統合

―ＮＩＭＳの誕生―

金材研と無機材研では、扱う材料はそれぞれ金属とセラミックと基本的に異なっていました。それで、両研究所の研究者が共同研究する機会はあまりありませんでした。またその必要もなかったのです。対象とする材料の違いよりもっと大きな違いは、研究に関する文化の違いでした。金材研は技術開発研究にウエイトを、そして無機材研は基礎研究にウエイトをおいていました。研究組織は、前者は部室制が基本、そして後者はスクラップ化が容易なグループ制が基本でした。ともに科学技術庁傘下の研究所なのに、あまり意味のないいろいろな相違点があるのは、合併話がでてきたときの対策のためだと、私には思えました。しかし、二〇〇一年両研究所は統合して

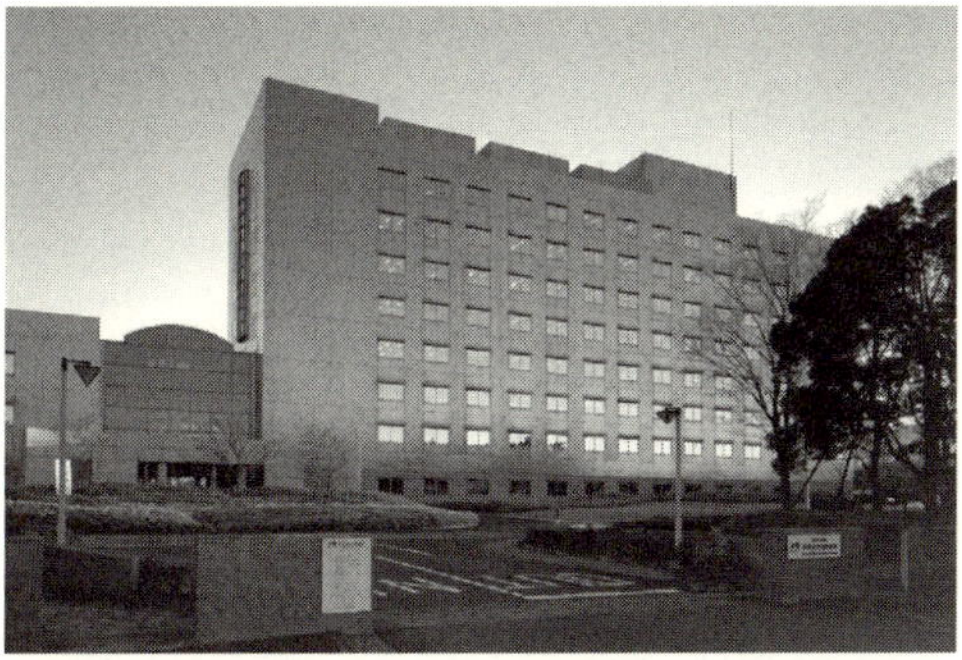

図 8.8　独立行政法人物質・材料研究構（NIMS）の研究本館（2001 年までは科学技術庁金属材料技術研究所の研究本館）

独立行政法人物質・材料研究機構（ＮＩＭＳ）になりました。科学技術庁が文部省に吸収合併されなかったら、両研究所の統合はなかったと思います。

図８・８は、つくば市にあるＮＩＭＳ本館の写真です。二〇〇一年までは、東京都目黒区から移転してきた金材研の研究本館でした。一九九〇年代中頃、この本館の裏側に小屋を置いて、初代細胞採取のためのラットを飼っていました。ラットから細胞を取り出すようなことは、当時医師の慕鷹さんしかやれませんでした。

金材研と無機材研の統合を機に、両機関の生体材料研究部門を一緒にして、生体材料研究センターがつくられました。元無機材研があった並木にナノテクノロジーとバイオ関係の研究棟が建てられ、そこの三階がセンターです。二〇〇六年に生体材料センターと改名しています。「モノ作り」がさらに強く求められているように思えます。現在最も重要なキーワードは、「ナノバイオ」です。このセンターは、パートの人も含めると一〇〇人前後の大きな組織になっています。

《執筆者－執筆順》

筏　義人　奈良県立医科大学医学部 教授。工学博士、医学博士

立石哲也　(独) 物質・材料研究機構 生体材料センター センター長。工学博士

田中順三　東京工業大学大学院理工学研究科 教授。工学博士

菊池正紀　(独) 物質・材料研究機構 生体材料センター バイオセラミックスグループリーダー。工学博士

片岡一則　東京大学大学院工学系研究科 教授。工学博士

岡野光夫　東京女子医科大学大学院 教授。工学博士

宮永　豊　筑波大学大学院 名誉教授。医学博士

大森健一　(独) 物質・材料研究機構 技術参事

藤沢　章　(株) セルテスコ メディカルエンジニアリング 代表

角田方衛　元金属材料技術研究所・前シンガポール国立大学バイオエンジニアリング部門 客員教授。工学博士

生体医工学の軌跡－生体材料研究先駆者像－

2007年7月12日　初　版

編著者……………………立石哲也・田中順三・角田方衛

発行者……………………米　田　忠　史

発行所……………………米　田　出　版

〒272-0103 千葉県市川市本行徳 31-5

電話 047-356-8594

発売所……………………産業図書株式会社

〒102-0072 東京都千代田区飯田橋 2-11-3

電話 03-3261-7821

中央印刷・山崎製本所

ISBN978-4-946553-31-8　C0058